Natur und Medizin

Homöopathie

Natur und Medizin

Josef Heinrich P. Kreuter

Die sanfte Art des Heilens

Homöopathie

Praktische Anwendung und Arzneimittellehre

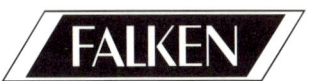

Im FALKEN Verlag sind folgende Bücher zu diesem Thema erschienen:
»Heilkräuterkuren« (Nr. 4268)
»Das moderne Hausbuch der Naturheilkunde« (Nr. 4403)
»Heiltees und Kräuter für die Gesundheit« (Nr. 4123)
»Gesundheit durch altbewährte Kräuterrezepte und Hausmittel aus der Natur-Apotheke« (Nr. 4156)

CIP-Titelaufnahme der Deutschen Bibliothek

Kreuter, Josef Heinrich P.:
Homöopathie: die sanfte Art des Heilens; praktische Anwendung und Arzneimittellehre / Josef Heinrich P. Kreuter.
– Niedernhausen/Ts.: FALKEN, 1989
  (Natur und Medizin)
  ISBN 3-8068-4418-6

ISBN 3 8068 4418 6

© 1989 by Falken-Verlag GmbH, 6272 Niedernhausen/Ts.
Titelbild: Sylvia Pohlmann, W. Herlitzius, Wiesbaden
Foto: Historia-Photo (S. 7)
Zeichnungen: Ingrid Gabriel, Wiesbaden-Naurod (S. 32, 48 li., 70, 73, 78, 81, 87, 89, 120, 125, 158, 180, 182); Horst Lünser, Berlin (S. 34, 37, 48 re., 52, 55, 56, 62, 64, 66, 69, 82, 91, 94, 96, 102, 106, 108, 111, 134, 148, 152 li., 159, 162, 168, 176, 178, 184, 187, 188); FALKEN Archiv (S. 86, 121, 145, 152 re., 170, 185)
Die Ratschläge in diesem Buch sind von Autor und Verlag sorgfältig erwogen und geprüft, dennoch kann eine Garantie nicht übernommen werden. Eine Haftung des Autors bzw. des Verlages und seiner Beauftragten für Personen-, Sach- und Vermögensschäden ist ausgeschlossen.
Satzvorverarbeitung: Angela Fromm, Idstein
Satz: LibroSatz, Kriftel
Druck: Universitätsdruckerei H. Stürtz AG, Würzburg

817 2635 4453 6271

Inhaltsverzeichnis

Einführung in die Grundlagen der Homöopathie

Auf der Suche nach einer »sanften« Therapie hat die Homöopathie in den letzten Jahren sowohl bei Ärzten als auch bei Laien vermehrt Beachtung gefunden, aber nicht immer sind ihnen die Grundlagen und Behandlungsmethoden der Homöopathie bekannt. Deshalb bemühe ich mich, Ihnen in diesem Buch das notwendige Rüstzeug zum Verständnis der Homöopathie und zur Anwendungsweise der homöopathischen Arzneimittel zu vermitteln. Sie sollen die Wirkungsweise der Arzneimittel verstehen lernen und die Arzneimittel auch anwenden können. Ich bitte Sie deshalb, die folgende Einführung nicht zu übergehen, sondern sich gründlich mit ihr zu befassen. Nur so ist gewährleistet, daß Sie die Arzneimittel erfolgreich und sicher anwenden.

Wer sich Einblick in eine Wissenschaft verschaffen möchte, sollte sich auch mit ihrer Geschichte auseinandersetzen, denn nur wer ihre Geschichte versteht, vermag ihre Erkenntnisse und Zusammenhänge richtig zu begreifen. Dies gilt auch für die Homöopathie, deren Heil- und Behandlungsmethode auf wissenschaftlichen Fundamenten ruht.

Jeder, der mit Hilfe der Homöopathie Krankheiten heilen, Schmerzen lindern und Beschwerden verringern will, sei es als Arzt, Heilpraktiker oder Laie, bei sich selbst oder bei anderen Menschen, sollte mit der Entwicklung und den Grundlagen der Homöopathie gleichermaßen vertraut sein. Dies ist die Voraussetzung für einen erfolgreichen und verantwortungsvollen Umgang mit dieser Heilmethode. Dieses Buch möchte Ihnen das dafür nötige Grundwissen vermitteln. Der ganze Reichtum der homöopathischen Heil- und Behandlungsmethode erschließt sich Ihnen allerdings erst, wenn Sie selbst Erfahrungen damit sammeln. Sie werden immer wieder über die Fähigkeiten und Möglichkeiten der homöopathischen Heilweise erstaunt sein.

Mit dem homöopathischen Heilverfahren eine Krankheit zu heilen bedeutet nichts anderes, als die Krankheit mit sehr niedrigen Dosen eines Arzneimittels zu behandeln, das in höheren Dosen beim Gesunden Erscheinungen hervorruft, die dieser Krankheit ähnlich sind.

»Similia similibus curantur«: »Ähnliches wird durch Ähnliches geheilt« – lautet der Leitfaden der Homöopathie.

Der Begründer der Homöopathie: Friedrich Christian Samuel Hahnemann

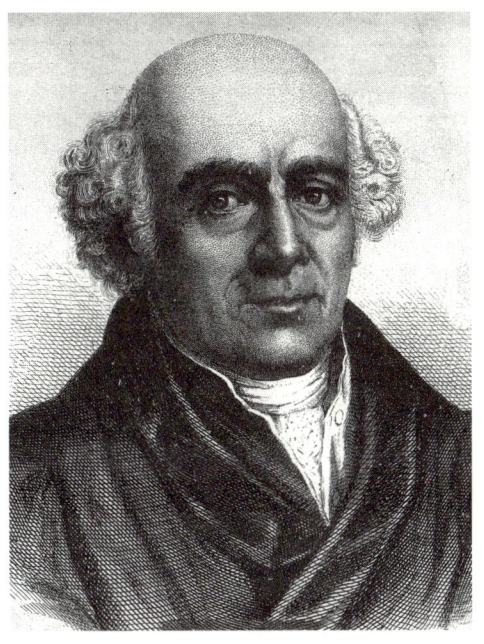

Der Begründer der Homöopathie war Samuel Hahnemann. Ohne ihn hätte die Homöopathie wohl kaum ihre heutige Bedeutung und wissenschaftliche Anerkennung erlangt. Samuel Hahnemann wurde am 10. April 1755 in Meißen an der Elbe, nördlich von Dresden, geboren. Ein Jahr später brach der Siebenjährige Krieg zwischen Preußen und Österreich aus. Hahnemann wuchs in dem durch den Siebenjährigen Krieg verarmten Sachsen auf. Für seinen Vater, der als Maler in der Meißner Porzellanmanufaktur arbeitete, war es nicht leicht, eine Familie zu ernähren. Die Porzellanmalerei war zur damaligen Zeit eine ziemlich brotlose Kunst.

Sein Vater erwirkte für ihn eine Freistelle an der Meißner Fürstenschule. Dort zeichnete sich Samuel Hahnemann durch Fleiß und Wißbegierde aus. Nach bestandener Reifeprüfung erbat sich Hahnemann von seinem Vater die Erlaubnis, Arzt zu werden, und ging nach Leipzig, um an der medizinischen Fakultät zu studieren. Da Hahnemann ein armer Student war, der sich wenig Zerstreuungen leisten konnte, kam er mit seinen Studien gut voran. Nach Abschluß des Studiums bildete er sich in Wien und Erlangen fort. An der Universität von Erlangen reichte er 1779 seine Doktorarbeit ein.

Vier Jahre später, Hahnemann war sechsundzwanzig Jahre alt, heiratete er seine erste Frau, die Stieftochter eines Apothekers aus Dessau, die ihm elf Kinder schenkte. Hahnemann führte ein unruhiges berufliches Leben. Er stand den medizinischen Behandlungsmethoden seiner Zeit sehr skeptisch gegenüber. Im alltäglichen Leben der Ärzte wurde zur damaligen Zeit mit radikalen therapeutischen Mitteln gearbeitet. Aderlässe, an denen die Menschen fast verbluteten, Klistiere am laufenden Band und andere stark ausleitende Heilverfahren waren an der Tagesordnung. Die Arzneimittellehre der damaligen Zeit beschränkte sich darauf, unzählige Drogen verschiedenen Ursprungs miteinander zu mischen und anzuwenden, ohne die Wirksamkeit dieser Geheimrezepte, die autoritär von Generation zu Generation weitergegeben wurden, jemals einer vernünftigen Prüfung zu unterziehen oder gar Erfahrungen über die medizinische Wirksamkeit dieser Rezepte zu sammeln. Daran hatte sich seit Galens Zeiten so gut wie nichts geändert.

Hahnemann war zeitweise von der Medizin seiner Zeit so enttäuscht, daß er den Lebensunterhalt seiner Familie nicht als Arzt, sondern als Abschreiber und Übersetzer verdiente, obwohl diese Tätigkeiten schlecht bezahlt waren. Hahnemann beherrschte die griechische, lateinische, englische, französische, hebräische und arabische Sprache in Wort und Schrift. Dank seiner Tätigkeit als Übersetzer war Hahnemann gut über den damaligen Stand und die Methoden in der Medizin, Pharmakologie und Chemie unterrichtet. Er war ein kritischer Übersetzer und versah die Übersetzungen sehr oft mit seinen Bemerkungen und Kommentaren. Sein Wahlspruch lautete: »Wage, selbständig zu denken«.

1789, nach Stationen in verschiedenen anderen Städten, kehrte Hahnemann nach Leipzig zurück. Als er die »Materia medica« von Cullen, einem bedeutenden schottischen Pharmakologen, übersetzte, stieß er auf die Behauptung, Chinarinde heile Wechselfieber (Malaria) wegen ihrer magenstärkenden Wirkung. Hahnemann war wahrscheinlich von dieser Erklärung überrascht und beschloß, vermutlich selber magenleidend, das Mittel auszuprobieren. Er nahm mehrere Tage lang hohe Dosen der Chinarinde ein, doch anstatt eine Besserung seiner Magenbeschwerden zu fühlen, beobachtete er, daß sich bei ihm Krankheitssymptome einstellten, die genau dem Krankheitsbild des Wechselfiebers glichen. Dies dürfte die Geburtsstunde der Homöopathie gewesen sein. Hahnemann schloß aus dem Ergebnis seines Selbstversuches, daß die Chinarinde bei gesunden Menschen genau dasselbe Leiden hervorrufen könne, das sie bei kranken Menschen zu heilen vermöge. Hahnemann wiederholte das Experiment und begann mit weiteren Substanzen, auch bei anderen Personen, zu experimentieren. Am Ende seiner Experimente und Überlegungen stand das bis heute gültige therapeutische

Prinzip der Homöopathie: *»Ähnliches wird durch Ähnliches geheilt.«*

Familiäre Sorgen und die Mißgunst seiner Kollegen und der Apotheker trieben Hahnemann wieder zu seinem unsteten Wanderleben zurück. 1810 publizierte er die erste Auflage seines Hauptwerkes »Organon der rationalen Heilkunst«, das die Grundsätze seiner Lehre darlegt. 1811 folgt der erste, 1821 der letzte Band der »Reinen Arzneimittellehre«.

Etwa zur selben Zeit, als er seine wichtigsten Werke zu publizieren begann, nahm Hahnemanns Leben eine ruhigere Wendung. 1812 wurde er Privatdozent an der Leipziger Universität und sieben Jahre später Leibarzt des Herzogs von Köthen-Anhalt. Hahnemanns materielle Ansprüche waren damit gesichert. Einige Jahre später starb seine Frau. Hahnemann, inzwischen berühmt und zu Wohlstand gelangt, heiratete am 18. Januar 1835 ein zweites Mal. Seine Frau war eine um fast fünfundvierzig Jahre jüngere Französin, der er nach Paris folgte. Dort nahm sein Ruhm noch zu. Am 2. Juli 1843 starb Hahnemann. Fünfzig Jahre später wurden seine Gebeine auf den Pariser Prominentenfriedhof Père Lachaise überführt.

Die Homöopathie brachte als Heilmethode viel Unruhe in die medizinische Welt. Auch heute noch werden verschiedene Ansichten über die richtige Anwendung- und Wirkungsweise der homöopathischen Arzneimittel vertreten. Trotz der heftigen Diskussion hat sich die Homöopathie nahezu 175 Jahre unverändert erhalten, und noch heute gilt, was Hahnemann einst in der Einleitung zu seinem »Organon der Heilkunst« schrieb: »Wähle, um sanft, schnell, gewiß und dauerhaft zu heilen, in jedem Krankheitsfall eine Arznei, welche ein ähnliches Leiden (homoion pathos) für sich erregen kann, als sie heilen soll.«

Das Grundprinzip der Homöopathie: die Ähnlichkeitsregel

Sicherlich ist es Samuel Hahnemann, der mit aller Nachdrücklichkeit das Prinzip »Similia similibus curantur«: »Ähnliches wird durch Ähnliches geheilt« vertreten hat. Er ist aber gewiß nicht der erste, der diesen Gedanken formuliert hat. Schon Hippokrates (etwa 460 bis 375 v. Chr.), der Vater der westlichen Medizin, war durch Kenntnis medizinischer Literatur und durch eigene Beobachtungen in der Lage, die Ähnlichkeitsregel zu formulieren. Wahrscheinlich wußte er, daß einige afrikanische Volksstämme ihre Herden gegen eine Erkrankung, die Pleuropneumonie genannt wird, schützten, indem sie die Haut der Tiere mit einem Dolch einritzten. Der Dolch war zuvor in die Lungen jener Tiere getaucht worden, die an der Krankheit schon zugrunde gegangen waren. Vermutlich wußte er auch, daß ähnliche Methoden zum Schutz vor Schlangenbissen angewandt wurden. Seine Idee war, die Medizin müsse dem Körper helfen, indem sie seine Selbstheilungskräfte anregt und steuert.

Fünf Jahrhunderte später faßte Galen (etwa 130 bis 200 n. Chr.), Leibarzt des römischen Kaisers Marc Aurel, das medizinische Wissen seiner Zeit zusammen in dem Ausspruch »Contraria contrariis curantur«: »Gegensätzliches wird mit Gegensätzlichem geheilt«. Er und seine Schüler glaubten, Krankheit werde durch einen äußeren Umstand, der auf den Menschen einwirke, verursacht. Durch einen Eingriff, der das Gegenteil bewirke, müsse sich das Gleichgewicht im Menschen wieder herstellen lassen – eine Idee, die zunächst den Gedanken des Hippokrates zu übertreffen schien. Bahnbrechend für die Rückkehr zur Ähnlichkeitsregel waren dann die Arbeiten von Paracelsus (1494 bis 1541). Er favorisierte den »inneren Arzt«, die natürliche Heilkraft des Organismus und den Heilwillen des Kranken als entscheidend für die Genesung. Bei der Auswahl seiner Mittel ließ er sich auch vom Ähnlichkeitsprinzip lenken, wobei er die Ansicht vertrat, »die Dosis macht das Gift«. Bei der späteren Betrachtung der homöopathischen Arzneimittelbilder müssen wir wieder an diesen Ausspruch erinnern.

Um den Unterschied zwischen Homöopathie (homoios, griech.: ähnlich), (pathos, griech.: Leiden) und Allopathie (allos, griech.: anders) noch einmal zu verdeutlichen, ein Beispiel: Stellen Sie sich vor, Sie leiden an Schnupfen und haben eine verstopfte Nase. Der Arzt verordnet Ihnen gewöhnlich ein Medikament, das zum Abschwellen der Nasenschleimhaut dient. Dann geht es Ihnen zwar besser, aber der Schnupfen ist noch nicht verschwunden, da dieses Medikament die Ursache des Schnupfens, meistens handelt es sich um Viren, nicht beseitigen kann. Der Arzt hat Ihnen nur ein Gegenmittel für ein bestimmtes Symptom verschrieben.

Anders dagegen wäre eine homöopathische Behandlung verlaufen. Sie hätten ein Mittel erhalten, das die Abwehrkraft des Körpers gestärkt hätte, um die krankheitsverursachenden Viren loszuwerden und so eine Gesundung herbeizuführen. Sie hätten dagegen kein Mittel gegen ein Symptom des Schnupfens, etwa die verstopfte Nase, erhalten.

Um nach der Ähnlichkeitsregel heilen zu können, sind bei der praktischen Arzneianwendung drei aufeinanderfolgende Schritte zu beachten:

- *die Prüfung des Arzneimittels an gesunden Versuchspersonen,*
- *die Erstellung des individuellen Krankheitsbildes und*
- *der Vergleich des Arzneimittelbildes mit dem individuellen Krankheitsbild.*

Homöopathische Arzneimittelprüfungen

Um eine homöopathische Krankheitsbehandlung durchführen zu können, ist es grundsätzlich erforderlich, genaue Arzneimittelkenntnisse zu haben.

Das Wissen über die einzelnen Arzneimittel wurde und wird auch heute noch in der Homöopathie durch exakte, gewissenhaft durchgeführte ⇨ Arzneimittelprüfungen erworben, denn jedes Arzneimittel, gleichgültig, ob es sich um ein allopathisches oder homöopathisches handelt, gleicht einem Januskopf: Es ist Arznei und Gift zugleich. Dies erkannte schon Paracelsus: »Die Dosis macht das Gift.«

Erworben wird dieses Wissen über die Wirkungen der Arzneien aber nur durch das Studium der Arzneikrankheiten, das heißt durch das Erkennen der Krankheitszeichen, die eine Arznei beim Gesunden hervorruft. Im Sinne der Homöopathie werden die Arzneimittel vier verschiedenen Prüfungen unterworfen:

– *einem Test an gesunden Versuchspersonen,*
– *einer Untersuchung und Erprobung bei Tieren,*
– *einer Prüfung durch Toxikologen und Pharmakologen und*
– *einer Erprobung und Beobachtung der Wirkung dieser Mittel bei Kranken.*

Alle Ergebnisse einer solchen Arzneimittelprüfung werden zusammengefaßt und unter besonderer Berücksichtigung der Symptome der hervorgerufenen Arzneikrankheit als das sogenannte ⇨ Arzneimittelbild präsentiert.

Das erste Arzneimittelbild, das für die Homöopathie erstellt wurde, war mit Sicherheit das Arzneimittelbild der Chinarinde. Wir erinnern uns, daß Hahnemann die von Cullen aufgestellte Behauptung über die Chinarinde anzweifelte. Ein Mann wie er, immer auf der Suche nach Gewiß-

heit, bereit, einer Sache mit letzter Konsequenz auf den Grund zu gehen, einer, der es genau wissen wollte, zögerte nicht, die Chinarinde im Selbstversuch zu prüfen. Das war im Jahr 1790. Damit war die erste Prüfung vollzogen: die Wirkung der Arznei wurde am gesunden Menschen ermittelt. Die Wirkung der Chinarinde im Selbstversuch hat Hahnemann ausführlich beschrieben. Er notiert über die Veränderung seines Gesundheitszustandes:

»Ich nahm des Versuchs halber etliche Tage zweimal täglich jedesmal 4 Quentchen (früheres deutsches Handelsgewicht = 1,67 g) gute China ein; die Füße, die Fingerspitzen usw. wurden mir erst kalt, ich ward matt und schläfrig, dann fing das Herz an zu klopfen, mein Puls ward hart und geschwind; eine unleidliche Ängstlichkeit, ein Zittern (aber ohne Schaudern), eine Abgeschlagenheit durch alle Glieder; dann ein Klopfen im Kopf, Röte der Wangen, Durst, kurz alle mir sonst beim Wechselfieber gewöhnlichen Symptome erschienen nacheinander, doch ohne eigentliche Fieberschauer. Mit Kurzem: Auch die mir bei Wechselfieber gewöhnlichen besonders charakteristischen Symptome, die Stumpfheit der Sinne, die Art von Steifigkeit in allen Gelenken, besonders aber die taube widrige Empfindung, welche in dem Periostium über allen Knochen des ganzen Körpers ihren Sitz zu haben scheint – alle erschienen. Dieser Paroxysmus dauerte 2 bis 3 Stunden jedesmal und erneuerte sich, wenn ich diese Gabe wiederholte, sonst nicht. Ich hörte auf und ich war gesund.«

Mit diesem Selbstversuch hatte Hahnemann den Beweis erbracht, daß man mit einer Arznei beim Gesunden eine Krankheit erzeugen kann und mit derselben Arznei eine Krankheit, die ähnliche Symptome hat, heilen kann.

Das richtige Arzneimittel zur Behandlung einer Krankheit findet man, indem man das Arzneimittelbild mit den subjektiven und objektiven Krankheitserscheinungen der zu behandelnden Krankheit vergleicht. Das richtige Mittel ist dann gefunden, wenn seine Arzneimittelsymptome den Symptomen der Krankheit möglichst ähnlich sind.

Die Herstellung homöopathischer Arzneimittel

Nun stellt sich die Frage, welche Rohstoffe überhaupt zur Herstellung der homöopathischen Arzneien verwendet werden. Die nötigen Rohstoffe dafür liefert das Naturreich: ganze Pflanzen, Wurzeln, Blätter, Blüten, Rinden, tierische Substanzen sowie Mineralien und auch einige in der Chemie hergestellte Stoffe sind die Grundlage für die homöopathischen Arzneimittel. Schon Hahnemann hat auf diese Quellen zurückgegriffen.

Die Herstellung der homöopathischen Arzneimittel wird in Deutschland nach den Vorschriften des Homöopathischen Arzneibuches (HAB, amtliche Ausgabe) vorgenommen. Für die Apotheker und die pharmazeutische Industrie sind die Vorschriften des HAB seit 1934 bindend. Gültig ist jeweils die neueste Ausgabe. Dies ist zur Zeit das HAB 1 mit allen Nachträgen bis 1985.

Die verschiedenen Darreichungsformen der Arzneimittel werden ebenfalls nach den Vorschriften des HAB hergestellt. Die Rohstoffe werden – je nach Art und Löslichkeit – verschieden aufgearbeitet. Es entstehen:

⇨ Essenzen: Frische Pflanzen oder Pflanzenteile, wie zum Beispiel Blüten und Blätter, werden ausgepreßt. Der gewonnene Saft wird mit Ethanol haltbar gemacht.

⇨ Tinkturen: Sie werden aus getrockneten, gepulverten Pflanzenteilen oder zerquetschten tierischen Stoffen (zum Beispiel Spinnen, Ameisen, Bienen) gewonnen, indem man die Substanzen mit Ethanol übergießt und die Wirkstoffe extrahiert. Eine Weiterbearbeitung im Mazerationsverfahren ist dann möglich.

⇨ Lösungen: Sie werden überwiegend aus löslichen Salzen und Säuren hergestellt. Je nach Lösungsfähigkeit werden sie in Wasser oder Alkohol verarbeitet.

⇨ Verreibungen: Das Rohmaterial hierfür sind unlösliche Mineralien, getrocknete und gepulverte Pflanzen oder Pflanzenteile (zum Beispiel Rinde, Wurzel). Die Zubereitung erfolgt durch eine mindestens einstündige Verreibung der Substanzen im Mörser mit Milchzucker.

⇨ Tabletten: Sie werden durch Pressung der Verreibungen hergestellt. Dies geschieht ohne Zusatz von Bindemitteln.

⇨ Streukügelchen: Die Streukügelchen bestehen aus Zucker. Der Zucker wird mit dem flüssigen Wirkstoff im Verhältnis 1:100 angefeuchtet und anschließend getrocknet.

Die flüssigen wie die festen Zubereitungsformen sind die Ausgangsstoffe, aus denen durch ⇨ Verdünnen, auch ⇨ Potenzieren genannt, die eigentlichen homöopathischen Arzneimittel entstehen. Die flüssigen Ausgangsstoffe bezeichnet man als ⇨ Urtinkturen (∅ ist das Zeichen für Urtinktur), die festen Ausgangsstoffe als ⇨ Ursubstanzen. Auch für die Herstellung der einzelnen Verdünnungen bestehen ganz besondere, bindende Vorschriften, die im HAB festgelegt sind. Im ganzen sind es 46 Herstellungsvorschriften, die der Apotheker beachten muß, wenn er homöopathische Arzneimittel aus pflanzlichen Preßsäften, aus frischem oder getrocknetem Pflanzenmaterial, aus tierischem oder chemischem Material herstellt und zu den verschiedenen Arzneiformen, wie zum Beispiel Tropfen, Tabletten, Streukügelchen und Verreibungen, aufarbeitet. Zur Information soll hier kurz wiedergegeben werden, wie eine Urtinktur nach den Vorschriften des HAB 1 hergestellt wird. Zum besseren Verständnis soll auch der Vorgang des Verdünnens erklärt werden. Auf die Ausdrücke Potenzen und Potenzierung und die Bedeutung dieser Begriffe in der Homöopathie komme ich noch später zu sprechen. Im HAB 1 heißt es unter der Vorschrift 1: »Urtinkturen sind Mischungen, die zu gleichen Teilen aus Preßsaft und Ethanol bestehen.« Dann wird beschrieben, wie lange die Mischung stehen bleibt, bei welcher Temperatur dies geschieht und ob die Mischung filtriert wird. Zum Schluß folgt die Formel für die Berechnung des Alkoholgehaltes – alles Angaben, die für den Apotheker wichtig sind. Die Vorschrift 1 beschreibt auch, wie aus der Urtinktur die 1. Dezimalverdünnung, die D 1, hergestellt wird. Ein Teil der Urtinktur wird mit neun Teilen Ethanol aufgefüllt und gut gemischt. Die 2. Dezimalverdünnung, die D 2, wird hergestellt, indem man einen Teil der 1. Dezimalverdünnung mit neun Teilen Ethanol auffüllt und wieder gut mischt. Zur Herstellung der D 3 nimmt man dann einen Teil der D 2 und mischt ihn mit neun Teilen Ethanol usw. Es wird immer ein Teil der vorgehenden Verdünnung entnommen und mit neun Teilen Ethanol aufgefüllt, um die nächste Verdünnungsstufe zu erhalten. Da bei dieser Art der Verdünnung der Verdünnungsgrad von einer Stufe zur nächsten um den Faktor zehn zunimmt, spricht man auch von der ⇨ Dezimalverdünnung (D).

In Deutschland wird überwiegend die Dezimalverdünnung angewendet, in Frankreich und Amerika aber findet hauptsächlich die ⇨ Centesimalverdünnung (C) Anwendung. Bei der Herstellung von homöopathischen Arzneimitteln nach der Centesimalskala wird in der gleichen Weise verfahren wie bei der Herstellung homöopathischer Arzneimittel nach der Dezimalskala. Allerdings erfolgt hier die Verdünnung um den Faktor hundert. Ein Teil der Urtinktur wird mit 99 Teilen Ethanol vermischt. Dies entspricht dann der Verdünnung C 1.

Bei der Herstellung der einzelnen Verdünnungen (Potenzierungen) muß noch beachtet werden, daß bei jedem Schritt die Durchmischung des Mitttels durch zehn abwärts geführte Schüttelschläge erfolgt. Man kann sich nun fragen, ob bei der Herstellung der einzelnen Verdünnungen bei jedem Verdünnungsvorgang ein frisches Glas benutzt werden muß. In Deutschland und in Frankreich wird dies getan, das heißt, es wird nach der ⇨ Mehrglasmethode gearbeitet. Bei jedem Verdünnungsschritt wird ein frisches Glas benutzt. Dies ist eine sehr aufwendige Methode, aber sie folgt korrekt den Regeln Hahnemanns. Er hielt sein Leben lang an der Mehrglasmethode fest, obwohl er am Anfang in nicht gerade rosigen Verhältnissen lebte. Man nennt dieses Vorgehen ⇨ Mehrglas-Potenzierungs-Verfahren nach Hahnemann.

Es gibt jedoch noch ein Verfahren, die Verdünnungen billiger und schneller herzustellen als mit dem Mehrglasverfahren. Dies ist die sogenannte ⇨ Einglasverdünnung. Die so hergestellten Verdünnungen haben den Nachteil, daß sie nicht genau sind. Das Verfahren wurde von dem Homöopathen Korsakoff angewandt. Mann nennt es daher Korsakoff-Verfahren oder ⇨ Korsakoff-Potenzierung. Korsakoff hatte bemerkt, daß sich nach Entleerung eines Glases am Boden immer noch ein Resttropfen sammelte. Er benutzte den am Boden des Glases zurückgebliebenen Tropfen als Ausgangsstoff für die nächste Verdünnung (Potenzierung) und füllte nur mit dem Arzneiträger, zum Beispiel Ethanol, auf. Auf diese Weise stellte er in einem Glas die gewünschte Verdünnung her. Obwohl die Korsakoff-Potenzen an Genauigkeit nicht an die Mehrglasmethode nach Hahnemann herankommen, kann man ihnen nicht jede Wirksamkeit absprechen. Trotzdem wurde diese Methode bis jetzt in das HAB nicht aufgenommen. In Frankreich wurde die Einglasmethode im Jahr 1953 sogar verboten.

Da sich die Begriffe Verdünnen und Potenzieren sowie Potenz wie ein roter Faden durch die Homöopathie ziehen, will ich an dieser Stelle etwas näher darauf eingehen. Hahnemann erwähnte erstmals im Jahre 1811 den Begriff Verdünnung und erst viel später, nämlich 1827, den Begriff Potenzieren. Er zieht sich durch die ganze homöopathische Arzneimittellehre und erhitzt auch heute noch die Gemüter. Hahnemann hatte schon früh erkannt, daß die Gabe der Urtinktur bei einzelnen Patienten unterschiedliche Arzneireaktionen auslöste. Es kam entweder zu starker Verschlimmerung der Krankheitssymptome, zur ⇨ Erstverschlimmerung, oder nur zu einer ungenügenden Reaktion; gerade bei den mineralischen Arzneistoffen war dies der Fall. Diesen überschießenden oder ungenügenden Reaktionen begegnete er dadurch, daß er die Urtinktur verdünnte und damit die Arzneimittelmenge individuell anpaßte. Dieses Verfahren der Arzneimittelherstellung nannte er Potenzieren. Da er durch die Verdünnungen Arzneimittel schaffen konnte, die ohne jegliche Nebenreaktion waren, nannte er diese Form der Arznei Potenz, was soviel wie Kraft bedeutet. Die vergleichsweise späte Erwähnung der Begriffe Potenzieren und Potenz im Jahr 1827 zeigt, daß Hahnemann sich erst nach langer und genauer Beobachtung entschloß, diese Begriffe zu verwenden. Hierzu schrieb er 1839: »Homöopathische Dynamisationen sind wahre Erweckungen der in natürlichen Körpern, während ihres rohen Zustandes verborgen gelegenen, arzneilichen Eigenschaften.« Hahnemann sah durch die Potenzierung der Arzneimittel noch eine Steigerung ihrer Wirksamkeit. Und gerade diese Steigerung der Wirksamkeit der homöopathischen Arzneimittel durch den Verdünnungsvorgang und die uns damit gegebene Möglichkeit, die Arzneien ohne jegliche Nebenwirkungen dem erkrankten Organismus anzupassen, sind es, die auch heute noch von verschiedenen Seiten angezweifelt werden. Die Wirkung der homöopathischen Arzneimittel ist aber zweifellos vorhanden.

Auf der einen Seite ist es verständlich, wenn Zweifel an der Wirksamkeit homöopathischer Arzneimittel geäußert werden, denn bei der Verdünnung D 4 haben wir schon eine Verdünnung von 1:10 000, bei der Verdünnung D 10 ergibt sich sogar schon eine Zahl mit zehn Nullen (1:10 000 000 000 = 1:10 Milliarden!). In der Homöopathie ist dies keine Ausnahme und auch nichts Ungewöhnliches, denn in diesem Verdünnungsbereich ist die Anzahl der vorhandenen Moleküle noch verhältnismäßig groß. Untersuchungen, die im Jahr 1953 mit radioaktivem Phosphor und der Hilfe eines Geiger-Müller-Zählers durchgeführt wurden, ergaben, daß bei der Verdünnung D 15 in 1 cm³ Lösung noch ungefähr 1 Million Moleküle nachzuweisen waren. Etwa zwischen der Verdünnung D 20 und D 23 liegt die Grenze, wo das letzte Molekül in der Lösung schwimmt. Kann man vielleicht die Wirkung von tiefen Potenzen (Urtinktur bis D 4) und mittleren Potenzen (D 6 bis D 12) noch verstehen, so hat man sicherlich Zweifel an der Wirksamkeit von hohen Potenzen (D 13 bis D 29) und sehr hohen Potenzen (über D 30), da bei diesen (ab D 23) kein Molekül der Arzneisubstanz mehr nachweisbar ist. Daß dennoch auch die Hochpotenzen ihre Wirksamkeit haben, ist in der Erfahrungsmedizin des öfteren schon bewiesen worden und bestätigt sich auch immer wieder.

Daher möchte ich an dieser Stelle ein Beispiel aus der Tiermedizin anführen. Bei der Heilung von Tieren mit homöopathischen Arzneimitteln kann davon ausgegangen werden, daß eine Suggestivbehandlung ausgeschlossen ist. In der Veterinärmedizin wird über die Behandlung von Tieren mit der Verdünnung D 30 berichtet. Eine Ratte wurde wegen eines allergischen

Ödems der Augenlieder mit Apis D 30 behandelt. Nach einer Gabe von 5 bis 10 Tropfen Apis D 30 verschwanden die Ödeme unter kontrollierter Beobachtung in kurzer Zeit. Das gelang nicht mit Apis D 3. Außerdem wirkt Apis D 30 auch beim künstlich hervorgerufenen Pfotenödem der Ratte. Ein weiter Vorteil von Apis D 30 in einem solchen Fall ist, daß keine Rückfälle auftreten.

Gerade von Tiermedizinern sind in der letzten Zeit viele Erfolgsberichte über die Wirkung verschiedener homöopathischer Arzneimittel veröffentlicht worden. Ein Tier täuscht keine Schmerzen vor, wo keine sind, und an seinem Verhalten kann man sehen, ob eine Arznei wirkt oder nicht. Deshalb ist die erfolgreiche Anwendung von homöopathischen Arzneimitteln in der Tierheilkunde ein guter Beweis für ihre Wirksamkeit.

Wie eine solche hohe Potenz wirkt, ist unbekannt. Bis heute ist es nicht gelungen, den Wirkungsmechanismus zu entschlüsseln. Ist es vielleicht die Information, die vom Arzneimittel an den Arzneimittelträger weitergegeben wird? Niemand weiß es. Da auch der Schulmedizin und chemischen Therapie bis heute die letzte Klarheit versagt ist, sollte man der Homöopathie nicht die bisherige Unklarheit des Wirkungsmechanismus ihrer Arzneien aufbürden.

Die Auswahl des richtigen Arzneimittels

Es ist nicht einfach in der homöopathischen Krankheitsbehandlung, die richtige Verdünnung und das richtige Mittel zu finden. Man sollte daran denken, was der Stuttgarter homöopathische Arzt Stiegele in seinem 1949 erschienenen Buch »Homöopathische Arzneimittellehre« (Kapitel IX) zur Erklärung der homöopathischen Arzneiwirkung schreibt:

»Das tiefste Geheimnis der homöopathischen Arzneiwirkung liegt im Wissen um gegensätzliche Gene in einer Arzneieinheit, besonders in einer solchen pflanzlicher Natur. Die unterscheidende Dosierung ist dann das technische Mittel zum praktischen Zweck.«

Gerade wenn es darum geht, die richtige Verdünnung zu finden, werden in der Homöopathie zwei unterschiedliche Meinungen vertreten. Die einen schwören auf die niedrigen Verdünnungen, die anderen auf die hohen (sogenannte Hochpotenzen). Jede der Parteien hat ihre positiven Erfahrungen mit der Heilung von Krankheiten mit homöopathischen Arzneimitteln unterschiedlicher Verdünnungen gemacht, und dies ist das Wichtigste bei der Behandlung von Krankheiten. Wer heilt, hat recht. Ich selbst war und bin in meiner praktischen Tätigkeit kein Anhänger der hohen Potenzen. Mein homöopathisches Repertoire bewegt sich nur bis zur Verdünnung D 15. Es gibt allerdings ein einziges homöopathisches Arzneimittel, das ich höher verordne: Coffea D 30 bei Schlafstörungen. Dem Problem der Bestimmung der angemessenen Verdünnung geht allerdings die Erhebung des Krankheitsbildes, wie es die Homöopathie für die richtige Auswahl der Arzneimittel fordert, voraus. Auf dem Weg, auf den wir uns jetzt begeben, um die passende Arznei zu finden, müssen wir uns vom schulmedizinischen allopathischen Arzneimitteldenken frei machen. Bei der Erhebung eines homöopathischen Krankheitsbildes steht der »Mensch als Ganzes« im Blickfeld. In jedem einzelnen Krankheitsfall ist der diagnostische Blick nicht nur auf ein erkranktes Organ, sondern auch auf den Menschen mit all seinen körperlich-seelischen Krankheitsäußerungen als Einheit gerichtet. Da die Homöopathie eine Methode der Ganzheitsbehandlung ist, forderte schon Hahnemann, auch die Gesamtheit aller Krankheitssymptome zu erfassen.

Die Symptome des Kranken weisen uns den Weg zur passenden Arznei. Dabei werden aber nur die Symptome bewertet, die der Kranke individuell entwickelt und nicht die, die für eine Krankheit typisch sind. Die körperlichen Symptome geben Auskunft über die Art der Entstehung und den Ort der Erkrankung. Die Veränderung im körperlichen Befinden teilt auch mit, wann und wodurch die Krankheit eingetreten ist. Aber auch eine Veränderung des seelischen Empfindens kann solche Hinweise geben. Beim Zusammentragen aller Krankheitssymptome sollte immer bedacht werden, daß die Homöopathie eine kausale, das heißt die Ursachen behandelnde Heilmethode ist. Es ist nicht das Ziel der Homöopathie, einzelne Krankheitssymptome zu beseitigen, sondern die Krankheit an der Wurzel zu pakken. Man sollte die Krankheitssymptome als eine Sprache des Körpers und des Organismus verstehen, als das äußere Spiegelbild einer inneren Krankheit. Diese Sprache und das Spiegelbild müssen allerdings gedeutet werden. In diesem Zusammenhang wurde einmal gesagt, daß der Schmerz der größte Freund des Menschen und des tierischen Organismus überhaupt sei, ein Wächter und Wahrer der Gesundheit.

Der Schmerz ist nicht nur Wächter und Beschützer der menschlichen Gesundheit, er ist auch die Sprache des Körpers, die wir verstehen. Durch den Schmerz können wir den Ort der Erkrankung lokalisieren; durch das uns übermittelte Spiegelbild einer inneren Krankheit die Diagnose stellen. Um das richtige homöopathische Arzneimittel zu finden, wird dem Spiegelbild der Krankheit das passende homöopathische Arzneimittelbild entgegengehalten. Wenn Spiegelbild und Arzneimittelbild übereinstimmen, dann hat man mit ziemlicher Sicherheit das richtige homöopathische Arzneimittel gefunden, um im Sinne Hahnemanns zu heilen.

Die richtige, homöopathische Arznei kann nicht gefunden werden, wenn man ein Symptom nur einseitig bewertet. Um ein vollständiges Bild von einem Symptom zu erhalten, sollte man es aus fünf unterschiedlichen Blickrichtungen betrachten. Die fünf zu berücksichtigenden Blickrichtungen sind:

⇨ Die Ätiologie: Die auslösende Ursache der Krankheit muß nach Möglichkeit immer geklärt werden. Der Auslöser muß genau beschrieben werden. Zum Beispiel: War es eine Erkältung, ausgelöst durch Regen (Durchnässung) oder kalten Wind? Führte eine Verletzung durch Sturz, Stoß oder Schlag zur Erkrankung? War bei Magen-Darm-Beschwerden die Ernährung schuld? Liegt eine Vergiftung vor? War es Aufregung? Der Kranke kann sich meist sehr gut an die Umstände der Entstehung oder die Ursache seiner Krankheit erinnern und beschreibt dies oft sehr bildlich.

⇨ Die Lokalisation: Der Ort des krankhaften Geschehens wird fast immer ganz klar angegeben. Auch die Größe des erkrankten Gebiets kann angegeben werden.

⇨ Die körperlichen Empfindungen: Es ist wichtig, genau zu wissen, wie der Schmerz empfunden wird. Das Schmerzempfinden muß möglichst genau geschildert werden. Die Aussage, es schmerzt hier, wobei der Finger auf den schmerzhaften Ort zeigt, ist doch etwas zu dürftig. Der Schmerz muß näher beschrieben werden, zum Beispiel: Es sticht wie mit Nadeln; er ist kneifend; er brennt wie Feuer; er ist ziehend, reißend; es klopft; es ist ein Druck; er ist bohrend. Auch andere Krankheitsempfindungen müssen deutlich geschildert werden, zum Beispiel Übelkeit mit Brechreiz, Schwindelgefühl mit dumpfen Kopfschmerzen, Zerschlagenheitsgefühl, Mattigkeit, Schläfrigkeit, Durst oder Mundtrockenheit. Auf solche bildhaften Beschreibungen des Krankheitsempfindens und des Schmerzes ist man angewiesen, wenn man das richtige Mittel finden will.

⇨ Die psychischen Empfindungen: Den sogenannten Gemütssymptomen wurde schon von Hahnemann sehr große Bedeutung beigemessen. Ihre Bedeutung ist in der heutigen Zeit vielleicht noch größer. Auch Kent widmet in seinem dreibändigen Repertorium den Gemütssymptomen über 150 Seiten! Um den Gemütssymptomen die Bedeutung beimessen zu können, die ihnen zusteht, ist es Voraussetzung, daß die Gemütssymptome erkannt und sehr genau beschrieben werden. Es liegt in der Natur der Sache, daß bei der Entwicklung krankhafter Vorgänge im Körper etliche Tage vorher psychische Veränderungen vonstatten gehen. Gerade bei Kindern sind diese psychischen Veränderungen oft sehr deutlich. Eltern, Kindergärtnerinnen und Lehrer bemerken dies meist, wenn ein sonst ruhiges Kind auf einmal unruhig, lustlos, weinerlich oder gereizt ist. Erkennt man diese Symptome rechtzeitig und deutet sie richtig, egal ob beim Kind oder beim Erwachsenen, kann rechtzeitig eine vorbeugende homöopathische Behandlung mit dem passenden Arzneimittel durchgeführt werden. Angst und Furcht sowie der Trieb zur Lebenserhaltung spielen eine entscheidende Rolle. Ob es Prüfungsangst, Angst vor Gewittern, Tieren oder Angst vor dem Alleinsein ist, sie fordert genauso wie die Angst vor Vernichtung, Zerstörung und Tod die größte Aufmerksamkeit und Gewissenhaftigkeit bei der Deutung.

⇨ Die Modalitäten: In der Homöopathie versteht man darunter alle Umwelteinflüsse, die das Allgemeinbefinden und den Krankheitsprozeß verschlimmern oder verbessern. Dazu zählen Zeit, Temperatur, Klima, Ruhe, körperliche Aktivität, soziales Umfeld etc. Die Berücksichtigung der Modalitäten trägt ebenfalls ganz wesentlich zum Finden des richtigen homöopathischen Arzneimittels bei.

Nachdem dies alles erwähnt wurde, wird klar, welche umfassende Bedeutung einem Symptom beizumessen ist.

Es sei hier auch im voraus gesagt, daß es selbstverständlich ist, daß zur Stellung einer Diagnose im üblichen Sinn der homöopathische Arzt oder der Heilpraktiker alle Möglichkeiten des Labors und alle technischen Hilfsmittel nutzen wird. Die Diagnose, die damit gestellt wird, dient nicht nur der Klärung des bestehenden Leidens, sondern sie ist gleichzeitig Entscheidungsgrundlage dafür, ob der Kranke überhaupt für die homöopathische Behandlung geeignet ist.

Dank langer Erfahrung hat die Homöopathie Wege gefunden, die Wahl des richtigen Arzneimittels zu erleichtern. Einige Tips möchte ich Ihnen an dieser Stelle mit auf den Weg geben. Unter den homöopathischen Arzneimitteln gibt es welche, die eine spezielle Organwirkung haben, andere zeichnen sich durch ganz charakteristische Arzneimittelbilder aus, dann gibt es welche, die eine ganz bestimmte Gemütssymptomatik vorzuweisen haben, und wieder andere haben ganz einfach ausgefallene Modalitäten, so daß man aus diesen Gründen problemlos den Weg zu ihnen findet, da sich ausgefallene Merkmale besonders gut einprägen.

Die Homöopathie benutzt auch einige Arzneimittel, die noch keiner Arzneimittelprüfung unterzogen wurden und rein erfahrungsmedizinisch angewendet werden. Aber unabhängig davon, ob es sich um ein geprüftes Arzneimittel oder um ein Arzneimittel handelt, das aus Erfahrung angewendet wird, Vertrauen kann man beiden schenken. Die Homöopathie bemüht sich, ihre Arzneimittelforschung immer auf den neuesten wissenschaftlichen Stand zu bringen. Eine ganz besondere Hilfe zur Wahl des richtigen Arzneimittels ist das ⇨ Indikationsverzeichnis.

Es gibt bei den verschiedensten Erkrankungen Hinweise, welche Arzneimittel am häufigsten angewendet werden. Aber auch hier sollte man wieder daran denken, daß die Symptomatik der Erkrankung mit dem

Arzneimittelbild mehrere Parallelen aufweisen muß, wenn das richtige Arzneimittel ausgewählt werden soll.

Praktische Anwendungsbeispiele

An Hand der nun folgenden Beispiele, insbesondere Fallbeispiele aus der Praxis, soll Ihnen der Einstieg in die Anwendung homöopathischer Arzneimittel erleichtert werden. Zunächst werden einige organbezogene Mittel vorgestellt.

Beispiel 1 – Carduus marianus (Mariendistel): Aus dem Arzneimittelbild der Mariendistel geht ganz klar der Bezug zur Leber, zum Gallenwegssystem und zum Pfortaderkreislauf hervor. Es ist ein homöopathisches Arzneimittel speziell gegen Lebererkrankungen und deren Begleitzustände. Es wirkt gezielt auf nur ein Organ. Der Homöopath Harvey berichtete von einem 52jährigen Mann, der ganz verfallen aussah, eine lederfarbene Haut hatte und an schweren rheumatischen Anfällen litt; ferner bestanden andauernd Magenschmerzen, Auftreibung des Magens, Herzklopfen, häufiges Erbrechen, Verstopfung, spärlicher Urinabgang und Leberschwellung. Am auffallendsten waren die Krampfadern von Daumendicke, hart wie »Manilataue«. Der Patient war von verschiedenen Autoritäten ohne Erfolg behandelt worden. Auf Carduus marianus 3mal täglich 5 bis 15 Tropfen der Urtinktur wurde der Mann nach drei Monaten völlig wiederhergestellt, nachdem er 15 Jahre arbeitsunfähig gewesen war; auch seine Krampfadern verschwanden fast gänzlich. Der Homöopath Windelband beschreibt, wie er eine Handwerkersfrau in mittleren Jahren, die sechs Kinder geboren hatte, einem großen Haus vorstehen mußte und an einer Venenentzündung mit nachfolgender langdauernder Leberschwellung litt, behandelte. Nach einer

Reihe nur mäßig wirksamer homöopathischer Mittel therapierte er sie erfolgreich mit Carduus marianus. Auch die großen, durch Krampfadern bedingten Geschwüre heilten ohne weitere örtliche Behandlung ab, abgesehen von der hin und wieder in nur sehr unordentlicher Weise durchgeführten Wicklung der Beine. Die Geschwüre hatten fünf bis sechs Jahre bestanden. Für beide Homöopathen war bei der Wahl des Arzneimittels die Leberschwellung das Leitsymptom. Dies geht aus den geschilderten Krankenberichten hervor. Sie wählten gezielt ein organbezogenes Mittel, ohne andere Symptome oder Modalitäten zu beachten.

Beispiel 2 – Convallaria (Maiglöckchen): Das Arzneimittelbild des Maiglöckchens verrät uns, daß es besonders auf das Herz und das Reizleitungssystem des Herzens wirkt. Deshalb wird es nur bei Herzerkrankungen angewendet. Aus meiner eigenen Praxis kann ich von einer heute 83jährigen Patientin berichten, die vor etwa zehn Jahren in meine Behandlung kam. Sie klagte damals über Herzschmerzen mit Atemnot und Wasser in den Beinen. Der Blutdruck betrug 170/90 mm Hg, Puls 104/min. Ich verordnete ihr in der ersten Woche 3mal täglich 5 Tropfen Convallaria in der Verdünnung D 3, nach einer Woche erhöhte ich die Dosis auf 3mal 10 Tropfen täglich. Und diese Dosierung habe ich bis heute beibehalten. Nach einer Woche waren die Herzschmerzen nicht mehr vorhanden, ebenso waren die Wassereinlagerungen in den Beinen verschwunden. Die Atemnot trat nur noch unter Belastung auf. Der Blutdruck stabilisierte sich bei 160/90 mm Hg, und der Puls verlangsamte sich auf 76 bis 80 Schläge/min. Dieser Zustand hat sich in den letzten zehn Jahren nicht verändert. In den ersten Jahren der Behandlung setzte die Patientin hin und wieder die Einnahme des Mittels aus, und prompt kamen die Herzschmerzen und die Wassereinlagerungen in den Beinen wieder. Außerdem konnte ich in meiner Praxis beobachten, daß schmalköpfige Menschen über 50 Jahre besonders gut auf Convallaria bei Herzerkrankungen ansprachen. Die Leitsymptome, die zur Wahl von Convallaria führen, sind ganz eindeutig Herzbeschwerden mit Pulsbeschleunigung oder aussetzendem Puls und Wassereinlagerungen im Gewebe (meist Knöchelödeme).

Beispiel 3 – Myristica sebifera (Talgmuskatnußbaum): Dieses Arzneimittel wird als das »homöopathische Messer« bezeichnet, da es das beste Mittel der Homöopathie zur Behandlung von heißen oder kalten Abszessen ist. Vor etwa fünf Jahren kam ein jüngerer Mann mit einem Abszeß am linken Hodensack in meine Praxis. Auf meine Befragung hin gab er an, er habe einen Pickel ausdrücken wollen und danach sei dies gekommen. Ich riet ihm, einen Chirurgen zwecks Eröffnung des Abszesses aufzusuchen. Davon wollte er nichts wissen und zeigte schon bei dem Gedanken daran furchtbare Angst. Aus Angst vor dem Chirurgen sei er ja zu mir gekommen, ich solle ihm helfen. Ich verordnete Myristica sebifera in der Urtinktur, alle zwei Stunden 10 Tropfen. Sollte sich der Abszeß jedoch nicht bis zum kommenden Morgen eröffnet haben, so müsse er auf jeden Fall einen Chirurgen aufsuchen. Der Patient rief mich noch am gleichen Tag gegen 22 Uhr an und berichtete, daß sich der Abszeß eröffnet habe. Myristica sebifera ist bei allen Erkrankungen angezeigt, die mit eitrigen Absonderungen einhergehen.

Bei den bisher vorgestellten Arzneimitteln handelte es sich um Arzneimittel mit einer besonderen Wirkung auf ein Organ. Als nächstes werden Arzneimittel vorgestellt, die eine besondere Wirkung bei bestimmten Erkrankungen haben. Wenn Sie dann später einmal mit einer solchen Erkrankung konfrontiert werden, kommt Ihnen vielleicht gleich das richtige Mittel in den Sinn.

Beispiel 4 – Aconitum (Blauer Eisenhut): Das Arzneimittelbild von Aconitum verweist auf Erkrankungen der Nerven, des Herzens und der Blutgefäße. Der Homöopath Royal schildert klar und deutlich an einem Beispiel den Einsatz von Aconitum. Für mich persönlich kann an Hand eines Krankheitsbildes nicht deutlicher das Arzneimittelbild von Aconitum geschildert werden wie in diesem Fall: Es ging um einen großen, kräftigen, 42jährigen Mann, der nach einem langen Ritt am Vortag gegen Nordwind in der folgenden Nacht mit Schüttelfrost aufwachte. Die Temperatur betrug 41,3° C; er hatte einen harten, schnellen Puls (145/min), heftiges Herzklopfen und eine trockene heiße Haut. Der Patient war sehr unruhig, er meinte, er müsse sterben. Er bekam Aconitum D 6 halbstündig bis zum Eintritt von Schweiß, dazu heiße Getränke und heiße Umschläge, wobei der Patient meinte, er fühle sich eigentlich heiß genug. Als der Arzt ihn verlassen wollte, bat er ihn, doch zu bleiben, er sei sicher, sonst müsse er sterben; nach der 5. Einnahme von Aconitum begann er zu schwitzen, und die Schmerzen in der Herzgegend ließen nach. Am nächsten Tag waren die Krankheitserscheinungen beseitigt. In diesem Fall sind alle auf Aconitum zutreffenden Symptome versammelt und lassen sich daher auch leicht einprägen. Gerade bei akuten Fieberzuständen, die mit viel Angst und Unruhe verbunden sind, muß immer zuerst an Aconitum gedacht werden.

Beispiel 5 – Dulcamara (Bittersüßer Nachtschatten): An dieses Arzneimittel muß gedacht werden, wenn rheumatische Beschwerden, die durch Durchnässung verursacht worden sind, auftreten. In meiner Praxis suchte mich im Oktober 1987 eine 18jährige Waldarbeiterin auf. Sie klagte über Schmerzen in den Fingergelenken. Auf Befragen gab sie an, daß sich ihre Schmerzen beim Arbeiten bei nassem, kaltem Wetter verschlimmern, die Fingergelenke etwas anschwellen und sie auch etwas mit der Blase erkältet sei. Die Tatsache, daß sich die Schmerzen bei Nässe und Kälte verschlimmerten und gleichzeitig eine Blasenentzündung in Erscheinung trat, war entscheidend, täglich 3mal 10 Tropfen Dulcamara der Verdünnung D 4 zu verordnen. Zwei Tage später kam die Patientin wieder und berichtete, daß die Schmerzen in den Fingern verschwunden seien, sie aber Bläschen bekommen habe. Daraufhin verordnete ich Dulcamara in der Verdünnung D 6. Dies vertrug die Patientin sehr viel besser. Es traten keine überschießenden Reaktionen mehr auf. Drei Wochen später berichtet sie mir nochmals, daß Schmerzen und Bläschen an den Fingern nicht mehr aufgetreten seien.

Beispiel 6 – Eupatorium perfoliatum (Durchwachsenblättriger Wasserhanf): Dieses homöopathische Arzneimittel wird bei grippalen Infekten, die mit Symptomen wie Abgeschlagenheit, leichtem Fieber und Zerschlagenheitsschmerzen in den Gliedern und Knochen einhergehen, in der Verdünnung D 2 oder D 3 gern angewendet. Immer wenn eine Erkältungskrankheit im Anzug ist, sollte an Eupatorium perfoliatum gedacht werden.

Diese drei Beispiele haben gezeigt, daß typische Krankheitssymptome zur Auswahl des richtigen Arzneimittels hilfreich sein können.
Als weitere Orientierungshilfen bieten sich noch die Modalitäten an, die bei verschiedenen Mitteln ganz besonders charakteristisch sind und so die Auswahl des richtigen Mittels erleichtern.

Beispiel 7 – Ledum (Sumpfporst): Dieses Arzneimittel dient überwiegend zur Behandlung von Gelenk- und Muskelrheumatismus. Es hilft bei innerlicher und äußerlicher Anwendung. Wenn sich die rheumatischen Beschwerden auch noch durch eiskalte Güsse und Waschungen bessern, ist Ledum zweifellos das Mittel der Wahl. Belladonna (Tollkirsche) sowie Aconitum (Blauer Eisenhut) sind bei Fieberzuständen indiziert, wobei für Aconitum trockenes Fieber mit schnellem Puls und vor allem mit sehr viel Angst bis hin zur Todesfurcht typisch ist. Belladonna hingegen wird zwar auch bei fiebrigen Zuständen, die von heißen, dampfenden Schweißen begleitet werden, angewendet, es ist jedoch Aconitum gegenüber zu bevorzugen, wenn das Fieber sich durch Aufregung und starke Sinneseindrücke verschlimmert. Aus den angeführten Beispielen kann man ersehen, daß es verschiedene Wege gibt, das passende homöopathische Arzneimittel zu finden.
Für den Anfänger oder Einsteiger in die Homöopathie wird es am Anfang sicherlich am leichtesten sein, sich über das Indikationsverzeichnis zu orientieren. Bei jeder genannten Erkrankung sind verschiedene homöopathische Arzneimittel angegeben. Er muß sich dann nur noch die Mühe machen, die Arzneimittelbilder der angegebenen Arzneimittel mit den vorhandenen Krankheitssymptomen zu vergleichen und das homöopathische Arzneimittel zu wählen, das den Krankheitssymptomen am ähnlichsten ist. Dies dürfte für den Laien zunächst der am leichtesten gangbare Weg zur homöopathischen Krankheitsbehandlung sein.

Die Anwendungsweise homöopathischer Arzneimittel

Wenn das passende Arzneimittel gefunden worden ist, stellt sich als nächstes die Frage, in welcher Verdünnung das Mittel angewendet werden soll. Die Entscheidung für die richtige Verdünnungsstufe wird erleichtert, wenn man sich an folgende Regeln hält:

– *niedrige Verdünnungen bei einem organischen Krankheitsbefund,*
– *mittlere Verdünnungen bei funktionellen Störungen, und*
– *hohe Verdünnungen, wenn psychische Krankheitszeichen stark im Vordergrund stehen.*

Sehr oft kann aus dem Arzneimittelbild entnommen werden, ob das Mittel in niedrigen, mittleren oder hohen Verdünnungen angewandt wird. Bei jedem einzelnen Arzneimittel werden in diesem Buch die gebräuchlichsten Verdünnungsstufen aufgeführt. Dies sind Empfehlungen, die auf jahrzehntelanger Erfahrung aus der Praxis sowie auf den Aufzeichnungen der Hersteller homöopathischer Arzneimittel beruhen. Durch diese Empfehlungen bei den einzelnen Arzneimitteln wird der Kreis der in Frage kommenden Verdünnungen schon enger gezogen. Im Zweifelsfall wählt man immer eine Verdünnungsstufe höher als niedriger. In der Praxis hat sich auch die Regel bewährt: Wer über die 6. Dezimalpotenz hinausgehen will, sollte lieber gleich die 12. Dezimalpotenz wählen. Es gibt aber auch Ausnahmen von dieser Regel, so daß dieser Schritt von der D 6 zur D 12 nicht bindend, sondern nur als eine erfahrungsbedingte Empfehlung zu betrachten ist. Bei der Wahl des Arzneimittels und der Bestimmung der Verdünnungsstufe sollte man die Worte Hahnemanns vor Augen haben: »Wähle, um sanft, schnell, gewiß und dauerhaft zu heilen, in jedem Krankheitsfalle eine Arznei, welche ein ähnliches Leiden für sich erregen kann, als sie heilen soll.« Homöopathische Arzneimittel werden als

⇨ Dilution = Lösung (Tropfen),
⇨ Tabuletta = Tabletten,
⇨ Trituration = Verreibung (Pulver) und
⇨ Globuli = Streukügelchen

verabreicht. In der Praxis haben sich Tabletten gerade für Berufstätige und auf Reisen als die geeignete Darreichungsform bewährt. Ebenso sind sie bei Kindern zu bevorzugen, die sowieso meistens eine Abneigung gegen Alkohol haben, sowie bei Personen, die an einer Krankheit, die jeglichen Alkoholkonsum verbietet, leiden. Wer keine Tabletten mag, kann in diesem Fall auch Streukügelchen nehmen. Etliche homöopathische Arzneimittel sind auch zur äußerlichen Anwendung geeignet. Sie werden als Tinkturen oder Salben verwendet. Für die Injektionstherapie, die von Ärzten und Heilpraktikern in der Homöopathie immer mehr angewandt wird, stehen von allen homöopathischen Arzneimitteln Injektionsampullen zur Verfügung. Meistens werden die Arzneimittel unter die oder in die Haut gespritzt (besonders bei der Neuraltherapie). Injektionen in die Venen werden nur in seltenen Fällen durchgeführt. Dazu sollten erst Verdünnungen ab der D 8 genommen werden, da über die Reaktionen auf viele Mittel bei einer solchen Verabreichung noch wenig bekannt ist. Diese Form der homöopathischen Arzneimitteltherapie sollte der Verantwortung des Arztes und des Heilpraktikers überlassen bleiben.

Über die ⇨ Dosierung von homöopathischen Arzneien kann gesagt werden, daß im allgemeinen die 3mal tägliche Gabe in folgender Menge ausreichend ist:

3mal täglich 1 Tablette oder
3mal täglich 8 bis 10 Tropfen oder
3mal täglich 8 bis 10 Streukügelchen oder
3mal täglich 1 kleine Messerspitze Pulver.

Die homöopathischen Arzneimittel werden unverdünnt eingenommen. Tabletten, Pulver oder Streukügelchen läßt man im Mund zergehen. Tropfen läßt man bei der Einnahme kurze Zeit im Mund, um eine bessere Aufnahme des Arzneimittels über die Mundschleimhaut zu gewährleisten. Sollten verschiedene homöopathische Mittel gleichzeitig eingenommen werden, sollte man das eine vor dem Essen, das andere nach dem Essen einnehmen. Auch bei der Dosierung besteht keine bindende Regel. Alle Angaben sind nur Empfehlungen aus praktischen Erfahrungen. Die Dosierung kann von Fall zu Fall bestimmt werden, je nach der jeweiligen Reaktionslage des Erkrankten. Bei einem akuten Fieberschub oder einer Kolik kann es angebracht sein, eine Stoßtherapie durchzuführen, wie zum Beispiel stündlich oder zweistündlich 5 bis 8 Tropfen. Die Dosierung wird jedoch auch bei jeder Form der Stoßtherapie immer ganz individuell entschieden.

Homöopathie zur Selbsthilfe

Möglichkeiten und Grenzen der homöopathischen Heilmethode

Nach allem, was wir bis jetzt über die Heilkunst der Homöopathie erfahren haben, kann der Schluß gezogen werden, daß sie eine individuelle Behandlungsmethode ist, die ihr eigenes Feld der Wirksamkeit, ihre eigenen Indikationen und ihr eigenes Publikum hat. Eine große Anzahl von homöopathischen Ärzten und Heilpraktikern behandelt mit ihr erfolgreich, und eine große Schar von Anhängern erhielt und erwartet durch sie Hilfe. Für viele Schulmediziner ist die Homöopathie jedoch immer noch eine Außenseitermethode, aber sehr viele jüngere Ärzte stehen ihr aufgeschlossen gegenüber. Das gleiche gilt auch für viele andere Naturheilverfahren. An den Universitäten werden immer dringlicher Lehrstühle für Homöopathie gefordert, insbesondere von Medizinstudenten, damit sie nicht mehr auf ein Selbststudium angewiesen sind. Diesem Ruf sollte man sich nicht verschließen. Oft ist es so, daß bei der richtigen Wahl des homöopathischen Arzneimittels der schulmedizinisch ausgebildete Arzt dem heilbegabten Außenseiter unterlegen ist.

Die Homöopathie ist eine Heilmethode, die nicht versucht, Symptome zu unterdrücken, sondern der daran gelegen ist, die Ursachen zu behandeln, indem sie die körpereigene Abwehr anregt. Unser Organismus ist mit einem sehr wirksamen Abwehrsystem ausgestattet. Erst wenn dieses System versagt, haben Krankheitserreger die Möglichkeit, wirksam zu werden. Eine sinnvoll durchgeführte homöopathische Behandlung strebt daher immer eine Aktivierung des Abwehrsystems an, damit der Organismus sich selbst heilen kann. Dadurch werden nicht nur die Krankheitssymptome, sondern auch ihre Ursachen beseitigt. Die homöopathischen Arzneien können jedoch keine Wunder vollbringen, und man sollte auch keine von ihnen erwarten. Wenn zum Beispiel ein Schwund der β–Zellen des Langerhansschen Inselapparates (sie produzieren Insulin), ein Verlust der Epithelkörperchen, der Nebennierenrinde oder der Keimdrüsen vorliegt, kann auch keine noch so gute homöopathische Behandlung neue Zellen hervorzaubern. Hier kann man nur helfen, indem man die fehlenden Hormone von außen zuführt. Dort, wo kein funktionstüchtiges Gewebe der Hormondrüsen mehr vorhanden ist und hochwertiges Parenchym (die spezifischen Zellen eines Organs) durch minderwertiges Bindegewebe ersetzt wurde, können auch homöopathische Arzneimittel keine Regeneration mehr bewirken. Wenn jedoch nur eine vegetative Fehlsteuerung mit Funktionsträgheit bei sonst intaktem Drüsengewebe vorliegt, ist es möglich, mit homöopathischen Arzneimitteln die Funktionsstörung besser zu beheben als durch Ersatz der fehlenden Hormone, da bei einer solchen Behandlung die träge gewordenen Drüsen in ihrer »Bequemlichkeit« wahrscheinlich nur noch bestärkt würden.

Homöopathische Arzneimittel können in solchen Fällen die Drüsen anregen, ihre normale Funktion wieder zu übernehmen. Deshalb ist es wichtig zu klären, ob die vorliegende Erkrankung überhaupt für eine homöopathische Arzneimittelbehandlung geeignet ist. Gerade bei Drüsenfehlfunktionen zeigt sich die sanfte Wirkungsweise der homöopathischen Arzneimittel. Sie wirken auf natürliche Art, ohne schädliche Nebenwirkungen und Begleiterscheinungen. Selbst wenn einmal das falsche Mittel oder die falsche Verdünnung gewählt wurde, treten keine unerwünschten Erscheinungen auf. Es besteht keine ernstliche Gefahr. Das einzige, was passieren kann ist, daß sich nicht der erwünschte Erfolg einstellt. Manchmal allerdings kann es nach Einnahme von homöopathischen Arzneimitteln zu einer sogenannten Erstverschlimmerung der vorhandenen Krankheitssymptome kommen. Es handelt sich hierbei um eine überschießende Reaktion, die in vielen Fällen erwünscht und ganz natürlich ist. Sie ist eine Erwiderung des Organismus auf den gesetzten Reiz und ein Zeichen dafür, daß er begonnen hat, die Krankheitsursache zu bekämpfen. Diese Reaktionen können sich zum Beispiel in einer Verstärkung der Schmerzen, Abgeschlagenheit, Müdigkeit und Schläfrigkeit äußern – oft ist dies erwünscht. Die Erstverschlimmerungen können Stunden oder bis zu zwei Tage anhalten, um dann in die Heilungsphase überzugehen. Sie können, sie müssen aber nicht zwangsläufig in Erscheinung treten.

Während meiner praktischen Tätigkeit konnte ich die Erfahrung machen, daß Kinder, Jugendliche und Erwachsene, die keine Tablettenkonsumenten waren, auf homöopathische Arzneimittel ganz besonders gut ansprachen. Daher sei hier nochmals angeraten, im Zweifelsfalle lieber eine Verdünnungsstufe höher zu wählen, um keine zu starken Reize zu setzen und überschießende Reaktionen des Körpers zu vermeiden, als eine Verdünnungsstufe niedriger. Ein weiteres, sehr wichtiges Wirkungsgebiet der Homöopathie sind die chronischen Leiden. Hier bieten sich die homöopathischen Arzneien geradezu an, da sie nicht wie die chemischen Medikamente die Gefahr in sich bergen, nach Einnahme über eine längere Zeitspanne zur Abhängigkeit zu führen. Bei der Behandlung von chronischen Erkrankungen zeigt sich eine weitere Stärke der Homöopathie: die Ganzheitsbehandlung des Menschen. Sie behandelt nicht nur den Körper, sondern auch den Geist und die Seele. Und keine andere Heilmethode, ob Schulmedizin oder Naturheilkunde, kann die Behandlung so fein, so genau und so sanft auf den einzelnen Menschen abstimmen, wie die Homöopathie. Dies erklärt auch, vorausgesetzt sie wird individuell richtig angewendet, immer wieder ihre erstaunlichen Erfolge.

Wie jede Behandlungsmethode, ob Schulmedizin oder Naturheilkunde, so kennt auch die Homöotherapie Grenzen in ihrem Wirkungs- und Anwendungsbereich. Man kann mit einer einzigen Behandlungsmethode nicht alles heilen, und auch nicht jeder Mensch ist einer solchen Behandlung immer zugänglich. Daneben gibt es Krankheiten und Situationen, bei denen eine homöopathische Behandlung nur unterstützend durchgeführt werden sollte. Die Entscheidung darüber sollte aber dem Arzt oder dem Heilpraktiker überlasen werden. So wie ein akuter Blinddarm ein Fall für den Chirurgen ist, um eine lebensbedrohliche Situation abzuwenden, verhält es sich auch mit der homöopathischen Beeinflussung bösartiger Tumoren. Sie ist sehr unsicher und neben den heute üblichen Methoden der Tumorbekämpfung höchstens von zusätzlichem Wert. Hier muß die Frühoperation nach wie vor unbedingt angestrebt werden. Auch die hier gelegentlich gemachten Beobachtungen einer Spontanheilung können nicht als Gegenargument ins Feld geführt werden. Ähnlich verhält es sich auch bei bestimmten Infektionskrankheiten, bei denen eine chemotherapeutische oder antibiotische Behandlung angezeigt ist. Sie ist einer homöopathischen Behandlung vorzuziehen. Hirnhautentzündung, Diphtherie, Tuberkulose und Geschlechtskrankheiten unterliegen in erster Linie ohne Zweifel den heute üblichen, spezifischen Behandlungsmethoden. Die früheren Erfahrungen mit verschiedenen homöopathischen Mitteln haben hier nur noch historische Bedeutung. Es muß eine Selbstverständlichkeit sein, daß man bei so schwerwiegenden Krankheiten nicht »herumkuriert«, sondern sich in die Hände eines Arztes begibt. Für die Homöopathie bietet sich noch immer ein sehr weites Feld, wenn Störungen im vegetativen Nervensystem, zum Beispiel bei Nervenschmerzen, herrschen oder wenn entzündliche und degenerative Prozesse in anderen Geweben vorliegen. In diesen Anwendungsbereichen stellt die Homöopathie täglich ihre Wirksamkeit unter Beweis. Mit einer homöopathischen Behandlung können Leiden gelindert, manche Krankheiten geheilt und Schmerzen und Unwohlsein beseitigt werden. Damit erreicht sie körperliches, geistiges und seelisches Wohlbefinden – eine bessere Lebensqualität und ein lebenswerteres Leben.

Die Selbstbehandlung mit homöopathischen Arzneimitteln

Schon seit Urzeiten versucht der Mensch, wenn sich sein Wohlbefinden zu seinen Ungunsten verändert, sich selbst zu helfen. Diese Beobachtung können wir auch bei Tieren machen. Ein verletztes Tier versucht sich zu helfen, indem es seine Wunde leckt, kühlt und an einem Bach oder einer Quelle mit Wasser benetzt. Auch der Urmensch benutzte Wasser zum Auswaschen seiner Wunden und Verletzungen oder zum Kühlen seines Körpers bei Fieber und Hitze – lange bevor er die Heilkraft der verschiedenen Gräser und Pflanzen erkannte. Das Waschen von Wunden und Verletzungen, das Kühlen des fiebrigen Körpers mit Wasser ist eine Form der Selbstbehandlung, ist der Versuch, bei einem krankhaften Zustand das Wohlbefinden wiederherzustellen. An dieser Absicht hat sich nichts geändert, nur stehen heutzutage zur Vorbeugung, Heilung und Nachbehandlung von Krankheiten Medikamente und bewährte Heilmethoden zur Verfügung. Als Reiz- und Regulationstherapie, die ohne Risiken und weitgehend frei von unerwünschten Wirkungen ist, bietet sich hier wiederum die Homöopathie an.

Bevor man aber eine Selbstbehandlung durchführt, sollte grundsätzlich folgendes beachtet werden: Wenn spätestens am dritten Tag keine spürbare Besserung eintritt, muß unbedingt ein Arzt oder Heilpraktiker aufgesucht werden. In einem solchen Fall wäre es ganz falsch, noch länger zu warten, denn eine Verschleppung von Krankheiten kann schwere Folgen nach sich ziehen. Bei Erkrankungen, die gleich zu Beginn das Wohlbefinden stark beeinflussen, sollte man sofort einen Fachmann aufsuchen. Das gleiche gilt auch, wenn die Beschwerden nicht eindeutig lokalisiert und bestimmt werden können, wenn trotz aller Bemühungen einer Selbstbehandlung die Beschwerden sich verschlimmern und wenn die eingetretenen Symptome sich wiederholen, ohne daß Besserung eintritt. In solchen Situationen muß der Arzt oder Heilpraktiker dann entscheiden, ob die Behandlung mit homöopathischen oder anderen Arzneimitteln oder sogar mit einem ganz anderen Heilverfahren fortgesetzt wird. Es sollte jedoch nicht versucht werden, die Symptome nur zu unterdrücken, denn dies ist nicht im Sinne einer Selbstbehandlung – ob mit homöopathischen oder mit anderen Arzneimitteln. Nach allem, was Sie bis jetzt über die homöopathische Behandlungsmethode gelesen haben, wird Ihnen eine homöopathische Selbstbehandlung wahrscheinlich sehr schwierig vorkommen. Wie Sie jedoch im vorangehenden Kapitel schon gelesen haben, gibt es in der Homöopathie sehr viele Arzneimittel mit einem charakteristischen Arzneimittelbild, das Ihnen hilft, das richtige Mittel zu finden. Wenn Sie dies alles berücksichtigen, steht einer erfolgreichen Selbstbehandlung nichts mehr im Wege. Nochmals sei das Indikationsverzeichnis erwähnt, das Ihnen am Anfang eine große Hilfe sein dürfte. Zuletzt muß noch etwas über die Dauer der homöopathischen Behandlung gesagt werden. Da jeder individuell auf die Ver-

abreichung von Arzneien – ob homöopathische oder allopathische – reagiert, können hier nur Erfahrungen aus der Praxis vermittelt werden. Bei akuten Erkrankungen kann eine Besserung schon nach Stunden eintreten, eine Heilung nach wenigen Tagen. Bei schon längere Zeit bestehenden Erkrankungen muß mit einer Behandlungsdauer von etlichen Wochen gerechnet werden. Eine erste Besserung kann hier nach ungefähr einer Woche eintreten. Chronische Erkrankungen erfordern eine Langzeitbehandlung, die mehrere Monate dauern kann. Die erwünschte Besserung kann hier schon nach Tagen oder aber erst nach mehr als einem Monat eintreten. Bei schon sehr lange bestehenden Erkrankungen kann eine homöopathische Behandlung erforderlich werden, die sich über Jahre erstreckt. Hierbei können auch Monate vergehen, ehe der Erkrankte eine Besserung verspürt. Die Homöopathie ist eine sanfte Art des Heilens, sie ist aber auch eine Behandlungsform, die Geduld erfordert.

Sollten Sie bei Ihrer Selbstbehandlung einmal im Zweifel über die Wahl des Mittels sein, sprechen Sie mit Ihrem Hausarzt oder Heilpraktiker darüber, und holen Sie sich dort Rat. Sagen Sie offen, daß Sie eine homöopathische Behandlung wünschen. Er wird Verständnis für Sie haben und sich über das ihm geschenkte Vertrauen freuen. Richten Sie sich auf der Suche nach dem passenden Mittel nach den vorgegebenen Regeln und Beispielen. Sie werden sicherlich Erfolg bei Ihrer Selbstbehandlung haben. Denken Sie dabei an die Worte Goethes, der einmal gesagt haben soll: »So eine Arbeit wird eigentlich nie fertig. Man muß sie für fertig halten, wenn man nach Zeit und Umständen das Möglichste getan hat.« Übrigens: Beim Kauf eines homöopathischen Arzneimittels geht es schneller, wenn Sie in der Apotheke die lateinische Bezeichnung des Mittels nennen.

Verzeichnis der homöopathischen Arzneimittel

Die aufgeführten homöopathischen Einzelmittel werden nach folgendem Schema beschrieben: Name des Arzneimittels, Vorkommen und Inhaltsstoffe, Urtinktur mit Benennung des Arzneigehalts (AG), Wirkung des Mittels, Anwendungsgebiete und Arzneimittelbild. Einige homöopathische Arzneimittel sind bis einschließlich Verdünnung D 3 verschreibungspflichtig. Beachten Sie dies bitte, und lassen Sie sich vor der Anwendung eines solchen Mittels von einem homöopathischen Arzt beraten. Verschreibungspflichtige Mittel sind mit einem + gekennzeichnet.

Abies nigra
Amerikanische Schwarzfichte

Vorkommen, Verwendung: Die Amerikanische Schwarzfichte (Picea mariana [Mill.] B. S. P.) ist über Nordamerika verbreitet. Sie sondert ein Harz ab, das in getrocknetem Zustand zur Herstellung des homöopathischen Arzneimittels verwendet wird. Das Harz der Amerikanischen Schwarzfichte enthält Harzsäure.
Urtinktur: D 1 AG 1/10
Wirkung: Die Amerikanische Schwarzfichte wirkt auf die Schleimhäute des Magen-Darm-Traktes.
Anwendungsgebiete: Das homöopathische Arzneimittel dient zur Behandlung von Verstopfungen, Verdauungsstörungen, Magenschleimhautentzündungen und zur Behandlung der Magenübersäuerung. Eingesetzt werden die Verdünnungen D 2, D 3 und Ampullen zur Injektion ab der Verdünnung D 6.
Arzneimittelbild: Charakteristische Symptome des Arzneimittelbildes sind: Trockenheit der Mundhöhle mit Durstgefühl, Heißhunger, begleitet von Schwächeempfinden, Magenauftreibung mit Brennen, Poltern in den Därmen nach dem Essen, Verstopfung und Brennen im Mastdarm, morgendliche Appetitlosigkeit, ein Gefühl

von unverdauten, hartgekochten Eiern im Mageneingang (Völlegefühl) und nachmittags auftretender Heißhunger.

Abrotanum
Eberraute

Vorkommen, Verwendung: Die Eberraute (Artemisia abrotanum L.) ist in Südeuropa, dem Orient und China beheimatet. In Deutschland wird die Eberraute sogar kultiviert. Das homöopathische Arzneimittel wird aus den frischen Blättern und Trieben hergestellt. Die wirksamen Substanzen der Eberraute sind das Alkaloid Abrotanin, ätherisches Öl, Bitterstoffe, Gerbstoffe und Flavone.
Urtinktur: AG 1/3
Wirkung: Die Eberraute wirkt auf die Lymphknoten und den Magen-Darm-Trakt.
Anwendungsgebiete: Bevorzugt wird die Eberraute bei Appetitlosigkeit, Schwäche- und Abmagerungszuständen sowie Beschwerden im Magen-Darm-Trakt angewendet. Üblicherweise werden die Urtinktur, die Verdünnung D 2 und Ampullen zur Injektion ab der Verdünnung D 3 eingesetzt.
Arzneimittelbild: Kennzeichnende Merkmale des Arzneimittelbildes sind schlechter Appetit und Abmagerung bei Heißhunger. Verstopfung und Durchfall wechseln einander ab. Außerdem können Hautjucken, Rheumaschmerzen und Beschwerden an den Hämorrhoiden auftreten.

Acalypha indica
Brennkraut

Vorkommen, Verwendung: Das Brennkraut (Acalypha indica L.) findet man in Ostindien, China und Abessinien. Das homöopathische Arzneimittel wird aus den frischen, oberirdisch wachsenden Teilen der blühenden Pflanze gewonnen. Sie enthalten Gerbsäure, Kalk, flüchtiges Öl und das Alkaloid Acalyphin.
Urtinktur: AG 1/3
Wirkung: Das Brennkraut wirkt auf die Lunge und die unteren Atemwege.
Anwendungsgebiete: Es wird zur Behandlung von Bluthusten und trockenem, quälendem Krampfhusten eingesetzt. Besonders bewährt hat es sich bei chronischen Erkrankungen der unteren Atemwege und krankhaften Erweiterungen der Bronchien (Bronchiektasien), die oft von quälendem Husten mit Auswurf begleitet sind. Behandelt wird mit den Verdünnungen D 1, D 2, D 3 und mit Ampullen mit Verdünnungen ab D 4.
Arzneimittelbild: Das Brennkraut wurde noch keiner homöopathischen Arzneimittelprüfung unterzogen, so daß an dieser Stelle das Arzneimittelbild auch nicht beschrieben werden kann.

Acidum arsenicum anhydricum
(Weißes Arsenik)
Arsenigsäureanhydrid

Vorkommen, Verwendung: Arsen wird meistens in Verbindung mit Schwefel oder Metallen gefunden. Es kann sich aber auch mit Säuren unter Wasseraustritt zu Anhydriden verbinden.
Urtinktur: D 2 AG 1/100 +
Hinweis: *Arsenigsäureanhydrid ist verschreibungspflichtig bis einschließlich der Verdünnung D 3.* Holen Sie ärztlichen Rat ein, bevor Sie das Mittel anwenden. Unsachgemäße Anwendung größerer Mengen kann zu Durchfällen, Krämpfen, Kreislaufstörungen bis hin zum Kreislaufversagen führen. Auch Leber- und Nierenschäden sowie Haarausfall und Nervenentzündungen sind möglich.
Wirkung: Arsenigsäureanhydrid, auch weißes Arsen genannt, wirkt auf das gesamte Nervensystem, die endokrinen

Drüsen, besonders die Schilddrüse, die Nieren und den Magen-Darm-Kanal.

Anwendungsgebiete: Anwendung findet Arsenigsäureanhydrid bei starker Abmagerung, Schilddrüsenüberfunktion (Basedowsche Erkrankung), akuter Magen-Darm-Entzündung, Brechdurchfall, Nervenentzündungen, Nervenschmerzen, Überempfindlichkeit aller Sinne, Hautentzündungen (Ekzeme), Nierenerkrankungen, Erkrankung der Außen-, Innen- und Muskelschicht des Herzens (Peri-, Endo- und Myokarditis) und fettigem Zellzerfall in allen Organen. Man verwendet Arsenigsäureanhydrid in den Verdünnungen D 4, D 6, D 3, D 10, D 12 und Ampullen mit den Verdünnungen D 4, D 6, D 10, D 12, D 15 und höher. Bei Erkrankungen der Haut und der Nerven sollte mindestens die Verdünnung D 6, bei Erkrankungen der Verdauungswege sollten Verdünnungen zwischen D 4 und D 6 gewählt werden.

Arzneimittelbild: Das Arzneimittelbild von Arsenigsäureanhydrid zeigt folgende Symptome: Hinfälligkeit, Abmagerung, Schwäche, Kräftezerfall, Blässe, Blausucht (Cyanose), Angst bis zur Todesfurcht, große Unruhe, kalter Schweiß und trockene Schleimhäute. All diese Beschwerden gehen mit Brennen einher. Dazu kommen trockener Husten, Kurzatmigkeit beim Hinlegen, Herzschmerzen, Herzklopfen, Herzkrämpfe, anfallsweise Atemnot infolge von Herz- oder Lungenleiden, diffuse Durchfälle, nässende, juckende, brennende Hautausschläge, Nervenentzündungen, großer Durst, eiweißhaltiger Urin mit zylindrig geformten Eiweißklümpchen, durch Eiweißmangel bedingte Hautödeme, Augenentzündungen mit scharfer Tränenflüssigkeit und Schnupfen mit scharfem, brennendem Ausfluß. Alle Symptome kehren in regelmäßigen Abständen wieder und gehen oft mit Brennen einher. Sie verschlimmern sich in Ruhe und um Mitternacht; sie bessern sich hingegen deutlich in Wärme.

Acidum benzoicum e resina
Siambenzoesäure

Vorkommen, Verwendung: Die Siambenzoesäure wird aus Ebenholzgewächsen (Styraxarten), die in Siam gedeihen, gewonnen. Da die Beistoffe dieser Ebenholzgewächse zur Gewinnung der Benzoesäure notwendig sind und später nicht mehr von ihr getrennt werden, wird keine reine Benzoesäure verwendet.

Urtinktur: D 1 AG 1/10

Wirkung: Die Siambenzoesäure wirkt speziell auf die Muskeln und Gelenke, das Herz, die Bronchien und die Nieren.

Anwendungsgebiete: Die Siambenzoesäure wird hauptsächlich zur Behandlung von Gelenk- und Muskelrheumatismus, der mit Herz- und Nierenbeschwerden einhergeht, eingesetzt. Auch Gelenkentzündungen, die an mehreren Gelenken gleichzeitig auftreten (Polyarthritis) und von Herz- und Nierenbeschwerden begleitet werden, lassen sich ebenso erfolgreich mit diesem Arzneimittel behandeln. Am häufigsten wird die Siambenzoesäure in den Verdünnungen D 2, D 3, D 6 und bei Ampullen in Verdünnungen ab D 4 angewendet.

Arzneimittelbild: Typisch für das Arzneimittelbild ist, daß alle Symptome von dunklem Urin begleitet werden, der scharf nach Ammoniak riecht. Zu den Symptomen zählen trockener, kratziger Reizhusten, ziehende, reißende Muskel- und Gelenkschmerzen auf rheumatischer Grundlage und dumpfe Schmerzen im Nierenbereich und in der Blase.

Acidum formicicum
Ameisensäure

Vorkommen, Verwendung: Die Ameisensäure für das homöopathische Arzneimittel wird aus der Waldameise (Formica rufa) gewonnen. Sie produziert die Ameisensäure in einigen Drüsen am Hinterleib. Gegnern, die sie mit ihren Mundwerkzeugen verletzt hat, spritzt sie die Säure in die Wunden.

Urtinktur: D 1 AG 1/10

Wirkung: Ameisensäure wirkt auf die Haut, die Lunge, die Gelenke und den Magen-Darm-Trakt. Auch das Immunsystem wird von der Ameisensäure beeinflußt. Sie wirkt ähnlich wie Histamin, ein Botenstoff der Entzündung.

Anwendungsgebiete: Sie wird in der Umstimmungstherapie, in der Neuraltherapie bei Allergien, besonders bei allergisch bedingter, anfallsweise auftretender Atemnot (Bronchialasthma), juckenden Entzündungen der Haut (Ekzeme) und Heufieber angewendet. Auch bei chronischen Gelenkentzündungen, Gelenkschäden durch Fehlbelastung, anfallsweise auftretenden Nervenschmerzen, chronischen Nierenentzündungen und nichtentzündlichen Nierenerkrankungen, anfallsweise auftretendem Kopfschmerz (Migräne) und beim Magengeschwür sowie beim Zwölffingerdarmgeschwür ist die Ameisensäure wirksam. Verwendet werden nur Ampullen zur Injektion mit den Verdünnungen D 4, D 6, D 12 und höher.

Arzneimittelbild: Das Arzneimittelbild der Ameisensäure umfaßt folgende Symptome: allgemeine Abgeschlagenheit, Mattigkeit und Schwäche, stark riechender Nachtschweiß, Hautjucken und Hautbrennen mit nesselartigem Ausschlag, kneifende, stechende Magenschmerzen mit Übelkeit und Durchfall, Nieren- und Blasenentzündung mit eiweiß- und bluthaltigem Urin, Druckempfindlichkeit der Nervenaustrittsstellen, rheumatische Muskelschmerzen ohne Fieber, rheumatisches Muskelzittern und asthmatische Beschwerden.

Acidum hydrochloricum
Salzsäure

Vorkommen, Verwendung: Salzsäure ist eine farblos-klare Lösung, die von der Magenschleimhaut zur Verdauung von Eiweiß abgesondert wird. Das homöopathische Arzneimittel wird durch Verdünnen reiner Salzsäure hergestellt.

Urtinktur: D 1 AG 1/10

Hinweis: *Salzsäure ist nicht verschreibungspflichtig, aber gesondert aufzubewahren!* Sie sollten sich bei Anwendung von niedrigen Verdünnungen immer von einem Arzt beraten lassen. Salzsäure ist eine starke Säure! Sie kann, wenn sie falsch angewendet wird, Gewebsschäden hervorrufen.

Wirkung: Die Salzsäure ist ein Mittel, das besonders auf die Verdauungswege, die Schleimhäute und die Haut wirkt.

Anwendungsgebiete: Sie wird bei rundlich-entzündlichen Schleimhautveränderungen im Mund (Aphthen), Hämorrhoiden und juckenden Entzündungen der Haut (Ekzeme) sowie bei akuten Verdauungsstörungen und chronischen Magen-Darm-Entzündungen angewendet. Am häufigsten werden die Verdünnungen D 3 und D 6 verschrieben sowie Ampullen mit Verdünnungen ab D 6.

Arzneimittelbild: Die Symptome des Arzneimittelbildes sind: Widerwillen gegen alle Speisen, besonders gegen Fleisch, Magendrücken, Völlegefühl mit Aufstoßen, auffällige Schwäche, Hinfälligkeit, trockener Mund und starker Mundgeruch mit verschleimtem Hals und scharfe, übelriechende, oft wundmachende körperliche Ausscheidungen.

Acidum hydrocyanicum
Blausäure

Vorkommen, Verwendung: Blausäure ist eine farblose Flüssigkeit, die jedoch intensiven Bittermandelgeruch verströmt. Sie ist nicht nur in Bittermandeln vorhanden, sondern sie findet sich beispielsweise auch in Kernen von Pfirsichen, Pflaumen, Aprikosen und Kirschen. Das homöopathische Arzneimittel wird aus reiner, verdünnter Blausäure hergestellt.

Urtinktur: D 2 AG 1/100 +

Hinweis: *Blausäure ist verschreibungspflichtig bis einschließlich der Verdünnung D 3.* Bevor Sie Blausäure anwenden, sollten Sie unbedingt einen Arzt um Rat fragen. Blausäure hemmt die Zellatmung! Bei unsachgemäßer Anwendung kann es zum »inneren Ersticken« kommen.

Wirkung: Blausäure wirkt auf das Zentralnervensystem, besonders das Atem- und Kreislaufzentrum. Sie beeinflußt außerdem besonders die Nieren, den Magen-Darm-Trakt und die Muskulatur.

Anwendungsgebiete: Anwendung findet die Blausäure bei Schlaganfall, Sonnenstich, Wundstarrkrampf, Cholera, Krampfleiden (Epilepsie), Atemnot durch unzureichende Herzleistung (Asthma cardiale), schwerer Atemlosigkeit, Atemlähmung und verschiedenen Kollapszuständen. Beim Herzkollaps allerdings dient sie nur als Zusatzmittel. Verwendet werden die Verdünnung D 4 und Ampullen mit Verdünnungen ab D 6.

Arzneimittelbild: Typische Symptome für das Arzneimittelbild der Blausäure sind: rapider Kräfteverfall, quälende Atemnot, Herzangst, kleiner, weicher, schneller Puls, Bewußtseinsverlust, Muskelkrämpfe und Muskelzuckungen, eiskalte Haut mit Cyanose, Krampfhusten, Herzstolpern, unwillkürlicher Stuhl- und Urinabgang, Durchfall, Gefahr der Erblindung, Harnverhalten und Gehirnschlag. Ein schwerer Kollaps mit Todesgefahr beherrscht das Arzneimittelbild. Es ähnelt dem Arzneimittelbild der weißen Nieswurz (Veratrum album, s. S. 184).

Flußsäure

Vorkommen, Verwendung: Flußsäure ist eine stark ätzende, stechend riechende, farblose Flüssigkeit. Das homöopathische Arzneimittel wird aus reiner, verdünnter Flußsäure hergestellt.

Urtinktur: D 2 AG 1/100 +

Hinweis: *Flußsäure ist bis einschließlich der Verdünnung D 3 verschreibungspflichtig.* Wenn Sie Verdünnungen unter D 4 anwenden wollen, lassen Sie sich ärztlich beraten. Flußsäure gehört zu den stark ätzenden Säuren!

Wirkung: Wäßrige Flußsäure wirkt speziell auf die Knochen, das Bindegewebe, die Lymphknoten, die Venen und die Haut.

Anwendungsgebiete: Sie wird bei Zahn- und Knochenkaries, Bindegewebs- und Drüsenverhärtungen, Knochenhautentzündungen, Krampfadern, Unterschenkelgeschwüren und chronischen Hautentzündungen (Ekzeme) angewendet. Am häufigsten werden die Verdünnungen D 4 bis D 6 und Ampullen mit Verdünnungen ab D 6 eingesetzt.

Arzneimittelbild: Typisch für das Arzneimittelbild der Flußsäure ist übelriechender Schweiß an Händen und Füßen, Hautjucken mit Brennen und ein pustelartiger, chronischer Hautausschlag.

Salpetersäure

Vorkommen, Verwendung: In der Natur kommt Salpetersäure nur in Form ihrer Salze, zum Beispiel als Ammoniumnitrat oder Natriumnitrat, vor. Reine Salpetersäure, aus der das homöopathische Mittel hergestellt wird, ist eine farblose Flüssigkeit.

Urtinktur: D 1 AG 1/10

Wirkung: Salpetersäure wirkt speziell auf die Schleimhäute, besonders am Übergang von Schleimhaut zu Haut. Außerdem wirkt sie auf die Drüsen, die Knochen, die Nieren, den Magen und den Enddarm.

Anwendungsgebiete: Mit Salpetersäure werden Entzündungen des Zahnfleisches und der Mundschleimhaut, chronische Drüseneiterungen, Magen- und Zwölffingerdarmgeschwüre, Hämorrhoiden, chronische Darm- und Nierenentzündungen, chronische Knochenmarkeiterungen und Empfindlichkeit gegen Lärm und Berührung behandelt. Eingesetzt werden die Verdünnungen D 6 bis D 4 und Ampullen mit Verdünnungen ab D 6.

Arzneimittelbild: Zum Arzneimittelbild der Salpetersäure gehören folgende Symptome: große allgemeine Schwäche, Lebensüberdruß, Hoffnungslosigkeit, Gedankenflucht, Schleimhautentzündungen mit übelriechenden Absonderungen, Neigung zu Geschwüren und Blutungen im Mundwinkel, an der Zunge, in der Nase, in der Harnröhre, in der Scheide und am After, rissige, wunde Haut, Magenkrämpfe mit Erbrechen, Neigung zu Durchfall, blutende Hämorrhoiden, eiweiß- und bluthaltiger Urin und Brennen in der Harnröhre. Besonders typisch ist, daß bei allen Beschwerden ein Splitterschmerz zu verspüren ist. Dunkelhäutige Personen fühlen diesen Schmerz am deutlichsten.

Acidum phosphoricum
Phosphorsäure

Vorkommen, Verwendung: Phosphorsäure ist eine kristalline, farblose Substanz. Das homöopathische Arzneimittel wird aus reiner Phosphorsäure hergestellt.
Urtinktur: D 1 AG 1/10
Wirkung: Phosphorsäure wirkt auf das Zentralnervensystem, den Magen-Darm-Kanal und die Knochen.
Anwendungsgebiete: In der homöopathischen Heilkunde werden mit Phosphorsäure folgende Erkrankungen behandelt: psychische Erschöpfung, nervöse Erschöpfung, körperliche Schwäche, Gedächtnisschwäche, Magen- und Darmentzündungen, Fieberschübe und Knochenwachstumsstörungen. Phosphorsäure wird in den Verdünnungen D 3, D 4, D 6 und in Ampullen in den Verdünnungen D 6, D 12 verwendet.

Arzneimittelbild: Das Arzneimittelbild der Phosphorsäure umfaßt folgende Symptome: Gleichgültigkeit, Unüberlegtheit, Weinerlichkeit, Schlaflosigkeit, Konzentrationsschwäche, Tagesschläfrigkeit, Blutandrang zum Kopf mit Kopfschmerzen, besonders bei schnell wachsenden Kindern, Gliederschwäche und Knochenschmerzen, Magendrücken, saures Erbrechen, Blähungen, schmerzlose Durchfälle, milchiger Urin, körperliche und geistige Erschöpfung. Die Beschwerden verschlimmern sich nachts und durch Kälte; sie bessern sich jedoch in Wärme.

Acidum picrinicum
Pikrinsäure

Vorkommen, Verwendung: Pikrinsäure (2,4,6-Trinitrophenol) ist eine gelbe, kristalline Substanz. Das homöopathische Arzneimittel wird durch Verdünnen reiner Pikrinsäure hergestellt.
Urtinktur: D 2
Wirkung: Die Pikrinsäure wirkt auf das Zentralnervensystem.
Anwendungsgebiete: Mit der Pikrinsäure werden anfallsweise auftretende Kopfschmerzen (Migräne), Nervenschwäche, Rückenmarksschwindsucht sowie Lähmungen behandelt. Bei Rückenmarksschwindsucht und Lähmungen wird die Pikrinsäure jedoch nur als ein zusätzliches Mittel nach einer speziellen Kur eingesetzt. Angewendet werden die Verdünnungen D 6 bis D 4 und Ampullen mit Verdünnungen ab D 4, häufiger aber noch ab D 6.

Arzneimittelbild: Typisch für das Arzneimittelbild der Pikrinsäure sind Symptome wie geistige und sexuelle Schwäche, drohende Lähmungen, lähmungsartige Zustände, Schlaflosigkeit, Stirnkopfschmerzen, Halbseitenkopfschmerzen, Schwäche im Bereich der Lendenwirbelsäule, Muskel-, Gelenk- und Rückenschmerzen, Schreibkrämpfe, Beschäftigungsneurosen und schmerzhafte Erektionen bei übersteigender sexueller Erregung. Die Symptome werden durch Wärme schlimmer, durch frische Luft aber besser.

Acidum sulfuricum
Schwefelsäure

Vorkommen, Verwendung: Schwefelsäure ist eine farblose, ölige Flüssigkeit, die in reinem Zustand zur Herstellung des homöopathischen Arzneimittels dient
Urtinktur: D 1 AG 1/10
Wirkung: Schwefelsäure wirkt auf die Atemwege, den Magen, die Gelenke, die Gefäßnerven und die Geschlechtsorgane.
Anwendungsgebiete: Schwefelsäure wird angewendet bei chronischen Atemwegserkrankungen, Asthma bronchiale, Magenschleimhautentzündungen, Beschwerden in den Wechseljahren sowie entzündlichen und nichtentzündlichen Gelenkerkrankungen. Eingesetzt werden die Verdünnungen D 6 bis D 3 und Ampullen mit Verdünnungen ab D 4.
Arzneimittelbild: Kennzeichnend für das Arzneimittelbild sind große Mattigkeit, Zuckungen am ganzen Körper, berührungsempfindliche Haut, Kälte- und Schwächegefühl im Magen, saures Aufstoßen, Verstopfung, Blut und Schleim im Stuhl sowie durch die Wechseljahre bedingte Hitzewallungen mit totaler Erschöpfung nach den Schweißausbrüchen. Feucht-kaltes Wetter verschlimmert die Symptome, durch Wärme hingegen werden sie gebessert.

Aconitum
Blauer Eisenhut

Vorkommen, Verwendung: Der Blaue Eisenhut (Aconitum napellus L.), auch Sturmhut genannt, ist von den Alpen bis Schweden zu finden. Als Heilpflanze ist er weltweit bekannt. Das homöopathische Arzneimittel wird aus den frischen, zur Zeit der Blüte gesammelten Pflanzen hergestellt. Sie enthalten das Alkaloid Aconitin und Aconitinsäure.
Urtinktur: AG 1/2 +
Hinweis: *Blauer Eisenhut ist verschreibungspflichtig bis einschließlich der Verdünnung D 3. Bei Anwendung von Verdünnungen unter D 4 sollten Sie vorher ärztlichen Rat einholen, da der Blaue Eisenhut ein starkes Nervengift, das Aconitin, enthält.*
Wirkung: Der Blaue Eisenhut wirkt auf das Zentralnervensystem, die peripheren Nerven und das Herz.

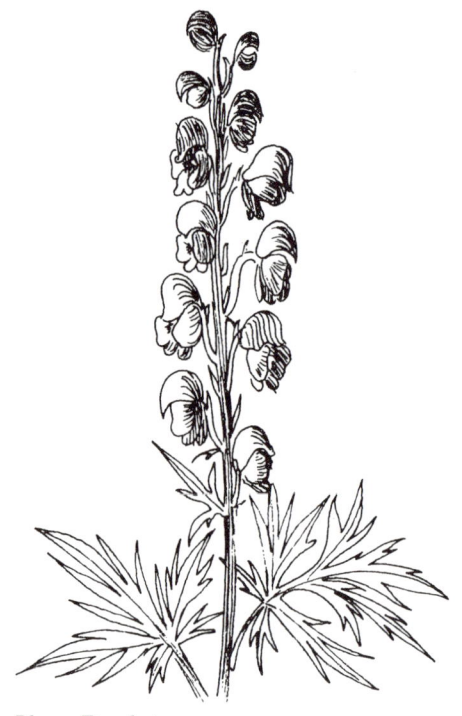

Blauer Eisenhut

Anwendungsgebiete: Anwendung findet der Blaue Eisenhut bei Fieber (besonders bei Grippe), Nervenentzündungen und anfallsweise heftig auftretenden Nervenschmerzen (ganz besonders bei Trigeminus- und Ischiasschmerzen). Der Blaue Eisenhut ist das beste antientzündliche, schmerzstillende und abschwellende Arzneimittel der Homöopathie. Eingesetzt werden die Verdünnungen D 4, D 6, D 3 und Ampullen mit den Verdünnungen D 3, D 4, D 6, D 10.

Arzneimittelbild: Charakteristisch für das Arzneimittelbild des Blauen Eisenhuts sind Angst und große Unruhe, großer Durst und Herzjagen mit sehr hartem Puls und Fieber. Die Beschwerden verschlimmern sich abends, nachts und in Wärme.

Adlumina
Erdrauch

Vorkommen, Verwendung: Der Erdrauch (Adlumina fungosa [Ait.] Greene) stammt aus Nordamerika. Das homöopathische Arzneimittel wird aus dem frischen, blühenden Kraut hergestellt.

Urtinktur: AG 1/3

Wirkung: Der Erdrauch wurde erst 1973/74 einer Arzneimittelprüfung nach homöopathischen Richtlinien unterzogen. Die Arzneimittelprüfung ergab einen deutlichen Anstieg bestimmter Leberenzyme, der Transaminasen, sowie der Harnsäure im Blut. Dies läßt darauf schließen, daß der Erdrauch bei Lebererkrankungen und einem erhöhtem Harnsäuregehalt im Blut eingesetzt werden kann.

Anwendungsgebiete: Der Erdrauch dient zur Behandlung von Leberleiden und erhöhtem Harnsäuregehalt im Blut. Verwendet werden die Verdünnungen D 4, D 6 und Ampullen mit Verdünnungen ab D 4.

Arzneimittelbild: Außer dem Anstieg der Transaminasen und der Harnsäure im

Serum oder Blut wurden bisher keine weiteren Symptome des Arzneimittelbildes beschrieben.

Adonis vernalis
Adonisröschen

Vorkommen, Verwendung: Das Adonisröschen (Adonis vernalis L.), auch Teufelsauge genannt, ist von Südeuropa bis Westasien verbreitet. In Deutschland findet man es höchstens im Donaugebiet. Das homöopathische Arzneimittel wird aus frischen, nach der Blüte gesammelten Pflanzen hergestellt. Sie enthalten herzwirksame Glykoside wie Adonidosid, Adonivernosid und Cymarin.

Urtinktur: AG 1/2 +

Hinweis: *Das Adonisröschen ist verschreibungspflichtig bis einschließlich der Verdünnung D 3. Holen Sie vor der Anwendung ärztlichen Rat ein.*

Wirkung: Das Adonisröschen wirkt auf das Herz und die peripheren Blutgefäße. Seine Wirkung ist ähnlich wie die Wirkung des Fingerhuts (Digitalis), nur nicht so nachhaltig.

Anwendungsgebiete: Mit dem Adonisröschen werden funktionell und nervös bedingte Herzbeschwerden wie Herzklopfen, Herzstechen und Atemnot sowie Herzbeschwerden durch eine Schilddrüsenfunktionsstörung (Basedowherz) behandelt. Angewendet werden die Urtinktur, die Verdünnung D 1, D 2 und Ampullen mit Verdünnungen ab D 6. Das Adonisröschen eignet sich besonders gut, um die Herzleistung bei fiebrigen Erkrankungen zu unterstützen.

Arzneimittelbild: Das Arzneimittelbild des Adonisröschens umfaßt folgende Symptome: Pulsbeschleunigung bei Schilddrüsenüberfunktion sowie Herzschwäche und Unregelmäßigkeiten der Herzschlagfolge bei Fehlern an den Herzklappen und Herzmuskelschwäche.

Aesculus
Roßkastanie

Vorkommen, Verwendung: Die Roßkastanie (Aesculus hippocastanum L.) kommt in Europa, Asien und Nordamerika vor. Zur Herstellung des homöopathischen Arzneimittels wird der frische, geschälte Samen verwendet. Er beinhaltet Aesculin, Aesculetin, Aescin, Quercetin, Allantoin, Scopolin, Harz, Stärke und fettes Öl.

Urtinktur: AG 1/3

Wirkung: Die Roßkastanie wirkt auf das Venensystem, die Mundschleimhaut, den Enddarm sowie die Kreuzbeingelenke.

Anwendungsgebiete: Die Roßkastanie ist ein altes, bewährtes Heilmittel. Sie wird bei sehr verschiedenen Erkrankungen angewendet, wie zum Beispiel bei Blutstauungen in den Venen, Venenentzündung nach Bildung eines Blutgerinnsels, chronischer Verstopfung, Hämorrhoiden, rheumatischen Beschwerden in der Kreuzbeinregion sowie Rachen- und Kehlkopfentzündungen. Eingesetzt werden die Verdünnungen D 2, D 3, D 4, D 1, D 6, die Urtinktur sowie Ampullen mit Verdünnungen ab D 4.

Arzneimittelbild: Das Arzneimittelbild der Roßkastanie umfaßt folgende Symptome: trockene, kratzende Rachen- und Kehlkopfentzündung, Blutstauungen in den Venen des kleinen Beckens, der Pfortader und den Venen der Arme und Beine, schneidende Magen-Darm-Koliken mit hartnäckiger Verstopfung, gestaute Hämorrhoiden, die brennen und bluten, Krampfadern mit der Neigung zur Bildung von Blutgerinnseln, starke Schmerzen im Kreuz und in den Kreuzbeingelenken, ein bohrendes Gefühl sowie brennende und schneidende Schmerzen im After. Ganz typisch sind trockene Schleimhäute.

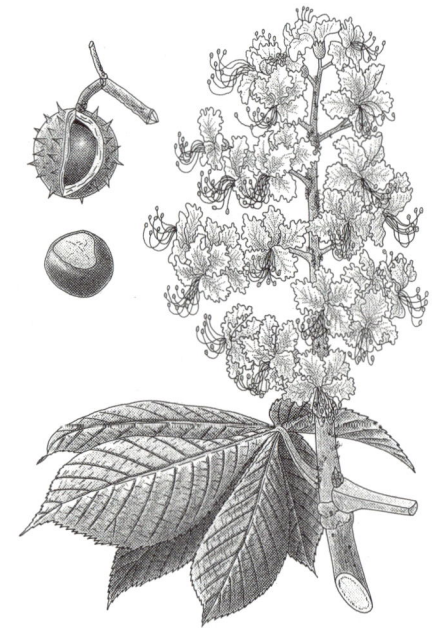

Aethiops antimonalis
Spießglanzmohr

Vorkommen, Verwendung: Bei diesem homöopathischen Arzneimittel handelt es sich um ein Gemenge von Schwefel, Quecksilber und Antimon.

Urtinktur: AG 1/10

Hinweis: *Dieses homöopathische Arzneimittel ist verschreibungspflichtig bis einschließlich der Verdünnung D 3.* Lassen Sie sich vor der Anwendung von niedrigeren Verdünnungen ärztlich beraten. Antimon ist giftig! Bei unsachgemäßer Anwendung kommt es zu Übelkeit und Erbrechen, Reiswasserstühlen und unregelmäßiger Atmung. Quecksilber ist ebenfalls giftig! Es kann die Schleimhäute, die Nieren, die Leber und das Nervensystem schädigen.

Wirkung: Spießglanzmohr wirkt auf die Augen und den Dickdarm.

Anwendungsgebiete: Mit diesem homöopathischen Arzneimittel werden Hornhauttrübungen, Störungen der Dickdarmfunktion mit krampfartigen Beschwerden (Colica mucosa), geschwürige, eitrige

Erkrankung des Dickdarms (Colitis ulcerosa), scharfe, übelriechende Absonderungen aus dem Ohr und Hautausschläge behandelt. Eingesetzt werden die Verdünnungen D 6, D 4, D 3, bei empfindlich reagierenden Menschen Verdünnungen ab D 10 und in Ampullen Verdünnungen ab D 8.

Arzneimittelbild: Der Spießglanzmohr wurde noch keiner homöopathischen Arzneimittelprüfung unterzogen, so daß an dieser Stelle das Arzneimittelbild nicht beschrieben werden kann.

Hundspetersilie

Vorkommen, Verwendung: Die Hundspetersilie (Aethusa cynapium L.) kommt in ganz Europa vor. Das homöopathische Arzneimittel wird aus der frischen, blühenden Pflanze einschließlich der Wurzel hergestellt. Der Wirkstoff der Hundspetersilie ist ein coniinartiges Alkaloid.

Urtinktur: AG 1/3

Wirkung: Die Hundspetersilie wirkt speziell auf den Magen-Darm-Trakt und das Zentralnervensystem.

Anwendungsgebiete: Angewendet wird die Hundspetersilie bei kindlichem Brechdurchfall, Sommerdurchfall und Krämpfen des Magenausgangs bei Säuglingen (Pylorospasmus). Eingesetzt werden die Verdünnungen D 3, D 2 und Ampullen mit Verdünnungen ab D 3.

Arzneimittelbild: Die auffälligsten Symptome des Arzneimittelbildes der Hundspetersilie sind: Krampfbereitschaft bei Kindern, Reizbarkeit, Bewußtseinstörungen, schleimige, gelb-grüne Durchfälle sowie Erbrechen von geronnener Milch (bei Überempfindlichkeit und Unverträglichkeit).

Fliegenpilz

Vorkommen, Verwendung: Der Fliegenpilz (Amanita muscaria L.) ist in Europa, Sibirien, Nordamerika und Südafrika zu finden. Homöopathisch wird der frische Fruchtkörper verwendet. Er enthält Cholin, Acetylcholin, Muscarin, Muscaridin-Kögl, Bofotenin, Ibotensäure, Muscazon und Butyltrimethylammonium. Erwähnenswert ist außerdem noch der Gehalt an Selen und Vanadium – zwei für den Körper wichtige Spurenelemente.

Urtinktur: AG 1/3

Hinweis: *Das Mittel ist nicht verschreibungspflichtig, aber gesondert aufzubewahren.* Wenn Sie niedrigere Verdünnungen anwenden wollen, holen Sie zunächst ärztlichen Rat ein. Die Wirkstoffe des Fliegenpilzes können bei unsachgemäßer Anwendung zu Muskelkrämpfen, Lähmungen, Erregungszuständen, Halluzinationen und unter Umständen sogar bis zur Bewußtlosigkeit führen.

Wirkung: Der Fliegenpilz wirkt auf das Zentralnervensystem, das vegetative Nervensystem, die Muskulatur und die Blase.

Anwendungsgebiete: Anwendung findet der Fliegenpilz bei überschießenden, zuckenden Bewegungen (choreatisches Syndrom), fallsuchtähnlichen Zuständen, Blasenlähmung, Augenlidkrämpfen, Herzbeschwerden durch verengte Herzkranzgefäße (Angina pectoris), vermehrter Schweißabsonderung, Beschwerden in den Wechseljahren, multipler Sklerose und verschiedenen Mißempfindungen wie Kribbeln, Taubheitsgefühl und Ameisenlaufen. Eingesetzt werden die Verdünnungen D 4, D 6, D 3 und Ampullen mit den Verdünnungen D 4 und D 6.

Arzneimittelbild: Die typischen Symptome des Arzneimittelbildes sind ausgedehntes Taubheitsgefühl, Muskelzuckungen am ganzen Körper und ein Gefühl, als ob man von Eisnadeln gestochen würde.

Die Beschwerden verschlimmern sich morgens, während der Regel, nach Ausschweifungen und bei geistigen Anstrengungen sowie beim Nahen eines Gewitters. Sie bessern sich durch körperliche Betätigung. Aufregung und Anstrengung werden nicht vertragen. Es besteht sexuelle Schwäche trotz starker Erregung.

Keuschlamm

Vorkommen, Verwendung: Der Keuschlamm (Vitex agnus-castus L.), auch Mönchspfeffer genannt, ist in Südeuropa und Kleinasien verbreitet. Das homöopathische Arzneimittel wird aus der getrockneten, reifen Frucht hergestellt. Sie enthält Cineol, das ähnlich wie das Hormon Progesteron wirken soll, das beim weiblichen Zyklus und in der Schwangerschaft eine große Rolle spielt.

Urtinktur: D 1 AG 1/10

Wirkung: Der Keuschlamm wirkt auf die Geschlechtsorgane.

Anwendungsgebiete: Folgende Erkrankungen werden mit diesem Mittel behandelt: Impotenz, Depressionen und Nervenschwäche. Es werden die Verdünnungen D 2, D 3, D 4, D 6 sowie Ampullen mit den Verdünnungen D 4 und höher eingesetzt.

Arzneimittelbild: Kennzeichnend für das Arzneimittelbild ist, daß an allen Schleimhäuten Entzündungen auftreten. Weitere Symptome sind gedrückte Stimmung, Tagesschläfrigkeit und mangelnder Geschlechtstrieb (Libido).

Ailanthus glandulosa

Götterbaum

Vorkommen, Verwendung: Der Götterbaum (Ailanthus glandulosa Desp.) ist in Ostindien, China und Japan zu finden. Die Homöopathie verwendet zur Herstellung des Arzneimittels die frischen Sprossen, Blüten und die junge Rinde zu gleichen Gewichtsanteilen. Die wichtigsten Inhaltsstoffe des Götterbaumes sind Ailanthin, Saponin und Gerbstoffe.

Urtinktur: AG 1/3

Wirkung: Der Götterbaum wirkt spezifisch auf das Zentralnervensystem, die Schleimhäute, den Magen-Darm-Trakt und das Herz.

Anwendungsgebiete: Der Götterbaum wird bei hochgradiger Schwäche mit Neigung zum Kollaps, Infektionskrankheiten mit Blutvergiftung (Sepsis) und Kindbettfieber angewendet. Eingesetzt werden die Verdünnungen D 2, D 3, D 4 und Ampullen mit Verdünnungen ab D 4.

Arzneimittelbild: Typische Symptome des Arzneimittelbildes sind hochgradige Schwäche, Blutandrang zum Kopf und damit verbundene Kopfschmerzen, Bindehautentzündungen, Verwirrungszustände, stark entzündeter Rachenring und kolikartiger Brechdurchfall. Die Ohrspeicheldrüse und die Schilddrüse sind schmerzhaft geschwollen. Außerdem treten Hautausschläge, die nicht recht herauskommen, jährlich wiederkehrende Bläschen und Pusteln mit blutigem Inhalt auf.

Aletris farinosa

Sternwurzel

Vorkommen, Verwendung: Die Sternwurzel (Aletris farinosa L.) oder Runzelwurzel ist in Nordamerika verbreitet. Verwendung finden die frischen Wurzelknollen. Sie enthalten abführendes Harz und Bitterstoffe.

Urtinktur: AG 1/3

Wirkung: Besonders wirkt die Sternwurzel auf den Bänderapparat des kleinen Beckens, allgemein das Bindegewebe des ganzen Körpers, den Enddarm und die Gebärmutter.

Anwendungsgebiete: Angewendet wird die Sternwurzel bei Gebärmuttervorfall, Unterleibsschwäche nach Geburten, allgemeiner Regelblutung, Weißfluß und Verstopfung. Außerdem wird die Sternwurzel bei Schwangerschaftsbeschwerden wie Übelkeit und Neigung zu Erbrechen eingesetzt. Weil die Sternwurzel besonders auf die weiblichen Geschlechtsorgane wirkt, nennt man sie auch das bittere »Tonicum der Gebärmutter«. Anwendung findet die Sternwurzel in den Verdünnungen D 1, D 2, D 3, D 4 und in Ampullen in Verdünnungen ab D 3.

Arzneimittelbild: Folgende Symptome sind für das Arzneimittelbild der Sternwurzel typisch: Durchfall im Wechsel mit Verstopfung, Schwindel mit Erbrechen, Unterleibsschmerzen, zu starke Regelblutung, ätzender Weißfluß, Gebärmuttersenkung mit Verstopfung und begleitenden Kopfschmerzen und Erschöpfung nach Geburten und Fehlgeburten.

Allium cepa
Küchenzwiebel

Vorkommen, Verwendung: Die Küchenzwiebel (Allium cepa L.) ist über ganz Europa und Asien verbreitet. Zur Herstellung des homöopathischen Arzneimittels verwendet man die Zwiebel. Sie enthält schwefelhaltiges, ätherisches Öl mit Propenylallyldisulfid und Cycloalliin, schwefelhaltige Aminosäuren, γ-Glutamylpeptide, Thiothiamin, die Flavone Spiraeosid und Quercetin, Polysaccharide, Pektin und die Enzyme Alliinase und Arginase.

Urtinktur: AG 1/2

Wirkung: Die Zwiebel wirkt auf die Schleimhäute der oberen Luftwege, die Bindehäute des Auges und die peripheren Nerven.

Anwendungsgebiete: Anwendung findet die Küchenzwiebel bei Augenbindehautentzündungen, Entzündungen der Nasen-

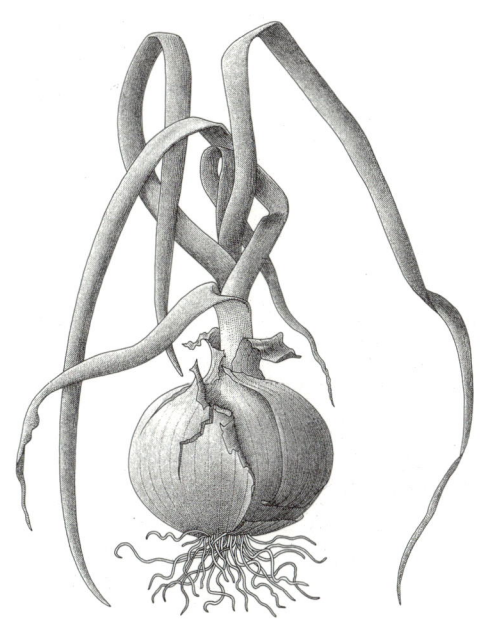

Küchenzwiebel

schleimhaut, Rachen- und Kehlkopfentzündungen, anfallsweise auftretenden Nervenschmerzen, Ohrenschmerzen (in Verbindung mit Küchenschelle [Pulsatilla] und Kamille [Chamomilla]), Schwerhörigkeit, Tuben- und Mittelohrentzündungen und anfallsartigen Nervenschmerzen, die in Amputationsstümpfen auftreten. Behandelt wird mit den Verdünnungen D 2, D 3, D 4 und mit Ampullen ab der Verdünnung D 3.

Arzneimittelbild: Die kennzeichnenden Symptome des Arzneimittelbildes der Küchenzwiebel sind wäßrige Nasenabsonderungen, Tränenfluß, Kehlkopfkitzeln, rauhe Stimme bis zur Stimmlosigkeit, Übelkeit mit Aufstoßen und Blähungen. Die Symptome verschlimmern sich durch warme Luft.

Allium sativum
Knoblauch

Vorkommen, Verwendung: Der Knoblauch (Allium sativum L.) ist im Orient beheimatet. Inzwischen wird er aber auch in Deutschland kultiviert. Das homöopathische Arzneimittel wird aus der Zwiebel hergestellt. Sie enthält schwefelhaltiges, ätherisches Öl mit Methyl-, Allyl- und Propyldisulfiden, Alliin, Cycloalliin, Cholin, Glutamylpeptide, die Vitamine A, B_1, Allithiamin und C, das Enzym Alliinase, Scordinin und Jod.

Urtinktur: AG 1/3

Wirkung: Knoblauch wirkt auf die Atemwege, die Gefäßinnenwände, die Gefäßnerven, den Magen und den Darm.

Anwendungsgebiete: Mit Knoblauch werden Verdauungsstörungen durch übermäßigen Fleischgenuß, Aufstoßen, Sodbrennen, Verstopfungen, Blähungen, Gefäßverkalkung, Bluthochdruck unbekannter Ursache (essentielle Hypertonie) und Herzbeschwerden, die durch Verlagerung des Herzens bei Blähungen, ausgelöst durch Magen-Darm-Erkrankungen, entstehen (Roemheld-Syndrom), behandelt. Die Anwendung von Knoblauch bei Gefäßverkalkung und Bluthochdruck beruht auf reiner Erfahrung. Eingesetzt werden die Verdünnungen D 1, bis D 4 und Ampullen mit Verdünnungen ab D 3.

Arzneimittelbild: Typische Symptome des Arzneimittelbildes sind Brennen und Schweregefühl im Magen, Verstopfung, Schnupfen, Atemnot und traurige Verstimmung bei überladenem Magen.

Aloë
Aloe

Vorkommen, Verwendung: Die Heimat der Aloe (Aloë soccotrina D. C., Aloë ferox Mill., Aloë africana Mill.) ist Afrika und Indien. Der getrocknete Milchsaft, der aus den Blättern gewonnen wird, ist die Grundlage für das homöopathische Arzneimittel. Er beinhaltet Emodin, Aloin und Harz.

Urtinktur: D 1 AG 1/10

Wirkung: Die Aloe wirkt auf den Magen-Darm-Trakt, besonders auf den Dickdarm, die Leber und die Pfortader.

Anwendungsgebiete: Die Aloe wird zur Behandlung von akuten Magen-Darm-Entzündungen, bakteriell bedingter Ruhr (Dysenterie), einfachen Dickdarmentzündungen, Hämorrhoiden, Pfortaderstauungen und Kopfschmerz im Wechsel mit Darm- und Gebärmutterbeschwerden genutzt. Verwendung finden die Verdünnungen D 3, D 4, D 6, D 12 und Ampullen mit Verdünnungen ab D 4.

Arzneimittelbild: Charakteristisch für das Arzneimittelbild der Aloe sind Blähungen, morgendliche Durchfälle nach Biergenuß mit Beimischung von Blut, Hämorrhoidenblutungen und Hitzegefühl am After, aber mit kalten Händen und Füßen. Nach den Durchfällen treten große Schwäche, bald nach dem Essen gieriger Hunger und unwillkürlicher Abgang von Stuhl auf.

Alumina
Tonerde

Vorkommen, Verwendung: Aluminiumoxid (Tonerde), das als feuerfestes Material genutzt wird, hat auch Eingang in die Homöopathie gefunden.

Urtinktur: D 1 AG 1/10

Wirkung: Tonerde wirkt speziell auf das Zentralnervensystem und die Schleimhaut des Enddarms.

Anwendungsgebiete: Als Heilmittel wird Tonerde bei folgenden Erkrankungen verwendet: Verstopfung im Alter wegen mangelhafter Spannung des Darms, Gefäßverkalkung, chronische Schleimhautentzündungen sowie Blasen- und Mastdarmlähmungen. Tonerde wird in Form von Tabletten in den Verdünnungen D 3, bis D 30 eingesetzt. Zur Injektion stehen Ampullen mit Verdünnungen ab D 12 zur Verfügung.

Arzneimittelbild: Charakteristische Symptome des Arzneimittelbildes der Tonerde sind durch zu geringe Spannung der Darmmuskulatur bedingte Verstopfung mit trockenen Stühlen ohne jeglichen Stuhldrang, Weißfluß, chronischer Schnupfen und andere chronische Schleimhautentzündungen mit zähen Absonderungen sowie Harnträufeln bei überfüllter Blase (Ischuria paradoxa). Ursache für die überfüllte Blase kann ein Abflußhindernis, zum Beispiel eine Vergrößerung der Vorsteherdrüse, sein. Besonders bei Menschen mit trockener Schleimhaut sowie trockener, spröder, rissiger Haut, die unerträglich juckt, mit Gefühlskälte und verminderter Reaktionsfähigkeit im Alter treten die Symptome des Arzneimittelbildes hervor.

Ambra
Grauer Amber

Vorkommen, Verwendung: Grauer Amber (Ambra grisea) ist ein talghaltiges Ausscheidungsprodukt der Darmwände des Pottwals (Physeter macrocephalus L.). Es enthält Ambrein, Epikoprosterin, Ketone, freie und veresterte Säuren.
Urtinktur: D 1 AG 1/10
Wirkung: Grauer Amber wirkt auf das Zentralnervensystem und das vegetative Nervensystem. Er beeinflußt aber auch deutlich die Seele.
Anwendungsgebiete: Grauer Amber dient zur Behandlung von seelischer und nervlicher Erschöpfung sowie Gefäßverkalkung. Verwendet werden die Verdünnungen D 2 bis D 6 und Ampullen mit Verdünnungen ab D 6.
Arzneimittelbild: Die typischen Symptome des Arzneimittelbildes sind reizbare Schwäche, Platzangst, Menschenscheu, Depressionen, Unruhe, Gedächtnisschwäche, Hysterie, Schlaflosigkeit, Schweregefühl auf dem Schädel, Schwanken beim Gehen und Störungen des natürlichen Spannungszustandes des Nervensystems (vegetative Dystonie). Der männliche Geschlechtstrieb ist sehr leicht erregbar; Frauen leiden bei geringfügigen Anlässen an Gebärmutterblutungen. Bei alten Personen sind die Symptome besonders ausgeprägt. Aufenthalt im Freien bessert die Symptome, Erregung verschlechtert sie.

Ammi visnaga
Zahnstocherkraut

Vorkommen, Verwendung: Das Zahnstocherkraut (Ammi visnaga L.), auch Khella genannt, ist im Mittelmeerraum und in Vorderasien beheimatet. In einigen Gebieten wird das Zahnstocherkraut auch kultiviert. Zur Herstellung des homöopathischen Arzneimittels werden die unzerkleinerten, reifen Früchte verwendet. Sie enthalten Furanochromone wie Khellin, Khellinol, Visnagin und Visnaminol sowie zwei weitere Verbindungen, die Visnadin und Samidin genannt werden.
Urtinktur: D 1 AG 1/10
Wirkung: Das Zahnstocherkraut wirkt besonders auf die Atemwege, die unwillkürliche Muskulatur, die Nieren und die Herzkranzgefäße.
Anwendungsgebiete: Mit dem Zahnstocherkraut werden folgende Erkrankungen behandelt: Durchblutungsstörungen des Herzmuskels durch Arterienverkalkung, anfallsweise auftretende Atemnot (Asthma bronchiale), krampfbedingte Verengungen entzündeter Atemwege in der Lunge (spastische Bronchitis), Keuchhusten, Gallen- und Harnwegskoliken, anfallsartig auftretende Kopfschmerzen (Migräne), schmerzhafte Regelblutungen, Übelkeit und Schwindel. Eingesetzt werden die Urtink-

tur, die Verdünnung D 2 und Ampullen mit Verdünnungen ab D 4. Bei Übelkeit und Erbrechen wirken die Verdünnungen D 3 und D 4 am besten. Zur Krampflösung bei Gallen- und Harnwegskoliken und Krämpfen der Muskulatur der Atemwege haben sich 2 bis 3mal täglich 10 bis 15 Tropfen der Verdünnung D 1 und D 2 bewährt.

Arzneimittelbild: Das Zahnstocherkraut wurde noch nicht einer Arzneimittelprüfung nach homöopathischen Richtlinien unterzogen. Deshalb können die Symptome des Arzneimittelbildes nicht beschrieben werden.

Ammonium bromatum
Ammoniumbromid

Vorkommen, Verwendung: Das homöopathische Arzneimittel wird aus fast reinem Ammoniumbromid hergestellt.

Urtinktur: D 1 AG 1/10

Wirkung: Ammoniumbromid wirkt speziell auf die Schleimhäute der Luftwege.

Anwendungsgebiete: Ammoniumbromid wird bei Reizhusten, Krupphusten, Rachen- und Kehlkopfentzündung, anfallsweiser Atemnot (Asthma bronchiale) und Heiserkeit verwendet. Anwendung finden die Verdünnungen D 2, D 3, D 4 sowie Ampullen mit Verdünnungen ab D 4.

Arzneimittelbild: Zum Arzneimittelbild von Ammoniumbromid gehören folgende Symptome: trockener Nachthusten, ein Gefühl, als sei Staub in der Luftröhre, Kehlkopfentzündung, Stockschnupfen, besonders nach einem Erstickungsgefühl, und übermäßige Speichelbildung.

Ammonium carbonicum
Ammoniumcarbonat

Vorkommen, Verwendung: Ammoniumcarbonat wird aus Ammoniumhydrogencarbonat und Ammoniumcarbonat hergestellt. Es bildet weiße Kristalle. In der Luft und im Meerwasser ist es in Spuren vorhanden.

Urtinktur: D 1 AG 1/10

Wirkung: Ammoniumcarbonat wirkt speziell auf die Schleimhäute der oberen Luftwege. Es hat außerdem eine indirekte Wirkung auf den Ischiasnerv, das arterielle Gefäßsystem und auf die Organe der Brust.

Anwendungsgebiete: Ammoniumcarbonat wird angewendet bei Ischiasschmerzen, Rachen- und Kehlkopfentzündungen, Kreislaufschwäche, Kollapsneigung, Hämorrhoidalleiden, Schnupfen sowie Entzündungen der Nasenschleimhaut. Es wird in Form von Tabletten in Verdünnungen ab D 12 verwendet, Ampullen werden mit den Verdünnungen D 6, D 12 eingesetzt.

Arzneimittelbild: Das Arzneimittelbild von Ammoniumcarbonat entspricht dem vorher genannten Arzneimittelbild von Ammoniumbromid.

Ammonium chloratum
Ammoniumchlorid

Vorkommen, Verwendung: Ammoniumchlorid (Salmiak) ist das Ammoniumsalz der Salzsäure. Es handelt sich um eine farblose, bitter schmeckende Substanz, die im Wasser leicht löslich ist und in fast reinem Zustand zur Herstellung des homöopathischen Arzneimittels verwendet wird.

Urtinktur: D 1 AG 1/10

Wirkung: Ammoniumchlorid wirkt auf die Schleimhäute der oberen Luftwege, den Enddarm, die Leber und die Lymphknoten.

Anwendungsgebiete: Angewendet wird Ammoniumchlorid bei Erkältungsfieber, Entzündungen der oberen Atemwege und Entzündungen der Mundschleimhaut. Eingesetzt werden die Verdünnungen D 2, D 3, D 4, D 6, Ampullen mit den Verdünnungen D 4, D 6 und Tabletten in D 6.

Arzneimittelbild: Die typischen Symptome des Arzneimittelbildes von Ammoniumchlorid sind Kältegefühl zwischen den Schultern, Verschleimung des Rachens, rauher, wunder Hals, trockener Schnupfen, sehr starke Flüssigkeitsabsonderungen der übrigen Schleimhäute, Verstopfung mit trockenem, bröckeligem Stuhl, über den ganzen Körper verteilte, rheumatische, neuralgische Schmerzen und die Empfindung, als seien die Sehnen der Unterschenkel zu kurz.

Ammonium jodatum
Ammoniumjodid

Vorkommen, Verwendung: Ammoniumjodid ist das Ammoniumsalz der Jodwasserstoffsäure, ein weißes, wasseranziehendes Pulver, das Grundlage für das homöopathische Arzneimittel ist.

Urtinktur: D 1 AG 1/10

Hinweis: Ammoniumjodid ist leicht zersetzlich. *Bei einer Jodallergie sollte das Mittel nicht eingenommen werden!* Bei einer Störung der Schilddrüsenfunktion sollten Sie vorher den Arzt fragen. Mittel gesondert aufbewahren.

Wirkung: Ammoniumjodid wirkt auf die Atemwege.

Anwendungsgebiete: Ammoniumjodid wird bei Entzündungen der kleinen Atemwege (Bronchiolitis) und herdförmiger Entzündung der Lunge (Bronchopneumonie) bei Kindern angewendet. Außerdem dient es zur Heilung von Kehlkopfentzündungen. In Gebrauch sind die Verdünnungen D 2, D 3, D 4 sowie Ampullen mit Verdünnungen ab D 4.

Arzneimittelbild: Das Arzneimittelbild von Ammoniumjodid gleicht dem Arzneimittelbild von Jod (s. S. 115).

Anacardium
Ostindische Tintenbaumfrucht

Vorkommen, Verwendung: Die Ostindische Tintenbaumfrucht (Semecarpus anacardium L.), auch Ostindische Elefantenlaus genannt, kommt in Südasien vor. Das homöopathische Arzneimittel wird aus den reifen, getrockneten Früchten hergestellt. Sie enthalten Anacardsäure, Anacardol, β–Sitosterin und fettes Öl.

Urtinktur: AG 1/3

Hinweis: *Das Mittel ist gesondert aufzubewahren.* Führen Sie bis zur Verdünnung D 2 keine Selbstmedikation durch.

Wirkung: Die Ostindische Tintenbaumfrucht wirkt auf den Zwölffingerdarm, die Haut, den Mastdarm und das Zentralnervensystem.

Anwendungsgebiete: Anwendung findet die Ostindische Tintenbaumfrucht bei Zwölffingerdarmgeschwüren, blasenbildenden Hauterkrankungen (Pemphigus), nervöser Verstopfung, Gemüts- und Geistesverstimmungen, Gedächtnisschwäche und Trägheit des Geistes. Zur Behandlung werden die Verdünnungen D 4 bis D 12 und Ampullen mit den Verdünnungen D 6 und D 30. eingesetzt. Das Zwölffingerdarmgeschwür wird am besten mit der Verdünnung D 2 behandelt. Dabei ist allerdings auf eine Überempfindlichkeit gegenüber der Tintenbaumfrucht zu achten.

Arzneimittelbild: Zu den Symptomen des Arzneimittelbildes zählen Hungerschmerzen, anhaltender Stuhldrang, Pflockgefühl im Hals und im After, verbunden mit Hautjucken und nervöser Reizbarkeit. Zu den Symptomen zählen auch vermehrter morgendlicher Geschlechtstrieb des Mannes, aber auch Verlust des sexuellen Verlangens.

Peyotl

Vorkommen, Verwendung: Der Peyotl-Kaktus (Lophophora williamsii) ist in Mexiko beheimatet. Das homöopathische Arzneimittel wird aus der frischen Pflanze und den frischen Wurzeln hergestellt. Der Peyotl-Kaktus enthält Mescalin, Anhalonin und Pellotin.

Urtinktur: AG 1/3

Wirkung: Der Peyotl-Kaktus wirkt speziell auf das Zentralnervensystem, besonders die Hirnrinde, sowie das Herz und die Blutgefäße.

Anwendungsgebiete: Das homöopathische Arzneimittel aus dem Peyotl-Kaktus wird bei Geisteskrankheiten (Psychosen), geistigen Verwirrungszuständen, peripheren Durchblutungsstörungen und Schmerzen im Arm angewendet. Im Gebrauch sind die Verdünnungen D 4 und D 6 und Ampullen mit Verdünnungen ab D 4.

Arzneimittelbild: Peyotl ist ein Rauschmittel. Es erzeugt vielfältige Sinnestäuschungen mit wundersamen Farbbildern und akustischen Phänomenen, räumlich-zeitlichen Fehlorientierungen und die Wahrnehmung nicht vorhandener Personen. Die räumlichen Perspektiven wirken stark verändert. Dazu gesellt sich völliges Glücksgefühl und Mißempfindungen (Paraesthesien).

Arzt um Rat fragen. Arsentrioxid ist ein altbekanntes und starkes Gift. Es schädigt die Leber, das Zentralnervensystem, die Schleimhäute und die Haut. Antimonpentoxid ist ebenfalls giftig. Es kann Übelkeit und Erbrechen, Muskel- und Gelenkschmerzen sowie allergieähnliche Erscheinungen bis hin zum Kollaps auslösen.

Wirkung: Es wirkt auf die Atemwege, die Lunge und das Herz.

Anwendungsgebiete: Antimonium arsenicosum wird bei Erkrankungen der großen und kleinen Atemwege (Bronchitis, Bronchiolitis), Entzündungen der Atemwege mit krankhafter Erweiterung der Lungenbläschen und der kleinen Atemwege (Emphysembronchitis), anfallsweiser Atemnot (Asthma bronchiale), chronischen Lungenleiden und Herzmuskelschwäche eingesetzt. Antimonium arsenicosum wird in Form von Tropfen in den Verdünnungen D 2, D 4 und D 6 angewendet. Zur Injektion stehen Ampullen mit Verdünnungen ab D 8 zur Verfügung.

Arzneimittelbild: Zum Arzneimittelbild von Antimonium arsenicosum gehören Symptome wie große Unruhe, Atemnot mit hartnäckigem Husten und bläulicher Haut und durch Blutstauung im kleinen Kreislauf bedingte Herzmuskelschwäche, die auf Überlastung des Herzens durch Lungenblähung oder Asthma bronchiale zurückzuführen ist.

Antimonium arsenicosum

Vorkommen, Verwendung: Antimonium arsenicosum setzt sich zu gleichen Teilen aus Antimonpentoxid und Arsentrioxid zusammen.

Urtinktur: D 1 AG 1/10 +

Hinweis: *Antimonium arsenicosum ist verschreibungspflichtig bis einschließlich der Verdünnung D 3. Bevor Sie niedrigere Verdünnungen anwenden, sollten Sie einen*

Schwarzer Spießglanz

Vorkommen, Verwendung: Schwarzer Spießglanz wird aus natürlichen Mineralien gewonnen.

Urtinktur: D 1 AG 1/10

Wirkung: Schwarzer Spießglanz wirkt auf den Magen-Darm-Kanal und die Haut.

Anwendungsgebiete: Schwarzer Spießglanz wird bei Magenentzündung, Verdauungsstörungen, geschwüriger Darmentzündung, chronischen Hautentzündungen (Ekzeme), Verdickungen der Hornhautschicht, Hautschrunden, Warzen, Hühneraugen, mangelhaftem Wachstum der Fingernägel und trockenem Brand der Zehen angewendet. Außerdem werden mit dem Spießglanz gerne zu Tuberkulose neigende Menschen behandelt. Verwendung finden Tabletten der Verdünnung D 3, D 4, D 6, D 8 und Ampullen mit den Verdünnungen ab D 8, D 15 oder D 30.

Arzneimittelbild: Schwarzer Spießglanz zeigt folgendes Arzneimittelbild: Magendrücken, Magenüberladung mit Völlegefühl, Brechreiz, Blähungen, Aufstoßen, Appetitlosigkeit, Widerwillen gegen alle Speisen, Durchfälle mit Abgang von Schleim und unverdauten Speisen, Säureunverträglichkeit, Risse am Übergang von der Haut zur Schleimhaut, juckende Hautentzündungen (Ekzeme), starke Hornhautschwielen und Überdruß. Charakteristisch ist außerdem die verdrießliche Stimmung und eine dick-weiß belegte Zunge bei den Magen-Darm-Symptomen.

Antimonium sulfuratum aurantiacum
Antimon(V)-sulfid

Vorkommen, Verwendung: Antimon(V)-sulfid entsteht durch Schmelzen von Antimon mit Schwefel. Es bildet sich ein orangerotes Pulver.

Urtinktur: D 1 AG 1/10

Wirkung: Antimon(V)-sulfid wirkt überwiegend auf die unteren Atemwege.

Anwendungsgebiete: Angewendet wird Antimon(V)-sulfid bei chronischen Entzündungen der unteren Atemwege (Bronchitis), Asthmahusten, Entzündungen der Atemwege mit krankhafter Erweiterung der Lungenbläschen und der kleinen Atemwege (Emphysembronchitis), Rachenentzündungen mit starker Verschleimung und Nasenentzündungen mit erschwerter Atmung. Antimon(V)-sulfid

ist ein sehr gutes Schleimlösungsmittel bei Erkrankungen der Atemwege. Anwendung finden Tabletten in den Verdünnungen D 2 bis D 6, Tropfen mit Verdünnungen ab D 6 und Ampullen mit der Verdünnung D 8.

Arzneimittelbild: Charakteristisch für das Arzneimittelbild von Antimon(V)-sulfid ist die reichliche Ansammlung von zähem Schleim in den Atemwegen und im Nasen-Rachen-Raum.

Apis mellifera
Honigbiene

Vorkommen, Verwendung: Zur Herstellung des homöopathischen Arzneimittels wird die gesamte Honigbiene (Apis mellifera L.) verwendet. Der wichtigste Wirkstoff, der sich in der Urtinktur befindet, ist das Apisinum, das Honigbienengift. Die Honigbiene ist weltweit verbreitet.

Urtinktur: D 1 AG 1/10

Hinweis: *Das Mittel ist gesondert aufzubewahren.*

Wirkung: Das homöopathische Arzneimittel aus der Honigbiene wirkt auf das Zentralnervensystem, die Hirnhäute, die Haut, die Schleimhäute, die Nieren, das Herz, die Augen, die Mandeln und die Eierstöcke.

Anwendungsgebiete: Anwendung findet das Arzneimittel bei Entzündungen der Haut und der Schleimhäute, entzündlichen Wasseransammlungen im Gewebe, Wundrose (Erysipel), Nesselsucht (Urticaria), beginnender Entzündung in den Gewebsspalten (Phlegmone), Eiterbeulen (Furunkel), Mandelentzündung, durch Scharlach hervorgerufene Nierenentzündung, Sonnenstich, Hirnhautreizung, Wasseransammlung in Körperhöhlen und gutartigen Eierstocktumoren (Ovarialcystome). In Gebrauch sind die Verdünnungen D 3, D 4, D 6 bis D 30 und Ampullen mit den Verdünnungen D 3, D 4, D 6, D 12 bis D 20.

Arzneimittelbild: Typische Symptome des Arzneimittelbildes der Honigbiene sind große Unruhe mit Betriebsamkeit, Wasseransammlungen, Durstlosigkeit, Wärmeunverträglichkeit, stechende Schmerzen, ein Zerschlagenheitsgefühl, Berührungsempfindlichkeit und plötzliches Einsetzen der Beschwerden. Es besteht ein Verlangen nach Abkühlung und kalten Auflagen. Die Beschwerden verschlimmern sich nachmittags. Sie bessern sich aber bei Kälte und in frischer Luft.

Apisinum
Bienengift

Vorkommen, Verwendung: Das Bienengift wird aus den Drüsen im Hinterleib der Honigbiene gewonnen. Es enthält gewebsverdauende Eiweißstoffe (die Enzyme Hyaluronidase, Phospholipase A), Polypeptide (Mellitin, Apanin), den Botenstoff der Entzündung (Histamin) sowie einen die roten Blutkörperchen zersetzenden Stoff (Hämolysin).
Urtinktur: D 3 AG 1/1000
Hinweis: *Seien Sie vorsichtig bei einer Bienengiftallergie.* Holen Sie, bevor Sie dieses homöopathische Arzneimittel anwenden, ärztlichen Rat ein, und nehmen Sie niemals mit der Urtinktur eine Selbstmedikation vor. Das Mittel ist gesondert aufzubewahren.
Wirkung: Dieses Arzneimittel wirkt genauso wie das Arzneimittel aus der ganzen Honigbiene (s. S. 43).
Anwendungsgebiete: Auch die Anwendungsgebiete dieses Arzneimittels entsprechen den Anwendungsgebieten des Arzneimittels aus der ganzen Honigbiene (s. S. 43). Angewendet werden Tabletten mit den Verdünnungen D 4 bis D 6, D 8, Tropfen ab der Verdünnung D 3 und Ampullen mit der Verdünnung D 8.
Arzneimittelbild: s. unter Apis mellifera (S. 43).

Apocynum
Kanadische Hanfwurzel

Vorkommen, Verwendung: Die Kanadische Hanfwurzel (Apocynum cannabium L.), auch Amerikanische Hanfwurzel oder Indianerhanf genannt, kommt aus Nordamerika. Das homöopathische Arzneimittel wird aus dem frischen Wurzelstock hergestellt. Es enthält Apocannosid, Cynocannosid, Harmalol, Acetovanillon und Triterpene.
Urtinktur: AG 1/3
Hinweis: *Das Mittel ist gesondert aufzubewahren.*
Wirkung: Hinsichtlich der Organe wirkt die Kanadische Hanfwurzel besonders auf das Herz, die Nieren und den Magen-Darm-Trakt. Sie hat eine gute harnaustreibende Wirkung, wirkt ähnlich wie Strophantin und kann sich in ihrer harnaustreibenden Wirkung mit den Quecksilbersalzen messen.
Anwendungsgebiete: Angewandt wird die Kanadische Hanfwurzel zur Behandlung von Wasseransammlungen, die durch die Niere oder das Herz verursacht werden, entgleistem Bluthochdruck, Herzschwäche, Bauchwassersucht und Herzschäden, die durch langjähriges Bestehen von Herzklappenfehlern zustandegekommen sind. Üblicherweise werden die Urtinktur, die Verdünnungen D 1 bis D 3 und Ampullen mit Verdünnungen von D 3 bis D 6 eingesetzt.
Arzneimittelbild: Die Kanadische Hanfwurzel fördert die Harnbildung in der Niere.

Apomorphium hydrochloricum
Apomorphinhydrochlorid

Vorkommen, Verwendung: Apomorphin entsteht durch das Einwirken anorganischer Säuren auf Morphin. Morphin ist ein wesentlicher Bestandteil des Opiums, das den eingetrockneten, bräunlich-roten

Milchssaft des Schlafmohns (Papaver somniferum) darstellt. Der Schlafmohn ist in östlichen Mittelmeerländern beheimatet.

Urtinktur: D 2 AG 1/100 +

Hinweis: *Apomorphinhydrochlorid ist bis einschließlich der Verdünnung D 3 verschreibungspflichtig.* Lassen Sie sich vom Arzt beraten. Apomorphinhydrochlorid kann zu starken Erregungszuständen führen!

Wirkung: Apomorphinhydrochlorid wirkt auf das Zentralnervensystem, die Atemwege und den Lungenvagus (Teil des parasympathischen Nervensystems in der Lunge). Apomorphinhydrochlorid wirkt in mittleren Dosen erregend auf die Zentren im verlängerten Rückenmark, auf das Brech- und Atemzentrum, in höheren Dosen aber auch hemmend auf die Großhirnrinde.

Anwendungsgebiete: Bei folgenden Beschwerden wird Apomorphinhydrochlorid angewandt: Erbrechen, das vom Gehirn ausgelöst wird und übermäßigem Schwangerschaftserbrechen (Hyperemesis gravidarum). Hierbei werden Tabletten mit den Verdünnungen D 2, D 3, D 4 und Ampullen mit der Verdünnung D 6 verwendet.

Arzneimittelbild: Als Symptome des Arzneimittelbildes zeigen sich körperliche Unruhe, Übelkeit, vermehrter Speichelfluß, Schweißausbrüche, Blässe, beschleunigte Atmung, Bildung von Schleimen in den Atemwegen, starker Hustenreiz mit Brechreiz und heftiges Erbrechen.

Aralia racemosa
Amerikanische Narde

Vorkommen, Verwendung: Die Amerikanische Narde (Aralia racemosa L.) findet sich in Nordamerika. Verwendet wird der frische Wurzelstock. Das daraus hergestellte homöopathische Arzneimittel enthält Araliasaponin und ätherisches Öl.

Urtinktur: AG 1/3

Wirkung: Die Amerikanische Narde wirkt auf die Schleimhäute des Kehlkopfs, der Luftröhre und der Bronchien.

Anwendungsgebiete: Bei folgenden Erkrankungen findet die Amerikanische Narde Anwendung: Reizzustände des Kehlkopfs und der Luftröhre, Kitzelhusten, Entzündungen der Atemwege (Bronchitis) und anfallsweise Atemnot (Asthma bronchiale). Verwendet werden die Verdünnungen D 2 bis D 4 und Ampullen mit Verdünnungen ab D 4.

Arzneimittelbild: Die markanten Symptome, hervorgerufen durch die Amerikanische Narde, sind ein Schleimpfropfgefühl im Kehlkopf und Trockenheit im Hals. Besonders typisch ist der Reizhusten, der immer beim Hinlegen auftritt.

Aranea diadema
Gemeine Kreuzspinne

Vorkommen, Verwendung: Die Gemeine Kreuzspinne kommt in ganz Europa vor. Aus ihr wird eine Tinktur gewonnen, deren Inhaltsstoffe Eiparalysin, -toxin und -trypsin sind. Sie verklumpen rote Blutkörperchen. Die Tinktur hat einen hohen Giftgehalt.

Urtinktur: D 1 AG 1/10

Hinweis: *Das Mittel ist gesondert aufzubewahren. Diese Vorschrift gilt nur für die Verdünnung D 1 und D 2.*

Wirkung: Die Tinktur aus der Gemeinen Kreuzspinne wirkt speziell auf die peripheren Nerven und die Blutgefäße.

Anwendungsgebiete: Angewendet wird die Tinktur aus der Gemeinen Kreuzspinne bei Nervenschmerzen, Nervenentzündungen, peripheren Durchblutungsstörungen und Mißempfindungen wie Kribbeln, Taubheitsgefühl und Ameisenlaufen. Sie ist auch bei wassersüchtiger Konstitution zu empfehlen. Eingesetzt werden die Verdünnungen D 4, D 6, D 8, D 12 und Ampullen mit Verdünnungen ab D 4.

Arzneimittelbild: Die Symptome des Arzneimittelbildes sind auffälliger Wärmemangel, große Empfindlichkeit gegen Feuchtigkeit, eiskalte Glieder, überall bohrende, nervenbedingte Schmerzen mit Taubheitsgefühl, Kribbeln und Ameisenlaufen, Fieber mit Nervenschmerzen und Nervenentzündungen sowie bohrend-grabende Schmerzen im Fersenbein. Die Symptome kehren in regelmäßigen Abständen wieder. Sie werden alle durch Feuchtigkeit verschlimmert.

Aranea ixobola
Kreuzspinne

Vorkommen, Verwendung: Die Kreuzspinne ist über ganz Europa und Nordamerika verbreitet. Aus ihr wird ein Nervengift, das Aranin, gewonnen. Die Spinne produziert es in Drüsen, die mit ihren Zängelchen (Chelizeren) in Verbindung stehen. Das Gift besteht aus dem eiweißzersetzenden Arachnolysin und einigen anderen Fermenten (Enzyme).
Urtinktur: D 1 AG 1/10 +
Hinweis: *Das Aranin ist bis einschließlich der Verdünnung D 3 verschreibungspflichtig.* Lassen Sie sich vor der Anwendung von einem Arzt beraten. Aranin kann bei unsachgerechter Anwendung zu krampfhaften Eingeweideschmerzen, Muskelkrämpfen, gesteigerten Reflexen, unregelmäßigem Puls, Untertemperatur und eventuell sogar zu Schüttelfrost und Lähmungen führen.
Wirkung: Aranin wirkt auf die peripheren Nerven, das parasympathische Nervensystem, die Muskeln, die Gelenke, den Magen, die Leber und die Gallenblase.
Anwendungsgebiete: Es wird zur Behandlung von gefäßbedingten und nervenbedingten Kopfschmerzen, Nervenschmerzen, Muskelschmerzen, Rückenschmerzen im Lendenwirbelsäulenbereich, Gelenkentzündungen, nichtentzündlichen Gelenkbeschwerden (Arthrosen), Bluthochdruck wegen Gefäßverkalkung, Schüttellähmung und Bluthochdruck unbekannter Ursache (essentielle Hypertonie) verwendet. Zur Anwendung kommen die Verdünnungen D 8, D 10, D 12 und Ampullen mit den Verdünnungen D 8, D 10, D 12. Es empfiehlt sich, Aranin bei Gelenkbeschwerden unter die Haut zu spritzen.

Arzneimittelbild: Die Symptome des Arzneimittelbildes sind Unruhe, unüberlegtes Verhalten, Zittern, Konzentrationsschwäche, Zerstreutheit mit Verlangen nach mehr Nikotin, anfangs heitere, später niedergeschlagene, depressive Stimmung, gestörter Schlaf, häufiges Erwachen, wilde Träume, anfallartiger Stirn- und Schläfenkopfschmerz, der durch vermehrten Andrang von Blut zum Kopf verursacht wird, trockene Mundschleimhaut, trockene Schleimhaut der oberen Atemwege, wäßriger Schnupfen, Fett- und Alkoholunverträglichkeit, Druck und Krämpfe in der Leber-, Magen- und Gallengegend, hellgefärbte Stühle, Übelkeit, Leibschmerzen, die sich durch Sitzen und Zusammenkrümmen verschlimmern und durch Ausstrecken und Rückwärtsbeugen bessern, Herzangst, Herzklopfen, Veränderungen des Durchmessers der Blutgefäße, Muskelzucken an den Gliedern, Nackensteifigkeit, Hexenschuß, schmerzhafte Mißempfindungen des Arms (Brachialgia paraesthetica), rheumatische Gelenkschmerzen, allgemeines Kältegefühl auch in warmen Zimmern, Hitzewallungen, Schweißausbrüche sowie Krämpfe der willkürlichen und unwillkürlichen Muskulatur. Die Symptome verschlimmern sich am Morgen, durch Ruhe, Kälte und Alkohol; sie bessern sich durch Aufstoßen, Windabgang, Rauchen und Darmentleerung.

Argentum metallicum
Silber

Vorkommen, Verwendung: Das homöopathische Arzneimittel wird aus reinem Silber hergestellt.

Urtinktur: D 1 AG 1/10

Wirkung: Silber wirkt auf das Zentralnervensystem, das periphere Nervensystem, den Magen, den Darm und die Schleimhäute des ganzen Körpers.

Anwendungsgebiete: Die Anwendungsgebiete von Silber sind sehr zahlreich. Es dient zur Behandlung von Magenschleimhautentzündungen, Magengeschwüren, Zwölffingerdarmgeschwüren, Verdauungsstörungen (Dyspepsien), chronischen Schleimhautentzündungen, besonders im Bereich des Kehlkopfs, Entzündungen der Niere, Entzündungen der Gebärmutter, Entzündungen des Gebärmutterhalses und nervlicher und seelischer Schwäche. Verwendet werden Tabletten mit den Verdünnungen D 6, D 12 und Ampullen mit den Verdünnungen D 8, D 12 und D 30.

Arzneimittelbild: Im Vordergrund steht die nervöse Magen-Darm-Entzündung, ausgelöst durch Aufregung jeglicher Art. Es stellen sich Nüchternschmerz und Morgenspätschmerz ein. Außerdem kommt es zu Schleimerbrechen, Luftaufstoßen, Unruhe, Schwindel, Vergeßlichkeit und allgemeinem Zittern. Typisch ist das Verlangen nach süßen Speisen, die aber nicht vertragen werden. Manchmal kommt es auch zur Entzündung der Nieren.

Argentum nitricum
Silbernitrat

Vorkommen, Verwendung: Silbernitrat, eine farblose, kristallisierende Substanz, wird in Form von Höllenstein oder leicht löslichen Kristallen genutzt. Zur Herstellung der Urtinktur wird Höllenstein verwendet.

Urtinktur: D 1 AG 1/10 +

Hinweis: *Silbernitrat ist verschreibungspflichtig bis einschließlich der Verdünnung D 3.* Fragen Sie einen Arzt vor der Anwendung um Rat! Silber färbt die Gewebe schwarz und kann Störungen im Elektrolyt-Haushalt hervorrufen. Das Nitrat kann den Sauerstofftransport im Blut beeinträchtigen.

Wirkung: Es wirkt besonders auf das Zentralnervensystem, das periphere Nervensystem, den Magen, den Darm und sämtliche Schleimhäute des Körpers.

Anwendungsgebiete: Silbernitrat wird zur Behandlung von Krankheiten eingesetzt, die auch mit Silber behandelt werden können. Verwendet werden die Verdünnungen D 8 bis D 30 und Ampullen mit den Verdünnungen D 6, D 30.

Arzneimittelbild: Das Arzneimittelbild von Silbernitrat entspricht dem Arzneimittelbild von Silber. Außerdem kommt es zu Angst und Nervosität vor zukünftigen Geschehnissen, wie zum Beispiel Lampenfieber vor Prüfungen, Angst vor engen Räumen sowie Kopfschmerzen bei Ärger.

Aristolochia
Osterluzei

Vorkommen, Verwendung: Die Osterluzei (Aristolochia clematitis L.) kommt in Süddeutschland und Südeuropa vor. In der Homöopathie wird das frische, blühende Kraut verwendet. Es enthält Clematitin, Vitamin C und Aristolochiasäure.

Urtinktur: AG 1/2

Wirkung: Die Osterluzei wirkt auf die Eierstöcke, die Gebärmutter, die Blase, die Vorsteherdrüse, den Magen-Darm-Kanal und die Haut.

Anwendungsgebiete: Angewendet wird die Osterluzei bei Regelbeschwerden, Beschwerden während der Wechseljahre, Weißfluß, Reizblase, Blasenentzündungen, Entzündungen der Vorsteherdrüse und

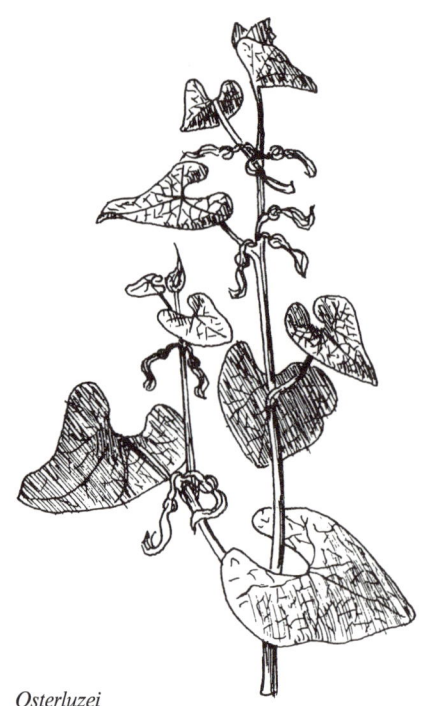

Osterluzei

Hautentzündungen. Äußerlich wird die Osterluzei als Wundmittel ähnlich wie die schmalblättrige Kegelblume (Echinacea) angewendet. Eingesetzt werden Tabletten und Tropfen ab der Verdünnung D 11, Kügelchen ab der Verdünnung D 9 und Ampullen ab der Verdünnung D 12.

Arzneimittelbild: Das Arzneimittelbild der Osterluzei umfaßt folgende Symptome: aussetzende, verspätet eintretende und verlängerte Regelblutungen, schmerzhafte Regelblutungen, Einleitung der ausgebliebenen Erstblutung, Weißfluß, allgemeine Abgeschlagenheit, depressive Gemütszustände, Durchfall mit Schleimabgang, Magenschmerzen mit saurem Erbrechen, Blasenschmerzen mit Harnröhrenreizung, Drang zu häufigem Wasserlassen, vermehrtes nächtliches Wasserlassen, stechende, reißende Schmerzen in den Gelenken, Blutstauungen in den Venen, Entzündungen der Haut (Ekzeme) und lokale Wirkung bei Herpes an den Lippen.

Arnica montana
Bergwohlverleih

Vorkommen, Verwendung: Der Wohlverleih (Arnica montana L.), auch Bergwohlverleih genannt, kommt in den Hoch- und Mittelgebirgen Europas vor. Zur Herstellung des homöopathischen Arzneimittels wird der Wurzelstock mit den Wurzeln getrocknet und pulverisiert. In ihm findet man ätherisches Öl, Gerbstoffe und Katechin.

Urtinktur: D 1 AG 1/10

Wirkung: Die Wirkung des Bergwohlverleihs erstreckt sich auf die Muskeln, das Bindegewebe, die Blutgefäße, das Herz, den Magen, den Darm und die Haut. Er wirkt besonders gut bei muskulösen Personen, die zu vermehrter Blutbildung neigen. Arnica-Salbe ist auch bei allen Gewebsschädigungen geeignet.

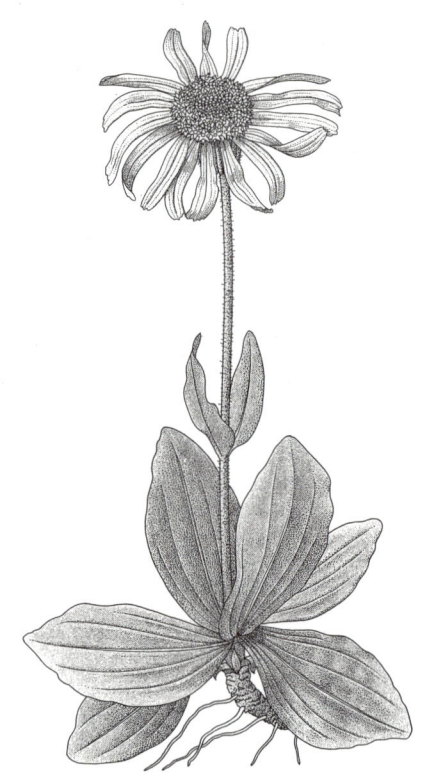

Bergwohlverleih

Anwendungsgebiete: Anwendung findet der Bergwohlverleih bei Gefäßverkalkung, Herzmuskelschwäche, Herzkrampf, Ischiasschmerzen, Krampfadern, Muskelkater, Nervenschmerzen und als Hilfsmittel bei Schlaganfall, Netzhautblutungen, Eiterbeulen, Quetschungen, Blutergüssen, Zerrungen und Prellungen. Der Bergwohlverleih ist das wichtigste Mittel bei unfallbedingten Verletzungen. Verwendet werden die Urtinktur, die Verdünnungen D 1 bis D 30 und Ampullen mit den Verdünnungen D 4 bis D 200.

Arzneimittelbild: Typisch für den Bergwohlverleih ist der Zerschlagenheitsschmerz. Er verschlechtert sich bei jeder Bewegung und Erschütterung. Beherrschend für das Arzneimittelbild sind Muskel- und Nervenschmerzen.

Arsen(III)-jodid

Vorkommen, Verwendung: Arsen kann sich mit Jod zu roten Kristallen verbinden, aus denen das homöopathische Arzneimittel hergestellt wird.

Urtinktur: D 2 AG 1/100 +

Hinweis: *Arsentrijodid ist verschreibungspflichtig bis einschließlich der Verdünnung D 3.* Fragen Sie vorher einen Arzt um Rat.

Wirkung: Arsentrijodid wirkt auf alle Drüsen, die Lunge und die Organhäute.

Anwendungsgebiete: Arsentrijodid wird zur Behandlung von Lungentuberkulose, Tuberkulosebefall von endokrinen Drüsen und zum Aufsaugen von Ergüssen bei Lungenentzündungen und Rippenfellentzündungen verwendet. Es dient außerdem zur Behandlung von juckenden Hautausschlägen, hartnäckigen, schuppenden Ausschlägen der Kopfhaut, Schuppenflechte (Psoriasis), Kupferfinnen (Rosacea) und Scheidenentzündungen. Eingesetzt werden die Verdünnungen D 4 bis D 30 und Ampullen mit den Verdünnungen D 4 bis D 30.

Arzneimittelbild: Das Arzneimittelbild von Arsentrijodid ist eine Mischung des Arzneimittelbildes von Arsenigsäureanhydrid und Jod (s. S. 27 und 115). Typisch für Arsentrijodid sind Symptome wie Schwäche, Nachtschweiß und Abmagerung.

Dreiblättriger Aronstab

Vorkommen, Verwendung: Der Dreiblättrige Aronstab (Arum triphyllum L.), manchmal auch Zehrwurzel genannt, kommt in Amerika und China vor. Der frische Wurzelstock, der vor der Entwicklung der Blätter gesammelt wird, dient zur Herstellung des homöopathischen Arzneimittels. Er enthält verschiedene Gifte, darunter auch Blausäure.

Urtinktur: AG 1/3

Hinweis: *Das Mittel ist gesondert aufzubewahren.*

Wirkung: Der Dreiblättrige Aronstab wirkt besonders auf die Schleimhäute der oberen Luftwege.

Anwendungsgebiete: Behandelt werden mit dem Dreiblättrigen Aronstab Heiserkeit, Stimmlosigkeit, Rachen- und Kehlkopfentzündungen, Nasenschleimhautentzündungen sowie Zungenentzündungen. Der Dreiblättrige Aronstab ist das einzige Mittel der Homöopathie bei Beschwerden des Kehlkopfs und der Luftröhre, die durch Überanstrengung der Stimme verursacht werden, was besonders häufig bei Sängern und Rednern auftritt. Angewendet werden die Verdünnungen D 2, D 3, D 4 und Ampullen mit Verdünnungen ab D 3.

Arzneimittelbild: Typisch für das Arzneimittelbild des Dreiblättrigen Aronstabs ist Heiserkeit bis zur Stimmlosigkeit. Die Stimme »schnappt über«. Weitere Symptome sind trockener Husten, rauher und trockener Kehlkopf, wundmachender Schnupfen und akute Schwellung der Zunge.

Asa foetida
Stinkasant

Vorkommen, Verwendung: Der Stinkasant, auch manchmal Teufelsdreck genannt, (Ferula assa-foetida L.) wächst in Persien und Afghanistan. Das Gummiharz, das zur Herstellung des homöopathischen Arzneimittels dient, wird aus der Wurzel gewonnen. Die wichtigen Inhaltsstoffe sind Ferulasäureester, Ferulasäure, Asaresitannol, Umbelliferon und schwefelhaltiges ätherisches Öl.

Urtinktur: D 1 AG 1/10

Wirkung: Der Stinkasant wirkt auf das vegetative Nervensystem und den Magen-Darm-Trakt.

Anwendungsgebiete: Folgende Erkrankungen werden mit diesem homöopathischen Arzneimittel behandelt: Magenentzündungen, Blähsucht, Krankheitswahn, eingebildetes Fremdkörpergefühl im Hals (Globus hystericus), durch Magen-Darm-Erkrankungen ausgelöste Herzschmerzen (Roemheld-Syndrom), stinkende Geschwüre, besonders nachts auftretende Knochenschmerzen und Gebärmuttererkrankungen verschiedener Art. Verwendung finden die Verdünnungen D 3, D 4, D 6 und Ampullen ab D 6.

Arzneimittelbild: Typisch ist Magendruck mit Aufstoßen und andauerndem, explosiven Rülpsen. Dazu kommen Blähungen. Alles, was der Körper absondert, stinkt. Nachts verschlimmern sich die Symptome.

Asarum
Haselwurz

Vorkommen, Verwendung: Die Haselwurz (Asarum europaeum L.) kommt in Europa vor. Verwendung findet der frische Wurzelstock. Seine Wirkstoffe sind ätherisches Öl, Asaron, Diasaron, Asarylaldehyd, Zitronensäure und Sesquiterpen.

Urtinktur: AG 1/3

Wirkung: Die Haselwurz wirkt speziell auf das Zentralnervensystem, besonders auf das Brechzentrum im verlängerten Rückenmark, die Atemwege und den Magen-Darm-Trakt.

Anwendungsgebiete: Die Haselwurz findet Anwendung bei Störungen im Zentralnervensystem mit theatralisch erregtem Verhalten, Erkältungsfieber, Magenentzündungen und Reiseerkrankungen. Üblich sind die Verdünnungen D 3, D 4, D 6 und Ampullen mit Verdünnungen ab D 3.

Arzneimittelbild: Es besteht starke Empfindlichkeit gegen alle nervösen Eindrücke. Es ist ein Gefühl vorhanden, als ob der Körper in der Luft schwebe. Antriebsschwäche, Teilnahmslosigkeit, nervöses Erbrechen und Magen-Darm-Entzündungen mit Koliken gesellen sich dazu. In starker Dosis wirkt die Haselwurz auch als Brechmittel.

Asclepias tuberosa
Knollige Seidenpflanze

Vorkommen, Verwendung: Die Knollige Seidenpflanze (Asclepias tuberosa L.) ist über Nordamerika verbreitet. Das homöopathische Arzneimittel wird aus dem frischen Wurzelstock hergestellt, der Asclepion, Bitterstoff und Asclepiadein enthält.

Urtinktur: AG 1/3

Hinweis: *Das Mittel ist gesondert aufzubewahren.*

Wirkung: Die Knollige Seidenpflanze wirkt auf die Organhäute (besonders auf das Lungenfell) und den Magen-Darm-Trakt.

Anwendungsgebiete: Mit diesem Arzneimittel werden Brustfellentzündungen und Nervenschmerzen in den Zwischenrippenräumen (Interkostalneuralgien) behandelt. Angewendet werden neben der Urtinktur und der Verdünnung D 1 Ampullen mit Verdünnungen ab D 3.

Arzneimittelbild: Die Symptome des Arzneimittelbildes sind sehr zahlreich. Dazu zählen heftig stechende Brustschmerzen, die meistens von der linken Brustseite abwärts ziehen und sich beim Husten und Atmen verschlimmern, schneidende Schmerzen hinter dem Brustbein, Schmerzen in den Zwischenrippenräumen, die nahe dem Brustbein sehr druckempfindlich sind, Stechen in der linken Seite, das sich beim Vorwärtsbeugen bessert, Schmerzen beim Atmen, die von trockenem Husten begleitet werden, dumpfe Kopfschmerzen, Magenschleimhautentzündung und Brechdurchfall.

Atropinum sulfuricum
Atropinsulfat

Vorkommen, Verwendung: Atropinsulfat setzt sich aus dem Alkaloid Atropin, das beispielsweise in der Tollkirsche vorkommt, und Schwefel zusammen.
Urtinktur: D 1 AG 1/10 +
Hinweis: *Atropinsulfat ist bis einschließlich der Verdünnung D 3 verschreibungspflichtig.* Holen Sie ärztlichen Rat ein. Bei unsachgemäßer Anwendung kann es zu weiten Pupillen mit Lichtscheu, Mundtrockenheit, trockener Haut, Blasen- und Darmlähmung, überhöhter Temperatur, schnellem Puls, starker Erregung des Zentralnervensystems und Atemlähmung kommen.
Wirkung: Atropinsulfat wirkt speziell auf das Zentralnervensystem, die Augen, den Magen-Darm-Trakt und die Muskulatur.
Anwendungsgebiete: Es wird bei Nervenschmerzen, anfallsweisem Kopfschmerz, Sinnestäuschungen, Speiseröhren- und Magenkrämpfen, Darmkoliken, Krampfhusten, Keuchhusten, anfallsartiger Atemnot (Bronchialasthma) und Krampfanfällen (Epilepsie) angewandt. Üblicherweise werden die Verdünnungen D 4, D 6 und Ampullen mit Verdünnungen ab D 4 eingesetzt.

Arzneimittelbild: Das Arzneimittelbild von Atropinsulfat umfaßt folgende Symptome: Verstimmung des Gemüts, reizbare und mürrische Grundstimmung, Hirnreizzustände mit Bewußtlosigkeit, Delirien, Sinnestäuschungen, Veitstänzen und Krampfanfällen (Epilepsie), Kopfschmerzen, besonders abends und nachts, Gesichtsschmerzen, Augenmuskellähmung, erweiterte Pupillen, Nervenschmerzen, Krämpfe im Magen-Darm-Trakt, Krämpfe der Harnblase und der Atemwege sowie trockene Schleimhäute.

Aurum metallicum
Gold

Vorkommen, Verwendung: Die größten Goldlagerstätten finden sich in Südafrika, Zentralasien, Nordamerika, dem Uralgebiet und Australien. Zur Herstellung der Urtinktur wird nur metallisches Gold verwendet.
Urtinktur: D 1 AG 1/10
Hinweis: Gold kann bei unsachgemäßer Anwendung den Organismus schädigen. Es drohen Leber- und Nierenschädigungen, schwere, schuppende, entzündliche Hauterkrankungen und eine Verminderung der weißen Blutkörperchen und der Blutblättchen, was zu schweren Infektionen und Blutungen führen kann.
Wirkung: Gold wirkt besonders auf das Zentralnervensystem, die Arterien und das Bindegewebe.
Anwendungsgebiete: Gold wird zur Behandlung von folgenden Erkrankungen eingesetzt: Herzangst, Bluthochdruck, Gefäßverkalkung, verschiedenen Hauterkrankungen, Stinknase (Ozaena), Depressionen, Schwermut, verschiedenen Störungen im Zentralnervensystem, Drüsentuberkulose, Hodentuberkulose, gutartigen Tumoren der unwillkürlichen Muskulatur der Gebärmutter (Myome), Vergrößerung der Vorsteherdrüse, Leberschwund, Herz-

neurosen, heftigem Herzklopfen bei Bewegung, organischen Herzleiden, Schwellung und Eiterung der Leistenlymphknoten, Verhärtungen, Entzündungen und Geschwülsten der Hoden sowie Geschwülsten und Entzündungen der Eierstöcke. Gold greift umfassend in die Tätigkeit des Organismus ein und ist deshalb ein Mittel für viele Leiden. Anwendung finden Tabletten in den Verdünnungen D 3 bis D 30 und Ampullen mit Verdünnungen ab D 8 bis D 30. Gold kann auch noch in anderen Formen wie Gold(I)-jodid oder als kolloidales Gold eingenommen werden. Für sie gelten dieselben Anwendungsmöglichkeiten und dasselbe Arzneibild wie für metallisches Gold. Bei Gold(I)-jodid besteht noch zusätzlich die Gefahr einer allergischen Reaktion gegen Jod und der Entgleisung des Stoffwechsels bei einer Schilddrüsenüberfunktion.

Arzneimittelbild: Hitzewallungen und Blutdrang zum Kopf, nervöse Herzbeschwerden, organische Herzleiden, starkes Herzklopfen bei Belastung, Gefäßverkalkung und Bluthochdruck, Gebärmuttervorfall, verschiedene andere Gebärmutterleiden, auffallend starke Ausbildung der Eierstöcke und große Gebärmutter, Entzündung der Hoden, Entstehung von Geschwülsten an den Hoden, verstärkter Geschlechtstrieb (besonders bei Männern) sowie Angst, Schwermut und Depressionen sind die Symptome, die zum Arzneimittelbild von Gold gehören. Besonders betroffen sind stämmige Menschen mit Übergewicht und Blausucht oder Rotblütigkeit. Die Beschwerden verschlimmern sich morgens und nachts, in Kälte und in Ruhe sowie bei Anstrengung und Angst.

Hafer

Vorkommen, Verwendung: Hafer (Avena sativa L.) wird in allen Getreideländern der Welt angebaut. Das homöopathische Arzneimittel wird aus den frischen, blühenden Pflanzen hergestellt. Sie enthalten Avenarin, Vitamine, Chinon, Guanin, Cholin, Hypoxanthin, Raevulosane und Albuminoide.

Urtinktur: AG 1/2

Wirkung: Hafer wirkt auf das Zentralnervensystem. Seine Wirkung entspricht Schlafmitteln, die Barbiturate enthalten, ohne deren Nebenwirkungen zu zeigen.

Anwendungsgebiete: Hafer findet Anwendung bei Schlaflosigkeit, Erschöpfungszuständen, nervösem Herzklopfen, Appetitlosigkeit und körperlicher Schwäche, die nach Grippe zurückgeblieben ist. Verwendet werden außer der Urtinktur

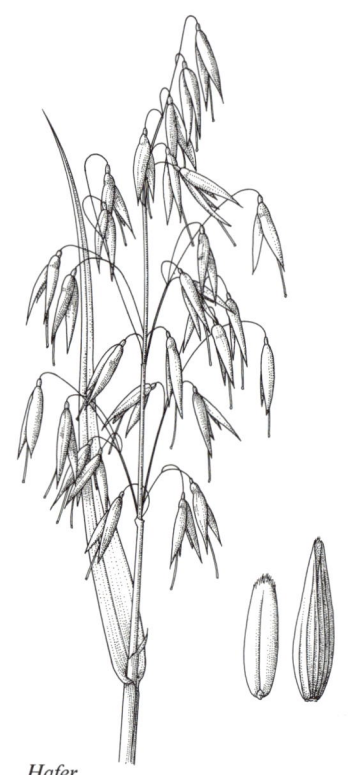

Hafer

Verdünnungen bis D 4 und Ampullen mit Verdünnungen ab D 3. Bei Erschöpfungszuständen nervöser Ursache wirken 3mal 5 bis 10 Tropfen täglich aufbauend. Wer an Schlaflosigkeit leidet, sollte abends 15 bis 20 Tropfen vor dem Schlafengehen einnehmen. Hafer ist ein gutes Schlafmittel für Manager. Bei einer Opiatentziehungskur und Nikotinentwöhnung kann Hafer als Zusatzmittel zur Bekämpfung der Entziehungserscheinungen eingesetzt werden.
Arzneimittelbild: Der Hafer wurde noch nicht nach den Richtlinien der homöopathischen Arzneimittelprüfung getestet.

Baptisia
Wilder Indigo

Vorkommen, Verwendung: Wilder Indigo (Baptisia tinctoria [L.] Vent.) kommt in Nordamerika vor. Zur Herstellung des homöopathischen Arzneimittels wird die frische Wurzel mit der Rinde verwendet. Die Inhaltsstoffe sind die Glykoside Baptisin und Batin sowie das Alkaloid Cytisin.
Urtinktur: AG 1/3
Hinweis: *Das Mittel ist gesondert aufzubewahren.*
Wirkung: Baptisia wirkt auf das Zentralnervensystem.
Anwendungsgebiete: Anwendung findet der Wilde Indigo bei typhösem Fieber mit Blutvergiftung, akuten Infektionen, die mit Schmerzen einhergehen, die durch Erregergifte bedingt sind, und allgemeiner Abgeschlagenheit. Verwendet werden die Verdünnungen D 2, D 3, D 4 und Ampullen mit Verdünnungen von D 4 bis D 6.
Arzneimittelbild: Das Arzneimittelbild von Wildem Indigo entspricht dem Krankheitsbild des Bauchtyphus: hohes Fieber mit Delirien und Sinnestäuschungen, beschleunigter Puls und allgemeine Abgeschlagenheit. Die Symptome verschlimmern sich nachmittags.

Barium carbonicum
Bariumcarbonat

Vorkommen, Verwendung: Bariumcarbonat tritt in der Natur als Witherit auf. Die homöopathische Urtinktur wird aus reinem Bariumcarbonat hergestellt.
Urtinktur: D 1 AG 1/10
Hinweis: Seien Sie mit diesem Mittel vorsichtig. Barium carbonat ist giftig. Es kann Erbrechen, Koliken, Durchfall, Muskelkrämpfe, Bluthochdruck, Herzrhythmusstörungen, Schwäche und Krampfanfälle hervorrufen.
Wirkung: Bariumcarbonat wirkt auf die Blutgefäße, das Herz, die Drüsen, das lymphatische System und die Haut.
Anwendungsgebiete: Mit Bariumcarbonat werden Gefäßverkalkung, Mandelvergrößerungen, Altersherz, Drüsentuberkulose, allgemeine körperliche Schwäche, Gefühl von Spinnweben und von gespannter Kopfhaut, Halsschmerzen, Heiserkeit, Altershusten und Altersjucken behandelt. Angewendet werden Tabletten mit den Verdünnungen D 3 bis D 30, Tropfen mit Verdünnungen ab D 8 und Ampullen mit Verdünnungen ab D 8. Die Wirkung von Bariumcarbonat tritt aber erst nach zwei bis drei Wochen deutlich hervor. Besonders wirksam ist es bei Kindern und alten Leuten.
Arzneimittelbild: Laut klopfende Herztöne, Gefäßverkalkung, Schwindelzustände, Gedächtnisschwäche, Schlaflosigkeit, Lymphknotenschwellungen, chronischer Ohrenfluß und tuberkulöse Lidrandentzündungen sind die wichtigsten Symptome des Arzneimittelbildes.

Barium chloratum
Bariumchlorid

Vorkommen, Verwendung: Bei Bariumchlorid handelt es sich um farblose, nicht wasserlösliche Kristalle, die zur Herstellung des homöopathischen Arzneimittels dienen.

Urtinktur: D 1 AG 1/10

Hinweis: Gehen Sie vorsichtig mit diesem Mittel um. Bariumchlorid ist giftig! (Vergiftungszeichen s. Bariumcarbonat S. 53). Das Mittel ist gesondert aufzubewahren.

Wirkung: Bariumchlorid wirkt auf die Mandeln, die Tuben, den Nasen-Rachen-Raum, das Herz und die Blutgefäße.

Anwendungsgebiete: Anwendung findet Bariumchlorid bei hohem Blutdruck (eventuell auch bei niedrigem Blutdruck), Altersherz, peripheren Durchblutungsstörungen, Gefäßverkalkung, Erkältungen, wiederkehrenden Entzündungen der Mandeln und Tuben- und Rachenentzündungen. Eingesetzt werden die Verdünnungen D 3, D 4, D 6 und Ampullen mit Verdünnungen ab D 4. Bei hohem und niedrigem Blutdruck sollten höhere Verdünnungen gegeben werden.

Arzneimittelbild: Die typischen Symptome des Arzneimittelbildes sind Bluthochdruck, Herzangst, häufiges Herzklopfen, besonders bei Linkslage, Schwäche- und Schweregefühl in den Beinen, Zittrigkeit, Leeregefühl in der Magengrube und im Oberbauchraum, Blähungen mit Durchfällen, Neigung zu wiederkehrenden Erkältungen mit Mandelentzündungen und Ohrenbeteiligung im Sinne einer Tubenentzündung mit Ohrenknacken, Verschluß der Tuben durch Schwellung und Gehörstörungen sowie trockene Rachenentzündungen. Schwäche und Leergefühl im Oberbauchraum sind ebenfalls Leitsymptome für Bariumchlorid.

Belladonna
Tollkirsche

Vorkommen, Verwendung: Die Tollkirsche (Atropa belladonna L.) kommt in Europa, Asien und Südamerika vor. Das homöopathische Arzneimittel wird aus der frischen Pflanze und dem Wurzelstock hergestellt, die am Ende der Blütezeit gesammelt werden. Die wichtigsten Inhaltsstoffe sind Atropin, l-Hyoscyamin, Cholin und Scopolamin.

Urtinktur: AG 1/2 +

Hinweis: *Tollkirsche ist verschreibungspflichtig bis einschließlich der Verdünnung D 3. Lassen Sie sich vor der Anwendung von einem Arzt beraten. Unsachgemäße Anwendung der Tollkirsche kann zur Vergiftung führen. Die Vergiftungssymptome sind weite Pupillen, Mundtrockenheit, Schluckbeschwerden, trockene Haut, schneller Puls, Magen- und Darmatonie, erhöhte Temperatur sowie starke Erregungszustände des Zentralnervensystems.*

Wirkung: Die Tollkirsche wirkt auf den Parasympathicus, das Zentralnervensystem, die peripheren Nerven, die Schleimhäute, die Hirnhäute, die Augen, die oberen Luftwege, den Magen-Darm-Trakt, die endokrinen Drüsen und die Haut.

Anwendungsgebiete: Die Tollkirsche wird angewendet bei vermehrter Hirndurchblutung, Schlaganfällen, beginnenden Fieberzuständen, Lungenanschoppung, Wundrose (Erysipel), Scharlach, Mandelentzündungen, Entzündungen der Gebärmutter, verlängerter und verstärkter Regelblutung und bei allen Erkrankungen, die mit Atropinsulfat behandelt werden. Anwendung findet die Tollkirsche in der Urtinktur den Verdünnungen D 1 bis D 30 und in Ampullen in den Verdünnungen D 3, D 4, D 6 und höher.

Arzneimittelbild: Charakteristische Symptome des Arzneimittelbildes der Tollkirsche sind fieberhafte Zustände mit arterieller Blutüberfüllung, starkes Herzklopfen, arterielle Pulsationen am ganzen Körper, besonders am hochroten Kopf, Schüttelfrost, heiße, dampfende Schweiße, die keine Erleichterung bringen, trockene Schleimhäute, hochroter Hals, hochrote Mandeln, Schluckbeschwerden, weite Pupillen und Kolikschmerzen, die sich durch Rückwärtsbeugen des Rumpfes bessern. Die Regel setzt zu früh ein, ist zu stark und übelriechend. Die Beschwerden verschlimmern sich durch Kälte, Zugluft, Aufregung und Sinneseindrücke. Die Beschwerden kommen und gehen in regelmäßigen Zeitabständen. Meistens treten sie ganz plötzlich auf.

Bellis perennis
Gänseblümchen

Vorkommen, Verwendung: Das Gänseblümchen (Bellis perennis L.) oder Maßliebchen hat seine Heimat auf den Wiesen in ganz Europa und Asien. In der Homöopathie wird die frische, blühende Pflanze mitsamt der Wurzel verwendet. Die Inhaltsstoffe des Gänseblümchens sind Bitterstoff, Inulin, Saponin sowie ätherisches Öl.

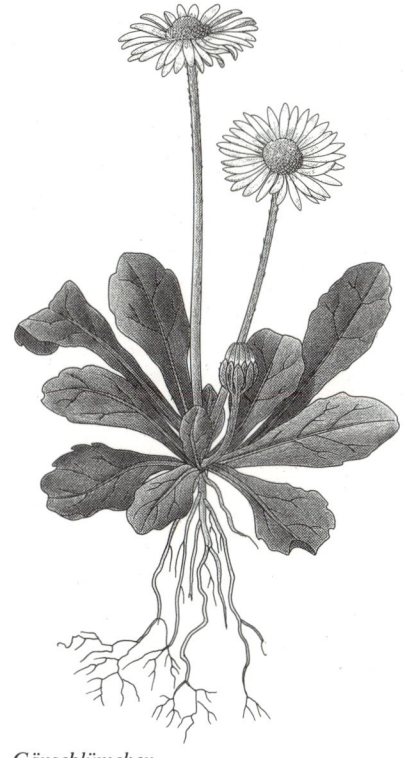

Gänseblümchen

Urtinktur: AG 1/2
Wirkung: Das Gänseblümchen wirkt auf die Blutgefäße, die Muskeln, die Atemwege, die Mundschleimhaut, den Magen-Darm-Trakt und die Haut.
Anwendungsgebiete: Anwendung findet das Gänseblümchen nach Verletzungen, Quetschungen, Prellungen, Blutergüssen, bei Rheumatismus, Entzündungen der Atemwege, Magen-Darm-Entzündungen, schmerzhafter Regelblutung, Muskelerkrankungen, Eiterbeulen und Hautentzündungen (Ekzeme). Das Gänseblümchen ist wie der Bergwohlverleih sowohl innerlich als auch äußerlich sehr gut wirksam. Äußerlich verwendet man 2 Kaffeelöffel Tinktur auf ½ l Wasser. In Gebrauch sind die Verdünnungen D 2, D 3, D 4, D 6 und Ampullen mit Verdünnungen ab D 3. Äußerlich kann die Urtinktur auch unverdünnt gegen Muttermale und bei jugendlicher Akne angewendet werden. Sie wird mit einem weichen Haarpinsel aufgetragen.
Arzneimittelbild: Das Gänseblümchen ruft ähnliche Symptome wie der Bergwohlverleih hervor (s. S. 48). Es wird deshalb auch »kleine Arnica« genannt. Die Beschwerden bessern sich durch Bewegung und Massage, sie verschlechtern sich durch Kälte.

Berberis vulgaris
Gemeine Berberitze

Vorkommen, Verwendung: Die Gemeine Berberitze (Berberis vulgaris L.), auch Sauerdorn genannt, hat ihre Heimat in Europa und Westindien. Verwendet wird die getrocknete Wurzelrinde, die die Wirkstoffe Berberin, Barbamin, Oxyacanthin und ätherisches Öl enthält.
Urtinktur: D 1 AG 1/10
Wirkung: Die Gemeine Berberitze entfaltet ihre Wirkung speziell auf die Nieren, die ableitenden Harnwege, die Leber, die Gallenblase, die Schleimhäute, das Ner-

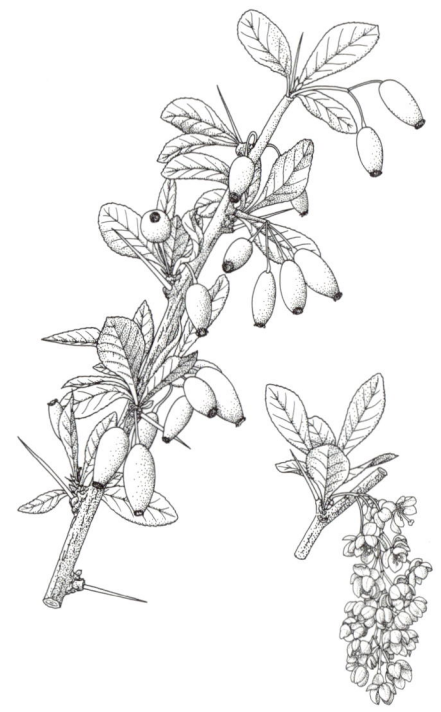

Gemeine Berberitze

vensystem, den Darm, die Muskeln, die Sehnen und die Haut.

Anwendungsgebiete: Anwendung findet die Gemeine Berberitze bei Nierenleiden, Gicht, Neigung zu Gallen- und Nierensteinen, funktionellen und organischen Störungen der Gallenblase (Cholezystopathie), Rheumatismus, Muskelzucken, Kältegefühl im Magen. Appetitlosigkeit, Sodbrennen, Hämorrhoiden, Anschwellungen der Lymphknoten, Blasenentzündungen und brennenden Schmerzen beim Wasserlassen. Eingesetzt wird die Gemeine Berberitze in den Verdünnungen D 1 bis D 12 und in Ampullen in den Verdünnungen D 4, D 6, D 12 und höher.

Arzneimittelbild: Folgende Symptome sind typisch für das Arzneimittelbild der Gemeinen Berberitze: Rückenschmerzen bei Reizerscheinungen durch Gallen- oder Nierensteine, Leberschmerzen, leichte Gelbsucht, Muskel- und Gelenkrheumatismus bei Gicht, Nierengrieß und salziger

Harn mit rötlichem Sediment. Alle Beschwerden verschlimmern sich durch Bewegung und Anstrengung. Im Vordergrund der Beschwerden steht aber immer die Harnsäureüberladung des Blutes.

Bismutum subnitricum
Basisches Wismutnitrat

Vorkommen, Verwendung: Wismutnitrat wird durch Auflösen von Wismut in Salpetersäure gewonnen.
Urtinktur: D 1 AG 1/10
Wirkung: Basisches Wismutnitrat wirkt auf den Magen und den Zwölffingerdarm.
Anwendungsgebiete: Angewendet wird basisches Wismut bei Magenentzündungen, Magen- und Zwölffingerdarmgeschwüren und unbestimmten Magen-Darm-Störungen. Es werden Tabletten mit den Verdünnungen D 3, D 4 und Tropfen und Ampullen mit Verdünnungen ab D 8 eingesetzt.
Arzneimittelbild: Die Symptome des Arzneimittelbildes von basischem Wismutnitrat sind: Magenschmerzen mit Würg- und Brechreiz sowie bitterer Mundgeschmack, Blähungen, Darmkoliken, Durchfälle und Zwerchfellhochstand. Alle Beschwerden sind mit häufigen Kopfschmerzen verbunden. Die Magenschmerzen bessern sich durch Strecken und Rückwärtsbeugen. Sie verschlimmern sich jedoch durch Essen, wobei das Gegessene oft sofort wieder erbrochen wird.

Borax
Natriumtetraborat

Vorkommen, Verwendung: In der Natur kommt Natriumtetraborat als Tinkal in Binnenseen vor. In reiner Form bildet es farblose, durchsichtige Kristalle, die zur Herstellung des homöopathischen Arzneimittels verwendet werden.

Urtinktur: D 2 AG 1/100

Wirkung: Natriumtetraborat wirkt auf das Zentralnervensystem, die Mundschleimhaut, die Haut, den Magen-Darm-Kanal, die Gebärmutter, die Harnorgane und die Blutgefäße.

Anwendungsgebiete: Natriumtetraborat wird angewendet bei Nervosität der Kinder in Verbindung mit Magen-Darm-Entzündungen, rundlich-entzündlichen Mundschleimhautveränderungen (Aphthen), Weißfluß, chronischen Magenentzündungen, Blasen- und Nierenbeckenentzündungen, Mundgeschwüren, Mundfäule und Übelkeit und Brechreiz (auch während des Essens). Es hilft besonders bei Frauen und Kindern. Eingesetzt werden die Verdünnungen D 3, D 4, D 6 und Ampullen mit den Verdünnungen D 4, D 6.

Arzneimittelbild: Zu Natriumtetraborat gehört folgendes Arzneimittelbild: Benommenheit, Schwindelzustände, Gliederzittern, Schlafstörungen, starke Empfindlichkeit gegen Geräusche, schlecht heilende Wunden, die sich leicht entzünden, das Auftreten von Wundrosen, Gürtelrosen, Akne, vermehrter Talgfluß, schuppenflechtenartige Hauterkrankungen, Mundgeschwüre, Mundfäule, juckende Augenbindehäute, borkenbildender Schnupfen, chronische Magenschleimhautentzündungen mit Völlegefühl, Schläfrigkeit und Übelkeit nach dem Essen, Unverträglichkeit von Wein, Harnwegentzündungen, unwillkürlicher Harnabgang und stinkender Urin. Bei naßkaltem Wetter verschlimmern sich die Beschwerden.

Bovista
Riesenbovist

Vorkommen, Verwendung: Den Riesenbovist (Calvatia gigantea [Bartsch ex Pers.] Fries) kann man in Mitteleuropa finden. Verwendet werden die getrockneten Sporen des reifen Pilzes. Der ist ein noch unbekanntes Gift, das auf die Haargefäße, die Kapillaren, wirkt.

Urtinktur: D 1 AG 1/10

Wirkung: Der Riesenbovist wirkt auf die Gefäßnerven, die Gebärmutter, die Haut, den Magen-Darm-Kanal, das Herz die endokrinen Drüsen und die Haargefäße.

Anwendungsgebiete: Der Riesenbovist wird bei venösen Blutungen, verlängerten und verstärkten Regelblutungen, Zwischenblutungen, Weißfluß und schmerzhaften Regelblutungen angewendet.

Arzneimittelbild: Die charakteristischen Symptome des Arzneimittelbildes sind ein Gefühl, als ob das Herz und der Kopf vergrößert seien, Depressionen, Gedankenverwirrung, verlängerte und verstärkte Regelblutungen, scharfer, ätzender Weißfluß, Kreuzschmerzen mit dem Gefühl, als ob alles heruntergedrückt werde, Nasenbluten bei Blutungsneigung, gesteigerter Geschlechtstrieb, Leibkoliken, fauler Geschmack im Mund, der aus dem Magen kommt, Gefühl eines Eisklumpens im Magen, hartnäckiger Schluckauf, Blähungen, Durchfall, starke Kopfschmerzen und deutlich fühlbare Herzschläge. Die Symptome sind frühmorgens sowie vor und während der Regel schlimmer.

Bryonia
Rote Zaunrübe

Vorkommen, Verwendung: Die Rote Zaunrübe oder Teufelsrübe (Bryonia cretica L. ssp., Bryonia dioica [Jacq.] Tutin) ist in Europa und Asien beheimatet. Zur Herstellung des homöopathischen Arzneimittels wird die frische, dicke, rübenförmige Wurzel, die vor der Blüte gesammelt wird, verwendet. Ihre Inhaltsstoffe sind verschiedene bittere Cucurbitacine, Bryosid, Bryoamarid, Bryonol- und Bryononsäure, Anthrachinonderivate, die Enzyme Peroxidase und Elaterase sowie fiebererzeugende Polysaccharide.

Urtinktur: AG 1/2

Hinweis: *Das Mittel ist gesondert aufzubewahren.*

Wirkung: Die Rote Zaunrübe wirkt auf das Zentralnervensystem, die Schleimhäute, die äußere Haut von Organen, die Gelenkinnenhäute, die Atemwege und den Verdauungstrakt.

Anwendungsgebiete: Die Rote Zaunrübe hat einen breiten Wirkungsbereich. Sie wird bei Rachen- und Kehlkopfentzündungen, trockenen Entzündungen der Atemwege, besonders bei Grippehusten, Brustfellentzündungen, Muskel- und Gelenkrheumatismus, Magenschleimhautentzündungen, Leberleiden, Verstopfung, stechenden Schmerzen in der Brustwand und am Zwerchfell und Fieber bei rheumatischen Erkrankungen angewendet. Eingesetzt werden neben der Urtinktur die Verdünnungen D 1, D 2, D 3, D 4, D 6 sowie Ampullen mit den Verdünnungen D 3, D 4, D 6, D 12 und höher. Bei akuten Gelenkentzündungen verordnet man am besten die Verdünnung D 1 oder D 2, achte aber auf eine Überempfindlichkeit.

Arzneimittelbild: Das Arzneimittelbild der Roten Zaunrübe umfaßt Symptome wie reizbare, schlechte Stimmung, Kopfschmerzen, trockener, schmerzhafter Reizhusten, bitterer Mundgeschmack, weiß belegte Zunge, Magendrücken wie ein Stein morgens gleich nach dem Frühstück, Schmerzen unter dem rechten Rippenbogen, Blähungen im Wechsel mit Verstopfungen und Durchfällen sowie heiß-rote, berührungsempfindliche, sehr schmerzhafte Entzündungen in einigen Gelenken.

Bufo
Gemeine Kröte

Vorkommen, Verwendung: Die Gemeine Kröte (Bufo vulgaris Laur.) ist von Europa bis Nordasien verbreitet. Das homöopathische Arzneimittel wird aus dem Gift der Hautdrüsen dieser Kröte hergestellt. Es enthält herzwirksame Substanzen (zum Beispiel Bufatolin) und Bufotenin, das auf die Nerven wirkt.

Urtinktur: D 2 AG 1/100

Hinweis: *Das Mittel ist gesondert aufzubewahren.*

Wirkung: Das Gift der Gemeinen Kröte wirkt auf das Zentralnervensystem, das Herz und die Haut.

Anwendungsgebiete: Mit diesem Mittel werden anfallsweise auftretende Herzschmerzen (Angina pectoris), Sexualneurosen, Eiterbeulen, Nagelumlauf mit Entzündung der Lymphgefäße, Schwellungen (Ödeme), die durch Lymphstau verursacht werden, Eiterblasen an der Haut und an den Schleimhäuten sowie fallsuchtähnliche Zustände behandelt. Man verwendet Tabletten mit den Verdünnungen D 6, D 8, D 10, D 12 und Ampullen ab D 8.

Arzneimittelbild: Typisch für das Arzneimittelbild sind die Neigung zu fallsuchtähnlichen Krämpfen, gesteigerte Erregbarkeit der Muskulatur, begleitet von Muskelkrämpfen, Fallsucht, Regelstörungen sowie der Neigung zu Hauteiterungen.

Cactus
Königin der Nacht

Vorkommen, Verwendung: Die Königin der Nacht (Selenicereus grandiflorus [L.] Britt. et Rose) hat ihre Heimat in Mittelamerika und auf den Antillen. Verwendet werden die frischen, jungen Stengel und die Blüten, um das homöopathische Arzneimittel herzustellen. In den Pflanzen findet man Cactin.

Urtinktur: AG 1/3

Wirkung: Die Königin der Nacht wirkt auf die Herzkranzgefäße, das Herz und die Muskulatur der Blutgefäße.

Anwendungsgebiete: Anwendung findet die Königin der Nacht bei anfallsweisen Herzschmerzen (Angina pectoris), Herzangst, Entzündungen der Herzinnenhaut, Entzündungen der Herzmuskulatur und beim Hinken durch mangelnde Durchblutung (Claudicatio intermittens). Zur Behandlung der Herzangst ist die Königin der Nacht eins der wichtigsten Mittel. Eingesetzt werden neben der Urtinktur, die Verdünnungen D 1, D 2, D 3, D 4, D 6 und Ampullen mit den Verdünnungen D 3, D 4, D 6, D 12 oder noch höher.

Arzneimittelbild: Typische Symptome des Arzneimittelbildes sind Herzstiche und Beengung in der Herzgegend, Herzangst und Blutandrang zum Kopf.

C

Caladium seguinum
Schweigrohr

Vorkommen, Verwendung: Das Schweigrohr (Dieffenbachia seguine [Jacq.] Schott) hat seine Heimat in Mittel- und Südamerika sowie in Westindien. Das homöopathische Arzneimittel wird aus der frischen, ganzen Pflanze, deren Wirkstoffe noch nicht bekannt sind, hergestellt.

Urtinktur: AG 1/3

Hinweis: *Das Mittel ist gesondert aufzubewahren.*

Wirkung: Das Schweigrohr wirkt auf die Geschlechtsorgane.

Anwendungsgebiete: Anwendung findet dieses Mittel bei Juckreiz an der weiblichen Scham und in der Scheide, vorzeitigem Samenerguß (Ejaculatio praecox), Unfähigkeit, den Beischlaf zu vollziehen, (Impotentia coeundi) und Zeugungsunfähigkeit (Impotentia generandi). Eingesetzt werden, außer der Urtinktur, die Verdünnung D 2 sowie Ampullen D 4.

Arzneimittelbild: Die typischen Symptome des Arzneimittelbildes sind Reizung des Penis mit Wundheitsgefühl, Juckreiz der Haut bei Frauen, mangelnde Peniserektion, mangelnder Sexualtrieb, vorzeitiger Samenerguß und ausbleibender Orgasmus bei Männern.

Calcium carbonicum Hahnemanni
Austernschalenkalk

Vorkommen, Verwendung: Austernschalenkalk enthält Calciumcarbonat und außer Mangan noch verschiedene Spurenelemente. Er wird aus den inneren, schneeweißen Teilen der Auster Ostrea edulis gewonnen.

Urtinktur: D 1 AG 1/10

Wirkung: Austernschalenkalk wirkt besonders auf das Zentralnervensystem, die Lymphknoten, die Nebenschilddrüsen, die Keimdrüsen, den Magen-Darm-Kanal, die Schleimhäute und die Muskeln. Austernschalenkalk ist ein Mittel, das am besten bei hellhaarigen, aufgeschwemmtstämmigen Erwachsenen und Kindern wirkt.

Anwendungsgebiete: Austernschalenkalk dient zur Behandlung von Rachitis, kindlicher Stoffwechselstörung mit Neigung zu Krämpfen (Spasmophilie), Hauttuberkulose, Muskelstarre, anfallsweiser Atemnot (Bronchialasthma), chronischen Magen-Darm-Entzündungen, Ausfluß kleiner Mädchen, Funktionsstörungen innerer Drüsen, Knochenleiden, Milchschorf, wunder Haut, fettigen, nässenden Hautausschlägen, Fisteln, Geschwüren, Achsellymphknotenschwellungen und Rückenschmerzen. Verwendet werden Tabletten mit den Verdünnungen D 2 bis D 30 und Ampullen mit den Verdünnungen D 8, D 10, D 12 und höher.

Arzneimittelbild: Typische Symptome sind dicker Kopf, geistige Schwerfälligkeit, Veranlagung zur Fallsucht, mangelhaftes Wachstum, Abmagerung, rachitische Zeichen, Mandelvergrößerungen, Lymphknotenschwellungen, Milchschorf, nässende fettige Hautausschläge, tuberkulöse Augen-, Ohren- und Drüsenerkrankungen, Kopfschweiß, schweißige Füße, Durchfall, saure Stühle mit unverdauten Nahrungsresten, saures Erbrechen, Magenübersäuerung mit Verlangen nach Milch und Eiern,

Kurzatmigkeit, zu früh einsetzende, zu lang anhaltende und zu stark verlaufende Regel, die bei Erkältungen ausbleibt, und Weißfluß. Die Symptome verschlimmern sich bei Nässe, Kälte, Anstrengung und nach dem Essen; sie bessern sich im Freien.

Calcium fluoratum
Calciumfluorid

Vorkommen, Verwendung: Calciumfluorid kommt als Flußspat vor.
Urtinktur: AG 1/10
Hinweis: *Das Mittel ist gesondert aufzubewahren.*
Wirkung: Calciumfluorid wirkt hauptsächlich auf die Gelenkkapseln, die Bänder und Sehnen, die Venen, die Lymphknoten und die Knochen.
Anwendungsgebiete: Bei folgenden Erkrankungen wird mit Calciumfluorid behandelt: Bindegewebsschwäche (besonders der Gebärmutter, der Eileiter und der Eierstöcke), Krampfadern, Knochenkaries, Knochenhautentzündungen, Bindegewebs- und Drüsenverhärtungen (»homöopathischer Weichmacher«), Knochenauswüchse, Hämorrhoiden mit stechenden Schmerzen, chronischen Mittelohrentzündungen und verhärteten Geschwülsten der weiblichen Brust. Angewendet werden Tabletten mit den Verdünnungen D 3 bis D 30 und Ampullen mit den Verdünnungen D 8, D 12.
Arzneimittelbild: Charakteristische Symptome des Arzneimittelbildes von Calciumfluorid sind schlaffes Bindegewebe, Veranlagung zu Krampfadern mit stechenden Schmerzen, Lendenschmerzen, Hexenschuß durch Knochenveränderungen an der Lendenwirbelsäule, Drüsenverhärtungen, Verhärtungen der Muskelhüllen und der Sehnen, Vorfallgefühl im Geburtskanal, schlaffes Beckenbindegewebe und Schwund des Zahnhalteapparats (Parodontose).

Calcium hypophosphorosum
Calciumdihydrogenphosphat

Vorkommen, Verwendung: Es handelt sich um das primäre Salz der Phosphorsäure. Es bildet lange, glänzende Prismen, die zur Herstellung des homöopathischen Arzneimittels dienen.
Urtinktur: D 1 AG 1/10
Wirkung: Calciumdihydrogenphosphat wird wegen seiner Wirkung auf die Knochen, das Bindegewebe und die Lungen verwendet.
Anwendungsgebiete: Calciumdihydrogenphosphat wird angewendet bei Lungen- und Hauttuberkulose, Hornhautentzündung des Auges, Knochenmarksentzündungen und anderen chronischen Eiterungen. Calciumdihydrogenphosphat kann bei Lungentuberkulose neben der Chemotherapie zusätzlich verordnet werden, da es ein gutes Mittel gegen Husten und Nachtschweiß ist. Eingesetzt werden die Verdünnungen D 3, D 4.
Arzneimittelbild: Das Arzneimittelbild von Calciumdihydrogenphosphat ähnelt sehr dem Arzneimittelbild von Calciumhydrogenphosphat (s. S. 61).

Calcium jodatum
Calciumjodid

Vorkommen, Verwendung: Zur Herstellung der Urtinktur wird reines Calciumjodid verwendet.
Urtinktur: D 1 AG 1/10
Hinweis: *Das Mittel ist gesondert aufzubewahren.*
Wirkung: Calciumjodid wirkt speziell auf die Lymphknoten, die Mandeln, die Schilddrüse und die Schleimhäute der oberen Luftwege.
Anwendungsgebiete: Calciumjodid wird bei tuberkulösen Drüsen, Vergrößerung der Schilddrüse, entzündlichen Lymphknoten, chronischen Mandelentzündungen,

Mittelohrentzündungen, chronischen Rachenentzündungen, Entzündung der Atemwege sowie chronischen Knocheneiterungsprozessen eingesetzt. Verwendung finden die Verdünnungen D 2 bis D 6 und Ampullen mit Verdünnungen ab D 4.
Arzneimittelbild: Das Arzneimittelbild von Calciumjodid gleicht dem Arzneimittelbild von Austernschalenkalk (s. S. 59).

Calcium phosphoricum
Calciumhydrogenphosphat

Vorkommen, Verwendung: Calciumhydrogenphosphat ist ein weißes Pulver, das in verschiedenen Mineralien, aber auch im Guano, vorkommt. Das homöopathische Arzneimittel wird aus möglichst reinem Calciumhydrogenphosphat hergestellt.
Urtinktur: AG 1/10
Wirkung: Calciumhydrogenphosphat wirkt auf das Zentralnervensystem, die Lymphknoten, die Knochen, die Schleimhäute und den Magen-Darm-Kanal.
Anwendungsgebiete: Mit diesem homöopathischen Arzneimittel werden nervenschwache Kinder, Wachstumsstörungen, Bleichsucht, Rachitis, Tuberkulose der Lungenwurzel, Tuberkulose der Haut, chronische Magen-Darm-Entzündungen, Schmerzen an den Knochennähten, Weißfluß, Knochenbrüche (besonders bei älteren Menschen) Ernährungsstörungen, Schulkopfschmerzen bei Kindern, verzögerte Kalkbildung und körperliche Schwäche behandelt. Eingesetzt werden Tabletten mit den Verdünnungen D 2 bis D 30, Tropfen ab der Verdünnung D 8 und Ampullen mit der Verdünnung D 8 und der Verdünnung D 12.
Arzneimittelbild: Es umfaßt Symptome wie rasche Abmagerung, körperliche und geistige Schwäche, Zeichen von Rachitis und Tuberkulose, verzögerte Knochenbildung (bei schmalen, abgemagerten Kindern), Schwäche der Wirbelsäule, Scheuer-

mann'sche Erkrankung, schlechte Zahnentwicklung, früh auftretende Zahnkaries, Neigung zur Bleichsucht, Nachtschweiß (besonders am Kopf und am Hals), Blähungen, chronische Durchfälle mit wäßriggrünlichen Stühlen und unverdauten Nahrungsresten, verzögerter Verschluß der Fontanellen, neuralgische Beschwerden bei jedem Witterungswechsel, Kopfschmerzen bei bleichsüchtigen Kindern und Entzündungen des Nierenbeckens, begleitet von Grieß- und Steinbildung. Eigenartigerweise besteht bei den Beschwerden das Verlangen nach Salzigem und Geräuchertem. Die Beschwerden verschlimmern sich durch Nässe, Kälte, Zugluft und Anstrengung.

Calcium sulfuricum
Calciumsulfat

Vorkommen, Verwendung: Calciumsulfat tritt in der Natur in mehr oder weniger reiner Form als Anhydrit oder Gips auf. Die Homöopathie verwendet reines Calciumsulfat.
Urtinktur: AG 1/10
Wirkung: Calciumsulfat hat eine tiefgreifende Heilwirkung auf eitrige Prozesse.
Anwendungsgebiete: Calciumsulfat wird angewandt bei Abszessen, Eiterbeulen, Eiterausschlägen (Pyodermien), Hornhautentzündungen des Auges, Mandelvereiterungen, Fisteln und Nierenentzündungen. Calciumsulfat wirkt besonders auf aufgebrochene oder aufgeschnittene Abszesse. Eingesetzt werden Tabletten in D 4, D 6 und Ampullen mit der Verdünnung D 6.
Arzneimittelbild: Das Arzneimittelbild von Calciumsulfat entspricht dem Arzneimittelbild der Kalkschwefelleber (s. S. 59).

Ringelblume

Vorkommen, Verwendung: Die Ringelblume (Calendula officinalis L.) kommt in ganz Europa vor. Sie ist ein altes, volkstümliches Wundheilmittel. Verwendet wird das zur Zeit der Blüte gesammelte Kraut. Seine Inhaltsstoffe sind ätherisches Öl, Carotin, Lycopin, Rubixanthin, Violaxanthin, Faradiol, Saponin, Harz, Salicylsäure und andere Inhaltsstoffe mehr.

Urtinktur: AG 1/3

Wirkung: Die Ringelblume wirkt ähnlich wie der Bergwohlverleih (s. S. 48).

Anwendungsgebiete: Das Arzneimittel findet Anwendung bei rissigen, frischen und alten Verletzungen, Unterschenkelgeschwüren, stark eiternden Wunden, flechtenartigen Ausschlägen, Nagelgeschwüren, wundgelegenen Stellen, Verhärtungen der Brustdrüsen und Knochenfraß. Die Ringelblume sollte immer gleichzeitig innerlich und äußerlich angewendet werden. Gebräuchlich sind die Verdünnungen D 1, D 3, D 4. Zur äußerlichen Behandlung wird Ringelblumensalbe verwendet, oder man gibt Calendula extern 1 bis 2 Teelöffel auf ¼ l Wasser.

Arzneimittelbild: Ein eigenständiges Arzneimittelbild liegt nicht vor. Zur Orientierung kann man das Arzneimittelbild des Bergwohlverleihs heranziehen (s. S. 48).

Campher

Vorkommen, Verwendung: Campher ist ein Keton. Es wird durch Wasserdampfdestillation aus dem zerkleinerten Holz des Campherbaumes gewonnen. Er ist in China, Südjapan und Taiwan beheimatet.

Urtinktur: D 1 AG 1/10

Wirkung: Campher wirkt speziell auf das Zentralnervensystem (besonders auf das Gefäßnervenzentrum und die Hirnrinde), die Haut und die Schleimhäute, den Magen-Darm-Trakt, das Herz, die Blutgefäße und die Keimdrüsen.

Anwendungsgebiete: Benutzt wird Campher zur Behandlung von Kollapszuständen, Koliken, Krampfneigungen, Grippe, Entzündungen der Nasenschleimhaut und bei leichtem Verlauf der Cholera, einer oft tödlich verlaufenden, ansteckenden Krankheit mit heftigem Brechdurchfall. Anwendung finden neben der Urtinktur die Verdünnungen D 1 bis D 6 und Ampullen mit den Verdünnungen D 4 und D 6. Gebräuchlich ist auch Campher-Rubini. Werden 1 bis 2 Tropfen davon auf die Zunge gebracht, wirkt es sofort bei Kollapszuständen und Ohnmachtsanfällen.

Arzneimittelbild: Typisch für das Arzneimittelbild sind Symptome wie plötzliche Erweiterung der Blutgefäße mit starkem Blutdruckabfall (Vasomotorenkollaps) und kaltem Schweiß, Blässe, Blausucht, Übelkeit und Erbrechen, Todesangst, Krampf-

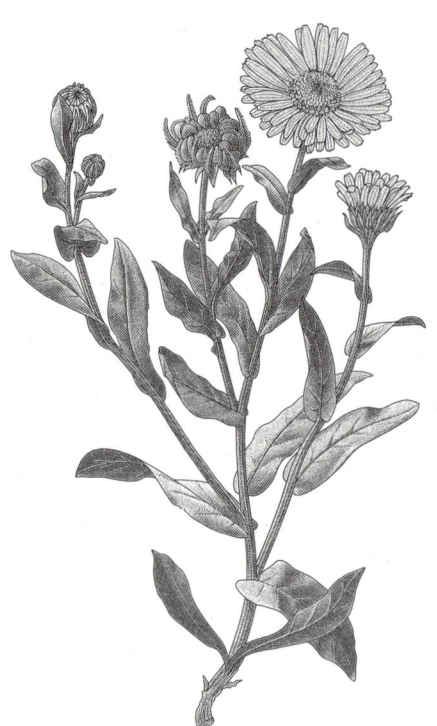

anfälle, kleiner, kaum fühlbarer Puls, Kurzatmigkeit, Schnupfen mit verstopfter Nase,
akutes Fieber bei beginnenden Infektionen
und Durchfälle mit anschließender, großer
Schwäche. Die Beschwerden verschlimmern sich durch Kälte, Bewegung und
während der Nacht. Eine Besserung erfolgt
durch Schwitzen.

Cantharis
Blasenkäfer oder Spanische Fliege

Vorkommen, Verwendung: Den Blasen-
käfer (Lytta vesicatoria L.), fälschlicherweise auch »Spanische Fliege« genannt,
kann man in Mittel- und Südeuropa
antreffen. Er ist leider durch Insektizide
vom Aussterben bedroht. Zur Herstellung
des homöopathischen Arzneimittels wird
der getrocknete und pulverisierte Käfer
verwendet. Er enthält Cantharidin.
Urtinktur: D 1 AG 1/10 +
Hinweis: *Dieses Arzneimittel ist bis einschließlich der Verdünnung D 3 verschreibungspflichtig, da es Cantharidin enthält, das
giftig ist.* Bei einer Vergiftung kann es zu
eitrigen Entzündungen, tiefen Geschwüren,
Nierenschäden, Darmblutungen und zum
Tod durch Harnverhalten kommen. Lassen Sie sich also ärztlich beraten, bevor Sie
dieses Mittel anwenden.
Wirkung: Die Blasenkäfertinktur wirkt
auf die Keimdrüsen, die Schleimhäute, die
Organhäute, den Magen-Darm-Kanal und
das Zentralnervensystem.
Anwendungsgebiete: Die Blasenkäfertinktur wird angewendet bei Nierenentzündungen, Blasenentzündungen, Harnröhrenentzündungen mit Abgang von blutigem
Schleim, Harnverhalten mit krampfhaften
Blasenschmerzen, Weißfluß mit Brennen
beim Wasserlassen, Entzündungen der
Vorsteherdrüse, Entzündung der Eichel,
Brustfellentzündungen, Herzbeutelentzündungen und Hautentzündungen. Eingesetzt

werden die Verdünnungen D 3 bis D 12
und Ampullen mit den Verdünnungen
D 4, D 6 und höher. Meistens aber werden Verdünnungen ab D 6 bevorzugt.
Arzneimittelbild: Das Arzneimittelbild
umfaßt folgende Symptome: starke Entzündungen aller Schleimhäute, wobei
jedoch überwiegend die Schleimhäute der
Harnorgane betroffen sind, starkes Brennen an den entzündeten Stellen, starke
Magenschmerzen mit Leibschwächen,
Durchfälle mit Brennen am After, begleitet
vom Abgang von Schleim und Blut, blasenbildende Hautentzündungen und entzündliche Rachenerscheinungen. Typisch
für die Symptome ist, daß sie sich beim
Trinken und Wasserlassen verschlimmern.

Capsicum
Spanischer Pfeffer

Vorkommen, Verwendung: Spanischer
Pfeffer (Capsicum annuum L.) oder
Paprika hat seine Heimat in Mittel- und
Südamerika sowie Südeuropa. Verwendet
werden die reifen, getrockneten Früchte.
Ihre Inhaltsstoffe sind Capsaicin (Vanilly-
lamid), Flavonglykoside, Solanin, Solani-
din, Carotinoide und Vitamin C, B_2 und E.
Urtinktur: D 1 AG 1/10
Wirkung: Spanischer Pfeffer wirkt auf die
Haut, die Schleimhäute, den Magen-
Darm-Trakt und das Innenohr.
Anwendungsgebiete: Anwendung findet
Spanischer Pfeffer bei Magenschleimhaut-
entzündungen, Leberstauungen, Hämor-
rhoiden, chronischen Tuben- und Rachen-
entzündungen, chronischen Mittelohrent-
zündungen, Hautausschlägen und Hautent-
zündungen, besonders im Gesicht.
Üblicherweise wird mit den Verdünnun-
gen D 3, D 4 und mit Ampullen mit den
Verdünnungen D 4, D 6 behandelt.
Arzneimittelbild: Zum Arzneimittelbild
des Spanischen Pfeffers gehören folgende
Symptome: Trägheit, Abneigung gegen

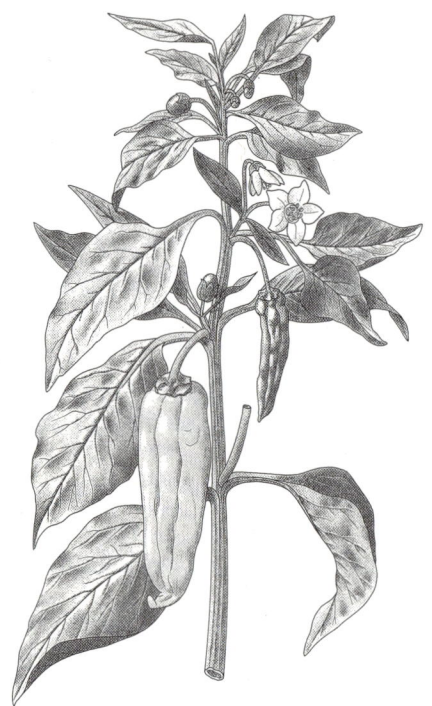

Spanischer Pfeffer

Bewegung, launige Stimmung, Reizbarkeit, Schreckhaftigkeit, Empfindlichkeit, entzündliche Reizung der Haut und der Schleimhäute, Fieber mit Schüttelfrost, trockene, rote Zunge, Magendruck mit Brennen und Übersäuerung, Sodbrennen, saurer Geschmack im Mund, Brechreiz, starke Blähungen, blutige, schleimige Durchfälle bei brennenden Hämorrhoiden, wunder After, trockener, bellender Husten mit Kitzeln im Kehlkopf, stinkender Atem und Ohrenschmerzen mit Abfluß von Eiter. Typisch ist das Brennen der Haut und der Schleimhäute sowie ein allgemeines Kältegefühl. Die Symptome verschlimmern sich durch Trinken und Wasserlassen, das starke Blasenkrämpfe und starkes Brennen verursacht.

Tierkohle

Vorkommen, Verwendung: Tierkohle wird durch die Verkohlung von Knochen, Fleisch oder auch eingetrocknetem Blut gewonnen.
Urtinktur: AG 1/10
Wirkung: Die spezielle Wirkung der Tierkohle erstreckt sich auf das Zentralnervensystem, die Lymphknoten, die Schleimhaut des Magen-Darm-Kanals, das Herz und den Kreislauf. Sie wirkt am besten bei älteren und durch lange Krankheit geschwächten Menschen.
Anwendungsgebiete: Anwendung findet Tierkohle bei Magenschleimhautentzündungen, Übersäuerung des Magens (Hyperacidität), Magenschlaffheit (Magenatonie), Verdauungsstörungen (Dyspepsie), Herz-Kreislauf-Beschwerden durch Magen-Darm-Erkrankungen (Roemheld-Syndrom), mehrfachen Drüsenschwellungen mit Verhärtungen und zur ausschließlich unterstützenden Behandlung bei Magen-, Mastdarm- und Gebärmutterkrebs. Bei Kreislaufsymptomen (Kollaps) tritt Tierkohle gegenüber Holzkohle zurück. Am meisten verwendet werden Tabletten mit den Verdünnungen D 4, D 6, D 8 oder noch höheren Verdünnungen. Zur Injektion werden am häufigsten Ampullen mit der Verdünnung D 12 eingesetzt.
Arzneimittelbild: Das Arzneimittelbild der Tierkohle entspricht dem Arzneimittelbild der Holzkohle (s. nächste Seite). Tierkohle wird jedoch bei Drüsentumoren bevorzugt.

Holzkohle

Vorkommen, Verwendung: Holzkohle wird aus Rotbuchen- oder Birkenholz gewonnen.
Urtinktur: AG 1/10

Wirkung: Besondere Wirkung hat Holzkohle auf das Zentralnervensystem (besonders das Atemzentrum), das Blut, die
Haut, die Schleimhäute, den Magen-
Darm-Kanal, das Herz- und Kreislaufsy-
stem sowie die Lymphknoten. Holzkohle
wirkt gut bei abgemagerten, geschwächten
Menschen.

Anwendungsgebiete: Angewendet wird
Holzkohle wie Tierkohle, ferner bei Blähsucht, chronischen Atemwegsentzündun-
gen, Lungenblähung, Krampfadern, Unterschenkelgeschwüren, Blutstauungen in den
Venen, Eiterbeulen, plötzlichem Nachlassen der Kräfte, flechtenartigen Hautausschlägen und brennenden Hämorrhoiden.
Üblicherweise wird mit den Verdünnungen D 3 bis D 30 und höher sowie mit
Ampullen mit den Verdünnungen D 8,
D 12 und höher behandelt.

Arzneimittelbild: Es umfaßt folgende
Symptome: Blutstauungen in den Venen,
Kollapsneigung, darniederliegender Kreislauf, kalter Schweiß, blaß-bläuliche und
eiskalte Haut, venöse Blutungen, Magenschleimhautentzündungen bei starker
Magenblähung, Herz-Kreislauf-Beschwerden bei Magen-Darm-Erkrankungen
(Roemheld-Syndrom), starke Blähungen,
die nicht abgehen wollen, anfallartige
Atemnotbeschwerden, Herzangst mit ohn-
machtartigen Zuständen, Mundgeruch,
häufiges Aufstoßen und Magendrücken,
schlechte Wundheilung, schlecht heilende
Geschwüre, Zahnfleischblutungen, Bildung
von Krampfadern, stechendes, drückendes
und spannendes Gefühl in der Leber,
brennende Hämorrhoiden, die nach Stuhlabgang bluten, und stinkender Fußschweiß. Es tritt eine Verschlimmerung
der Symptome in feuchtwarmer Luft,
abends und nachts ein. Außerdem besteht
eine Abneigung gegen Milch, fette Speisen
und Alkohol.

Cardiospermum
Herzsame

Vorkommen, Verwendung: Der Herzsame (Cardiospermum halicacabum L.) ist
in den Tropen und Subtropen beheimatet.
Das homöopathische Arzneimittel wird
aus dem blühenden, frischen Kraut hergestellt.

Urtinktur: AG 1/3

Wirkung: Der Herzsame ist ein noch
neues Mittel in der Homöopathie. Einige
erfolgreiche Versuche weisen auf eine dem
Kortison ähnliche Wirkung hin.

Anwendungsgebiete: In der Volksmedizin finden das Kraut, der Samen und die
Wurzel eine von Gebiet zu Gebiet unterschiedliche Verwendung. Sie werden bei
Erkrankungen des rheumatischen Formen-
kreises, Verdauungsstörungen, Atemwegs-
beschwerden, Schuppen der Haut und Bla-
senkrankheiten eingesetzt. Außerdem werden sie als Reizmittel, Hautrötungsmittel,
schweißtreibendes Mittel und Mittel zur
Förderung des Eintritts der Regel genutzt.
In der Homöopathie dient der Herzsame
zur Behandlung von Rheumatismus, verschiedenen entzündlichen Gelenkerkrankungen, entzündlichen und allergischen
Erkrankungen der Haut wie Nesselsucht
(Urticaria), Arznei- und Waschmittelaller-
gien, Insektenstichen und entzündlich-juk-
kenden Hautveränderungen (Ekzeme). Er
wird außerdem bei allgemeinem Hautjuk-
ken und leichten Verbrennungen eingesetzt. Üblicherweise werden die Verdünnungen D 1 bis D 6 verwendet. Manchmal
können auch Ampullen mit der Verdünnung D 3 angezeigt sein. Zur äußerlichen
Behandlung verwendet man Cardiosper-
mum-Salbe. Gelegentlich kann auch die
Urtinktur angezeigt sein.

Arzneimittelbild: Eine Beschreibung des
Arzneimittelbildes ist zur Zeit noch nicht
möglich, da der Herzsame noch keiner
Arzneimittelprüfung nach homöopathischen Richtlinien unterzogen wurde.

Mariendistel

Vorkommen, Verwendung: Die Mariendistel (Silybum marianum L.) hat ihre Heimat im Mittelmeergebiet. Sie wird aber
auch in Deutschland angebaut. Es werden
nur reife, getrocknete Samen zur Herstellung des homöopathischen Arzneimittels
verwendet. Sie enthalten Flavonoide, Sily-
bin, Silychristin und Silydianin sowie Tyramin, Histamin, fettes Öl und Dehydrodi-
coniferylalkohol.

Urtinktur: AG 1/3

Wirkung: Die Mariendistel wirkt auf die
Leber, die Gallenblase und den Pfortaderkreislauf.

Anwendungsgebiete: Anwendung findet
die Mariendistel bei Leberentzündungen,
Gelbsucht, Gallenblasenleiden, Leber-
schrumpfung (Leberzirrhose), Stauungen

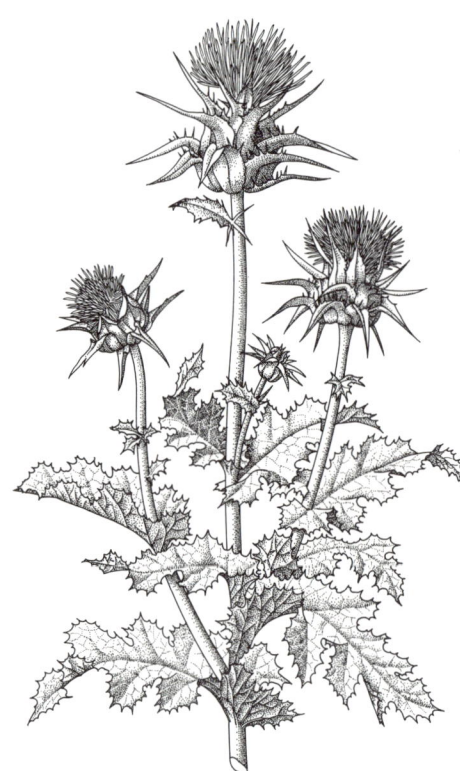

im Pfortaderkreislauf, Bauchwassersucht,
Hämorrhoiden und Krampfadern. Sie ist
besonders bei Leberleiden mit begleitender
Verstopfung angezeigt. Verwendet werden
außer der Urtinktur die Verdünnungen
D 1 bis D 6 und Ampullen mit den Verdünnungen D 4, D 6 D 8.

Arzneimittelbild: Typisch für das Arzneimittelbild sind Übelkeit, Erbrechen, Leber-
kapselschmerz mit Druck im rechten
Oberbauch, Veranlagung zu Gallenkoliken, rechtsseitige zur rechten Brust aus-
strahlende Schulterschmerzen, Durchfall
im Wechsel mit Verstopfung, wobei die
Verstopfung vorherrscht, Stauungen im
Pfortaderkreislauf und in den Venen des
kleinen Beckens mit Veranlagung zur
Hämorrhoiden- und Krampfaderbildung.

Frauenwurzel

Vorkommen, Verwendung: Die Frauenwurzel (Leontice thalictroides L., Caulophyllum thalictroides [L.] Michx.), auch
Blauer Hahnenfuß genannt, ist in Nordamerika beheimatet. Die Homöopathie
verwendet den frischen Wurzelstock mitsamt Wurzeln, um das Arzneimittel herzustellen. Die wirksamen Substanzen der
Frauenwurzel sind Methylcytisin, ätherisches Öl und Saponine.

Urtinktur: AG 1/3

Wirkung: Die Frauenwurzel wirkt vor-
zugsweise auf die Gebärmutter und die
kleinen Gelenke.

Anwendungsgebiete: Mit der Frauenwurzel werden Gebärmutterblutungen
außerhalb der Regel, drohende Fehlgeburten, schwierige Geburten, Gebärmutterblutungen bei drohender Fehlgeburt,
schmerzhafte Regelblutungen und Weißfluß mit Schleimabgang behandelt. Die
Frauenwurzel hat sich bei Regelabnormität
bewährt und erleichtert die Geburt, wenn
zwei bis drei Wochen vor der Geburt täg-

lich 2mal 5 Tropfen der Verdünnung D 4 oder D 6 eingenommen werden. Bei allen anderen Erkrankungen werden die Verdünnungen D 2, D 3, D 4 und Ampullen mit den Verdünnungen D 4 und D 6 eingesetzt. Die Frauenwurzel ist, wie der Name schon andeutet, ein ausgesprochenes Heilmittel für Frauen.

Arzneimittelbild: Dazu gehören Symptome wie Magenkrämpfe in Verbindung mit Gebärmutterreizungen, das Gefühl eines verdorbenen Magens, der nur Gesäuertes vertragen kann, Rheumatismus (besonders in den Hand-, Ellenbogen-, Finger-, Fuß- und Zehengelenken), bevorzugt bei Frauen mit Unterleibsbeschwerden, ein Gefühl, als ob die Glieder zu kurz seien, das Bedürfnis, sich zu bewegen, und nervlich-rheumatisch bedingte Kopfschmerzen, besonders über dem linken Auge.

Causticum Hahnemanni
Ätzstoff Hahnemanns

Vorkommen, Verwendung: Das Ausgangsmaterial für den Ätzstoff Hahnemanns ist frisch gebrannter Kalk, der mit Kaliumhydrogensulfat nach den Vorschriften des Homöopathischen Arzneibuchs verarbeitet wird.

Urtinktur: AG 1/2

Wirkung: Der Ätzstoff wirkt bevorzugt auf das Zentralnervensystem, die Schleimhaut des Rachens und des Kehlkopfes und die vegetativen Nerven der Harnblase und des Mastdarmes.

Anwendungsgebiete: Der Ätzstoff Hahnemanns wird angewandt bei chronischen Rachen-Kehlkopf-Entzündungen, nächtlichem Bettnässen, unwillkürlichem Urinabgang, Gesichtslähmungen durch Ausfall des Fazialisnervs, Reizblase der Frau und juckenden, brennenden, trockenen Hautveränderungen (hier sowohl innerlich wie äußerlich). Der Ätzstoff Hahnemanns ist ein umstrittenes Mittel, aber viele kritische Homöopathen, wie zum Beispiel Stiegele, konnten sich durch Erfahrung von der Wirksamkeit dieses Mittels überzeugen. Eingesetzt wird es in den Verdünnungen D 3, D 4, D 6 und höher sowie in Ampullen mit den Verdünnungen D 4 bis D 30. Äußerlich verwendet man den Ätzstoff Hahnemanns bei Verbrennungen mit Blasenbildung. Dazu gibt man auf ⅓ Liter Wasser 6 Teelöffel Ätzstoff und 3 Eßlöffel Weingeist. Mit dieser Flüssigkeit werden die Umschläge für die Verbrennungen getränkt. Bei eiternden Wunden und Geschwüren, bei denen sich wildes Fleisch bildet, gibt man für die Umschläge 10 Tropfen Ätzstoff auf einen Eßlöffel Wasser. Damit kann man auch Nagelgeschwüre und eingewachsene Zehennägel behandeln.

Arzneimittelbild: Zu den Symptomen des Arzneimittelbildes zählen unerträgliche Unruhe im ganzen Körper, große Empfindlichkeit gegen Kälte und Zugluft, ein starkes Kältegefühl, das jedoch von starken Schweißausbrüchen begleitet ist, Brennen und Ziehen in den Gliedern, gichtige und rheumatische Beschwerden, die im Bett und bei Wärme gemildert werden, ein Gefühl, als ob einzelne Glieder öfter absterben würden, Lähmung einzelner Körperteile, Herabfallen der Augenlider, Lähmungen durch Erkältungen in großer, trockener Winterkälte, hysterische Krämpfe und Zuckungen, Schwindel mit Angst und Schwäche, krankhaftes Verlangen nach gesalzenen und geräucherten Speisen, Widerwillen gegen alles Süße, Blutungen aus der Harnröhre, unwillkürlicher Urinabgang (auch beim Husten, Niesen und Gehen) und zögernder Eintritt der Regelblutung. Die Symptome werden morgens zwischen 3 und 5 Uhr schlimmer. Sie bessern sich hingegen in Bettwärme.

Ceanothus americanus
Säckelblume

Vorkommen, Verwendung: Die Säckelblume (Ceanothus americanus L.) ist in den Vereinigten Staaten beheimatet. Das homöopathische Arzneimittel wird aus den getrockneten Blättern hergestellt. Die Wirkstoffe der Säckelblume sind nur in der Rinde der Wurzel bekannt. Es handelt sich um ein nicht näher bestimmtes Alkaloid, Chlorogensäure, Harz und ätherisches Öl.

Urtinktur: D 1 AG 1/10

Wirkung: Die Säckelblume wirkt auf die Milz und die Leber. Außerdem besitzt sie eine blutstillende Wirkung.

Anwendungsgebiete: Anwendung findet die Säckelblume bei Milztumoren, besonders nach Malaria und Chinin-Mißbrauch, ferner bei Milzschwellungen nach chronischen Infektionen, zum Beispiel Malaria und Morbus Banti, und bei Leberschwellungen und Stoffwechselerkrankungen. Sie gilt als eines der besten Milzfunktionsmittel. Eingesetzt wird sie in den Verdünnungen D 1, D 2, D 3 und in Ampullen ab der Verdünnung D 4.

Arzneimittelbild: Es umfaßt Symptome wie starke Anschwellung der Milz, stechende Schmerzen in der linken Seite, die so stark sind, daß man links nicht liegen kann, durch Gallenfarbstoff dunkel gefärbter Urin, der stark zuckerhaltig ist, und heftiger Harndrang mit Kreuz- und Nierenschmerzen.

Cedron
Cedron

Vorkommen, Verwendung: Cedron (Simaba cedron Planch.) findet man in Südamerika. Das homöopathische Arzneimittel wird aus reifen Samen hergestellt. Sie enthalten unter anderem Cedronin, Cedrin und Quanin.

Urtinktur: D 1 AG 1/10

Wirkung: Dieses Arzneimittel wirkt auf das gesamte Nervensystem.

Anwendungsgebiete: Mit Cedron werden anfallsweise auftretende Nervenschmerzen im Gesichtsbereich (Trigeminusneuralgie) und im Augapfel (Ciliarneuralgie), periodisch auftretende Fieberzustände, Malariaerkrankungen mit vergrößerter Milz und Leber, Blutarmut, Wassersucht und Krämpfe, die durch starke Gemütserregungen zustande kommen (hysterische Krämpfe) und regelmäßig wiederkehren, behandelt. Eingesetzt werden die Verdünnungen D 3, D 4, D 6 und Ampullen mit den Verdünnungen D 4, D 6.

Arzneimittelbild: Zum Arzneimittelbild gehören Symptome wie anfallsweise auftretende Nervenschmerzen, nervlich bedingte Fersen- und Daumenballenschmerzen, stechende Schmerzen in den Gelenken und Taubheitsgefühle am ganzen Körper.

Cerium oxalicum
Cer(III)-oxalat

Vorkommen, Verwendung: Cer(III)-oxalat ist ein weißes, schwer wasserlösliches Pulver, das zur Herstellung des homöopathischen Arzneimittels dient.

Urtinktur: AG 1/10

Wirkung: Cer(III)-oxalat wirkt auf das Zentralnervensystem sowie das vegetative Nervensystem.

Anwendungsgebiete: Es wird bei hartnäckigen Fällen von Erbrechen eingesetzt, ferner bei Übelkeit, Schwangerschaftserbrechen, chronischen Entzündungen der Magen-Darm-Schleimhaut, vom Hirn ausgelösten Erbrechen, nervösen Verdauungsstörungen und schmerzhaften Regelstörungen kräftiger, robuster Frauen. Angewendet werden die Verdünnungen D 6, D 12 und Ampullen ab der Verdünnung D 8.

Arzneimittelbild: Es gibt kein eigenständiges Arzneimittelbild von Cer(III)-oxalat.

Chamomilla

Echte Kamille

Vorkommen, Verwendung: Die Echte Kamille (Matricaria chamomilla L.) ist in Europa und Asien beheimatet. Das homöopathische Arzneimittel wird aus den frischen, blühenden Pflanzen hergestellt. Ihre Inhaltsstoffe sind ätherisches Öl mit Bisabolol, Matricin, Azulen, zahlreiche krampflösend wirkende Flavone, Apigenin- und Luteolinglucosid, Rutin, Hyperosid, Cumarin und Cholin.

Urtinktur: AG 1/3

Wirkung: Die Echte Kamille wirkt auf das gesamte Nervensystem, die Harn- und Geschlechtsorgane, die Haut, die Atemorgane, den Magen und die Gebärmutter.

Anwendungsgebiete: Angewendet wird die Echte Kamille bei nervöser Schlaflosigkeit, anfallartig auftretenden Schmerzen im Kopf- und Gesichtsbereich, Muskel-

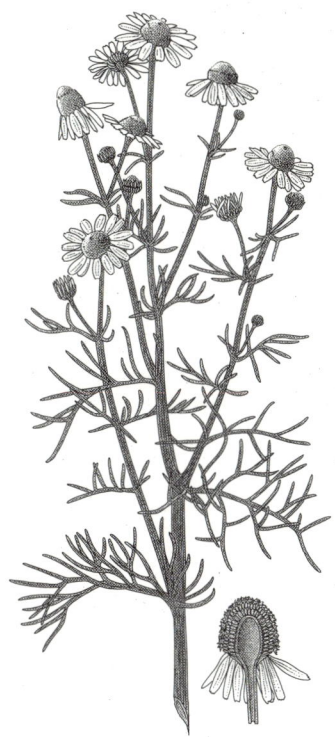

Echte Kamille

rheumatismus, Blähungskoliken, nächtlichem Reizhusten, schmerzhafter Regelblutung, krankhaft gesteigerter Erregbarkeit, erschwertem Zahnen (Dentitio difficilis), in ihrer Persönlichkeit gestörten Kindern, Heiserkeit nach Erkältungen, trockenem Erkältungshusten, Keuchhusten im ersten Stadium, schlecht heilender, wunder Haut, Magenkrämpfen mit Drücken und Brustkrämpfen. Eingesetzt werden die Verdünnungen D 2, D 3, D 4, D 6 und Ampullen mit den Verdünnungen D 4, D 6. Äußerlich wird Kamillentinktur (ähnlich wie Bergwohlverleih- und Ringelblumentinktur) angewendet. Die Echte Kamille verhindert genauso wie die Ringelblume die Eiterbildung.

Arzneimittelbild: Das Arzneimittelbild der Echten Kamille umfaßt folgende Symptome: Überempfindlichkeit, Ungeduld, ärgerliche Gereiztheit, reizbare Schwäche bei persönlichkeitsgestörten Kindern und Frauen, Schmerzüberempfindlichkeit mit Mißstimmung, Krampfbereitschaft, in Anfällen auftretende Schmerzen, Erregung und Unruhe bei Kindern, unbeständiges Verhalten der Blutgefäße, Blutandrang zum Kopf mit heißem Schweiß, Durst, ungleichmäßige Färbung beider Wangen (die eine ist rot, die andere ist blaß), keuchhustenartiger Krampf-, Scharr- und Kitzelhusten, rheumatische Muskelbeschwerden mit reißenden Schmerzen (besonders am Kopf, an den Zähnen, den Ohren und im Bauch), geschwollene Mandeln mit stark schmerzhafter Ohrbeteiligung, Taubheit, Magenkrämpfe mit Drücken, aufgeblähter Magen mit bitterem Mundgeschmack, saurem Erbrechen und heftigen Blähungskoliken, Galleerbrechen, Erbrechen in der Schwangerschaft, wäßrige, grünliche, stinkende Durchfälle (besonders bei Kindern beim Zahnen), die nach faulen Eiern riechen, schmerzhafte Regelblutungen mit kolikartigen Schmerzen und dunklen Blutungen sowie Ischiasbeschwerden mit Schmerzen im Oberschenkel. Die Symptome verschlimmern sich abends und nachts, durch Wärme und Ärger. Die Kolikschmerzen hingegen werden durch Wärme gebessert. Die übrigen Symptome bessern sich durch Bewegung.

Chelidonium
Schöllkraut

Vorkommen, Verwendung: Das Schöllkraut (Chelidonium majus L.) hat seine Heimat in Europa, Südasien und Amerika. Die frischen, im Frühjahr gesammelten unterirdischen Teile der Pflanze dienen zur Herstellung des homöopathischen Arzneimittels. Sie enthalten außer dem papaverinähnlich wirkenden Chelidonin noch andere Alkaloide wie Chelidoxanthin, Sanguinarin und Fumarin, dazu Pflanzensäure und Harze.

Urtinktur: AG 1/3
Hinweis: *Das Mittel ist gesondert aufzubewahren.*

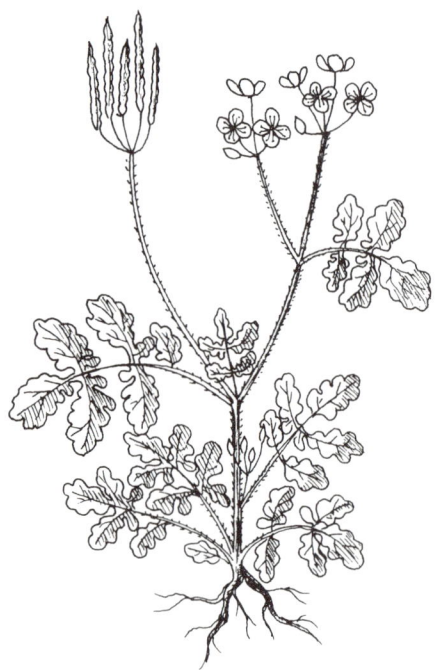

Wirkung: Schöllkraut wirkt speziell auf die Leber und die Gallenblase.
Anwendungsgebiete: Die Anwendungsgebiete für Schöllkraut umfassen Leberleiden, Gelbsucht, Gallensteinleiden, Gallenblasenleiden, anfallartige Nervenschmerzen, Muskelrheumatismus und Lungenentzündungen, begleitet von Gelbsucht. In Amerika wird es als beachtenswertes Schwindsuchtmittel in ganz geringen Verdünnungen empfohlen. Eingesetzt werden die Verdünnungen D 2, D 3, D 4, D 6 und Ampullen mit der Verdünnung D 8.
Arzneimittelbild: Auffallende Symptome des Arzneimittelbildes sind Leberleiden mit Schmerzen und Wundheitsgefühl in der Lebergegend, bitterer, pappiger Mundgeschmack, Gelbsucht, Verlangen nach Saurem, graugefärbter Stuhlgang, Lungenentzündung mit Brustbeklemmung, stechende Schmerzen unter beiden Schulterblättern, Atemstiche, Atemnot, Nasenflügelatmung und rasselnder Husten. Die Beschwerden befinden sich vorwiegend auf der rechten Seite.

Chimaphila umbellata
Doldenblütiges Wintergrün

Vorkommen, Verwendung: Das Doldenblütige Wintergrün (Chimaphila umbellata [L.] Bart.), auch Winterlieb genannt, findet man in den nördlichen Gegenden von Europa, Asien und Nordamerika. Das homöopathische Arzneimittel wird aus den frischen, blühenden Pflanzen hergestellt. Sie enthalten Arbutin, Chimaglucin, Urson und Gerbstoffe.
Urtinktur: AG 1/3
Wirkung: Das Doldenblütige Wintergrün wirkt besonders gut auf die Harnwege, die Vorsteherdrüse, die Lymphknoten und die Brustdrüsen. Es wirkt wassertreibend.
Anwendungsgebiete: Es wird zur Behandlung von akuten und chronischen Blasenentzündungen, Nierenbeckenent-

zündungen und Vergrößerungen der Vorsteherdrüse angewandt. Wirkungen auf tuberkulöse Lymphknotenschwellungen und Brustdrüsentumoren sind nicht gesichert. Eingesetzt werden die Urtinktur und die Verdünnung D 2. Ampullen sind ab der Verdünnung D 3 lieferbar.

Arzneimittelbild: Zum Arzneimittelbild des Doldenblütigen Wintergrüns gehören Symptome wie trüber, stinkender Urin mit Schleim und Blut und massivem Bodensatz (Sediment), Harndrang, spärlich fließender Urin, Brennen beim Wasserlassen.

China
Chinarindenbaum

Vorkommen, Verwendung: Der Chinarindenbaum (Cinchona succirubra Pavon.) wächst in Java, Ostindien, Mittel- und Südamerika. Von ihm werden nur die getrockneten Zweigrinden zur Herstellung des homöopathischen Arzneimittels verwendet. Die Inhaltsstoffe der Zweigrinden sind Chinin, Chinidin, Cinchonin und andere Alkaloide, Chinagerbsäure, Chinovasäure, Chinasäure, β–Sitosterol und α-Chinovin.

Urtinktur: D 1 AG 1/10

Hinweis: Die Wirksubstanzen der Chinarinde, Chinin oder Chinidin, sind Zellgifte. Lassen Sie sich ärztlich beraten. Bei unsachgemäßer Anwendung größerer Mengen können sich Symptome einer Vergiftung einstellen: Schädigung der Nerven, insbesondere des Hör- und Sehnervs, Zerfall der roten und weißen Blutkörperchen und der Blutplättchen, Herz-Kreislauf-Reaktionen, Störungen im Magen-Darm-Trakt und unterschiedliche, zum Teil allergische Hautreaktionen.

Wirkung: Die Chinarinde beeinflußt das Zentralnervensystem, das Blut, die Milz, die peripheren Nerven, das Herz, den Magen, die Leber, die Gebärmutter sowie die Blutgefäße.

Anwendungsgebiete: Die Chinarinde wird angewandt bei Erkrankungen wie Malaria und ihren Folgezuständen, in der Genesungsphase nach schweren Infektionskrankheiten und Blutverlusten, bei durch Blutarmut bedingten Kopfschmerzen, anfallsartigen Nervenschmerzen im Gesichtsbereich (Trigeminusneuralgie), Schwindel durch Blutarmut und Störungen im Innenohr, Herzneurosen, Magenschleimhautentzündungen, Neigung zu Blutungen, allgemeiner Schwäche durch übermäßigen Verlust von Körperflüssigkeit (zum Beispiel Urin, Schweiß), Abmagerung (besonders an Armen und Beinen), Gliederschmerzen, die sich durch Berührung verschlimmern, Neigung zu vermehrtem Schwitzen und Schwächezuständen infolge von Milz- und Leberleiden. Die Chinarinde wird in den Verdünnungen D 2, D 3, D 6 und in Ampullen mit den Verdünnungen D 4, D 6, D 12 und höher eingesetzt.

Arzneimittelbild: Das Arzneimittelbild der Chinarinde umfaßt folgende Symptome: Kälteschäden an der Haut, Fieber mit Tagesschwankungen im Fieberverlauf, starke, gelbliche Blässe, starkes Schwitzen, großer Durst, allgemeine Schwäche, Mattigkeit, Erschöpfung, Ängstlichkeit, Mutlosigkeit, Schläfrigkeit, starke, dunkle Blutungen aus der Nase, den Lungen, dem Magen-Darm-Kanal und der Gebärmutter, Leberbeschwerden, Milzbeschwerden, anfallweise auftretende Nervenschmerzen, Kopfschmerzen, Gesichtsschmerzen, Völlegefühl, lange Verweildauer der Speisen im Magen, Magenauftreibung, Blähungskoliken, schwächende Durchfälle nach dem Essen, Durchfälle mit Blutabgang, blutende, brennende Hämorrhoiden, Blutandrang zum Kopf, Ohrensausen, Schwindelgefühl und Depressionen. Die Beschwerden verschlimmern sich durch Kälte, Nässe, Luftzug und Berührung.

Chininum sulfuricum
Chininsulfat

Vorkommen, Verwendung: Chinin ist der Hauptvertreter der Chinarindenalkaloide. Zusammen mit Schwefelsäure bildet es ein schwer lösliches, äußerst bitter schmeckendes Salz, das zur Herstellung des homöopathischen Arzneimittels dient.
Urtinktur: D 2, AG 1/100
Wirkung: Chininsulfat wirkt im wesentlichen wie Chinarinde, hat aber im Vergleich dazu eine bessere Wirkung auf die Gefäßnerven.
Anwendungsgebiete: Mit Chininsulfat werden dieselben Erkrankungen wie mit Chinarinde (s. S. 71) behandelt. Dabei werden üblicherweise die Verdünnungen D 3, D 4 und Ampullen mit der Verdünnung D 6 eingesetzt.
Arzneimittelbild: Das Arzneimittelbild von Chininsulfat gleicht dem Arzneimittelbild der Chinarinde (s. S. 71).

Chionanthus virginicus
Schneeflockenbaum

Vorkommen, Verwendung: Der Schneeflockenbaum (Chionanthus virginicus L.) ist in Nordamerika beheimatet. Die frische Wurzelrinde ist Grundlage zur Herstellung des homöopathischen Arzneimittels. Die Wurzelrinde enthält ein saponinartiges Glykosid, das Chionanthin.
Urtinktur: AG 1/3
Wirkung: Leber, Gallenblase und Dickdarm werden von Schneeflockenbaummittel beeinflußt.
Anwendungsgebiete: Dieses Arzneimittel ist sehr gut dazu geeignet, Leberleiden wie Gelbsucht und Leberentzündungen, Gallenblasenleiden, leberbedingte Kopfschmerzen und Verstopfungen mit tonfarbenen Stühlen zu behandeln. Es ist eines der wichtigsten homöopathischen Arzneimittel gegen Kopfschmerzen auf der Basis

chronischer Leberleiden. Auch die Blutzuckerkrankheit soll damit behandelt werden können, was allerdings noch nicht bewiesen ist. Am häufigsten werden die Verdünnungen D 2, D 3 und Ampullen mit der Verdünnung D 3 eingesetzt.
Arzneimittelbild: Kennzeichnende Symptome des Arzneimittelbildes sind Teilnahmelosigkeit, Kopfschmerzen über der Nasenwurzel, den Augen und den Schläfen, die sich durch Treppensteigen und seelische Einflüsse verschlimmern, gelbe Augenbindehaut, häufiges Wasserlassen, Schmerzen in der Lebergegend, stark vergrößerte Leber und tonfarbener Stuhlgang.

Cholesterinum
Cholesterin

Vorkommen, Verwendung: Cholesterin ist eine für höhere tierische Lebewesen charakteristische fettähnliche Substanz. Im menschlichen Organismus kommt es frei und in Form von Cholesterinestern vor. Cholesterin ist ein wesentlicher Bestandteil von Zellmembranen und Nervenhüllen. Außerdem ist es die Vorstufe von Gallensäuren und Steroidhormonen, die in der Nebennierenrinde gebildet werden.
Urtinktur: D 2 AG 1/100
Wirkung: Cholesterin wirkt auf den Fettstoffwechsel.
Anwendungsgebiete: Mit diesem homöopathischen Arzneimittel werden Erkrankungen der Leber und der Galle, wie zum Beispiel Gallensteinleiden, Gallenblasenentzündungen, Leberschwund und in Ausnahmefällen auch Leber- und Gallenkrebs behandelt. Zur Senkung hoher Cholesterinwerte im Blut ist dieses Mittel in den Verdünnungen D 12 bis D 30 gut geeignet, muß jedoch öfters wiederholt werden. Normalerweise werden die Verdünnungen D 3, D 4 und Ampullen mit der Verdünnung D 6 verwendet. Wenn eine Veranlagung zur Bildung von Gallen-

steinen besteht, sollte Cholesterin vorbeugend in der Verdünnung D 6 eingenommen werden.

Arzneimittelbild: Ein eigenständiges Arzneimittelbild von Cholesterin liegt zur Zeit noch nicht vor.

Cicuta virosa
Wasserschierling

Vorkommen, Verwendung: Der Wasserschierling (Cicuta virosa L.) wächst in den gemäßigten Breiten von Europa bis Japan. Das homöopathische Arzneimittel wird aus dem frischen Wurzelstock hergestellt, der gesammelt wird, wenn der Wasserschierling zu blühen beginnt. Im Wurzelstock findet man die Alkaloide Cicutin und Cicutoxin, ein bitter schmeckendes Gift!

Urtinktur: AG 1/2

Hinweis: *Das Mittel ist gesondert aufzubewahren.*

Wirkung: Das Mittel wirkt auf das Zentralnervensystem, das Herz und die Haut.

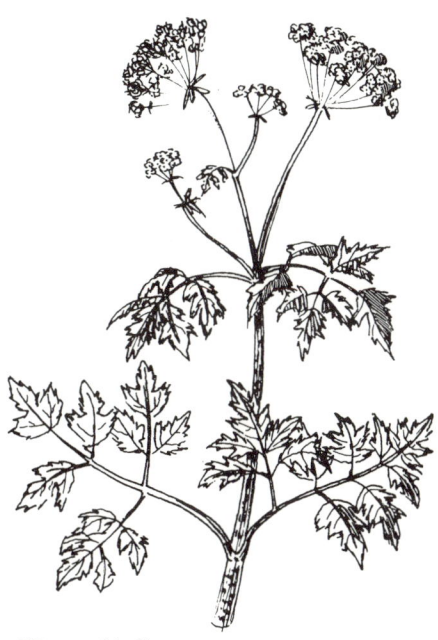

Wasserschierling

Anwendungsgebiete: Mit diesem Arzneimittel werden Muskelstarre, Schluckauf, Schwindel mit Lichtempfindlichkeit, Hirnhautreizungen, Zustände von Veitstanz (Chorea), epileptische Anfälle und die Neigung zu Muskelkrämpfen behandelt. Eingesetzt werden die Verdünnungen D 4, D 6 und Ampullen mit den Verdünnungen D 4, D 6.

Arzneimittelbild: Charakteristisch für das Arzneimittelbild sind vom Hirn ausgelöste Muskelkrämpfe (besonders der Schluckmuskulatur mit Kieferklemme), Delirien, Bewußtlosigkeit, Blutstauungen und Blutüberfüllung im Kopf, Schwindel, Angst und Beklemmungsgefühle über dem Herzen, eitrige Pustelausschläge um Mund und Bart und Hauterkrankungen mit harten, honiggelben Krusten. Durch Berühren und durch Erschütterungen verschlimmern sich die Beschwerden.

Cimicifuga
Wanzenkraut

Vorkommen, Verwendung: Das Wanzenkraut (Cimicifuga racemosa [L.] Nutt.) hat seinen Standort in Europa, Asien und Nordamerika. Verwendet wird der frische Wurzelstock, der Acetaein, Cimicifugin, Tannin, Fettsäuren, Salicylsäure und das Alkaloid Cytisin enthält, um das homöopathische Arzneimittel zu gewinnen.

Urtinktur: AG 1/3

Wirkung: Das Wanzenkraut wirkt besonders auf die Eierstöcke, die Gebärmutter, die Hirnhangsdrüse, die Gelenke, die Muskeln und das Zentralnervensystem. Besonders wirkt es bei Frauen in den Wechseljahren, die depressiver, reizbarer, hysterischer oder erregter Stimmung sind.

Anwendungsgebiete: Das Wanzenkraut wird überwiegend bei Frauenleiden eingesetzt, zum Beispiel bei verlängerter und verstärkter Regelblutung, Ausbleiben der Regelblutung, schmerzhafter Regelblutung, erschwerter Geburt, drohender Fehlgeburt, Gebärmutterblutungen, die durch mangelhaftes Zusammenziehen der Gebärmuttermuskulatur zustandekommen, und bei Beschwerden in den Wechseljahren, die mit Depressionen einhergehen. Außerdem wird es zur Behandlung von nichtentzündlichen Gelenkschäden (Arthrosen), Rheumatismus während der Wechseljahre, gestörter Funktion der Hirnanhangsdrüse und dadurch bedingter Fettleibigkeit und Magersucht sowie bei anfallweise auftretenden Kopfschmerzen (Migräne) eingesetzt. Man verordnet einige Wochen vor der Geburt 3mal täglich 5 bis 10 Tropfen in den Verdünnungen D 3 oder D 4, um die Geburt zu erleichtern und übermäßige Wehentätigkeit zu verhindern. Bei zu lange anhaltenden und zu starken Gebärmutterblutungen nach der Geburt gibt man mehrmals täglich 10 Tropfen der Urtinktur als Stoßtherapie. Bei drohender Fehlgeburt gibt man ebenfalls mehrmals 10 Tropfen in der Verdünnung D 4. Ansonsten werden die Verdünnungen D 1 bis D 30 und Ampullen mit den Verdünnungen D 3 bis D 12 verwendet.

Arzneimittelbild: Zu den Symptomen des Arzneimittelbildes gehören heftige Kopfschmerzen, anfallartig auftretende Kopfschmerzen (Migräne) durch Erkrankungen der Geschlechtsorgane, nervöse Herzbeschwerden mit Angstgefühlen über der Brust, Schlaflosigkeit, Gemütsstörungen, Schwermut, schmerzhafte Regelblutungen mit Krampfschmerzen und dem Gefühl, die Gebärmutter sei vorgefallen, veitstanzähnliche Verhaltensweisen, Doppeltsehen, Flecken vor den Augen, Schmerzen in den Augen, einschießende Schmerzen in den Augapfel, Gelenk- und Muskelrheumatismus, Ischiasschmerzen, die häufiger links als rechts auftreten und in das ganze Bein ausstrahlen, Ischiasschmerzen im Wechsel mit Koliken, Durchfall, Harnverhalten, steifer Nacken und Schmerzen der Wirbelsäule.

Zitwer

Vorkommen, Verwendung: Der Zitwer (Artemisia cina O. C. Berg et C. F. Schmidt), fälschlicherweise auch als Wurmsamen bezeichnet, wächst in Persien und in einem Teil der südlichen Sowjetunion. Verwendet werden die Blütenköpfchen, kurz bevor sie aufblühen. Sie enthalten Santonin, Artemisin, Cholin, ätherisches Öl (Cineol), Wachs, Fett, Tannine und harzartige Stoffe.

Urtinktur: D 1 AG 1/10

Wirkung: Die Zitwerblüten beeinflussen das vegetative Nervensystem, bevorzugt den Vagusnerv, den Magen-Darm-Kanal, die willkürliche und unwillkürliche Muskulatur sowie die Blase. Besonders wirksam sind die Zitwerblüten offenbar bei Kindern.

Anwendungsgebiete: Zitwerblüten dienen zur Behandlung von Spasmophilie, einer Stoffwechselstörung von Kindern, die mit Muskelkrämpfen und Übererregbarkeit des Nervensystems einhergeht, nervösen Erregungszuständen, Störungen des Auges, sich an die jeweilige Sehentfernung anzupassen (Akkomodationsstörungen), Magen-Darm-Krämpfen, Würmern (Spulwürmern), Nervenleiden, Keuchhusten, Heißhunger bald nach der Mahlzeit, Übelkeit und Erbrechen (danach Gefühl von Leere und Hunger), Wurmbeschwerden und zur Behandlung der Folgen des Wurmbefalls, zum Beispiel bleiches Gesicht, blaue Ringe um die Augen, Juckreiz in der Nase und am After, starker Harndrang und Schmerzen in der Nabelgegend. Verwendet werden die Verdünnungen D 3, D 4, D 6 und Ampullen mit Verdünnungen ab D 4. Mit diesem Arzneimittel kann man auch eine Umstimmungstherapie durchführen. Dann gibt man längere Zeit die Verdünnung D 2.

Arzneimittelbild: Die Symptome des Arzneimittelbildes sind Ängstlichkeit, Weinerlichkeit, eigensinnige Launenhaftigkeit, krampfhafte Zuckungen in den Gliedern und Muskeln, Neigung zu Schwindel- und Ohnmachtsanfällen, unruhiger Schlaf, begleitet von unbewußtem Zähneknirschen, Leibschmerzen und Blasenkrämpfe, häufiges Gähnen, Nasenjucken, Sehstörungen mit Trübsichtigkeit, Störungen des Farbensehens und Schielen sowie Krampfhusten. Die Beschwerden verschlimmern sich nachts. Die Betroffenen sind sehr stark berührungsempfindlich.

gen D 3 bis D 12 und Ampullen mit Verdünnungen ab D 8 und höher.

Arzneimittelbild: Es gleicht dem Arzneimittelbild von Quecksilberamidonitrat (s. S. 132). Typisch ist ein Druck an der Nasenwurzel (Leitsymptom).

Cinnabaris
Rotes Quecksilbersulfid

Vorkommen, Verwendung: Rotes Quecksilbersulfid kommt in der Natur als Zinnober vor, ein rot bis rot-braunes oder sogar schwarzes diamantglänzendes Mineral. Das homöopathische Mittel wird aus möglichst reinem Quecksilbersulfid hergestellt.

Urtinktur: AG 1/10 +

Hinweis: *Rotes Quecksilbersulfid ist bis einschließlich der Verdünnung D 3 verschreibungspflichtig.* Lassen Sie sich von einem Arzt beraten, bevor Sie dieses Arzneimittel anwenden. Quecksilber ist giftig. Es kann zu Magen-Darm-Schäden und Nierenschäden führen. Bei chronischenr Vergiftung wird das Zentralnervensystem geschädigt. Sprachstörungen, Konzentrationsschwäche, Schlaflosigkeit, leichte Erregbarkeit und anderes mehr können die Folgen sein.

Wirkung: Rotes Quecksilbersulfid wirkt wie Quecksilberamidonitrat (s. S. 132). Darüber hinaus wirkt es besonders auf die Nasenschleimhaut und die Nasennebenhöhlenschleimhaut.

Anwendungsgebiete: Für dieses Arzneimittel gelten dieselben Anwendungsgebiete wie für Quecksilber(I)-oxid, nur daß es besser bei akuten und chronischen Nasennebenhöhlenentzündungen und Schnupfen wirkt. Eingesetzt werden die Verdünnun-

Clematis
Aufrechte Waldrebe

Vorkommen, Verwendung: Die Aufrechte Waldrebe (Clematis recta L.) hat ihre Standorte in Mittel- und Südeuropa. Die Homöopathie verwendet die Stengel, die Blüten und die Blätter zur Herstellung des Arzneimittels. Sie enthalten Anemonin und Anemonenkampfer.

Urtinktur: AG 1/3

Wirkung: Die Aufrechte Waldrebe wirkt hauptsächlich auf die Lymphknoten, die Brustdrüsen, die Hoden, die Vorsteherdrüse und die Harnröhre.

Anwendungsgebiete: Mit der Aufrechten Waldrebe werden chronische Lymphknotenentzündungen, Folgezustände nach Gonorrhoe (Tripper), Entzündungen der Vorsteherdrüse, Entzündungen der Nebenhoden, Entzündungen der Hoden, Harnröhrenverengungen, juckende Hautentzündungen sowie Schwellungen und Verhärtungen der Leistenlymphknoten und Brustentzündungen behandelt. Verwendet werden die Verdünnungen D 2, D 3, D 4 und Ampullen in der Verdünnung D 3.

Arzneimittelbild: Die Hauptsymptome des Arzneimittelbildes sind Brennen und Stechen in der Harnröhre mit schleimigem Ausfluß und erschwertem Wasserlassen, geschwollene Lymphknoten in den Leisten, am Hals und im Nacken, schmerzhaft geschwollene Hoden, Druckempfindlichkeit und Schwellung der weiblichen Brust, eine stärkere Regel als normal, die jedoch nur zwei Tage andauert, rheumatische Beschwerden mit anfallsweise auftretenden Nervenschmerzen und stark jukkende Pustelausschläge. Alle Beschwerden verschlimmern sich durch Kälte, Bewegung und durch zurückgehaltene körperliche Ausscheidungen.

Cobaltum nitricum
Kobaltnitrat

Vorkommen, Verwendung: Kobaltnitrat, das Kobaltsalz der Salpetersäure, bildet rote Kristalle. Zur Herstellung der Urtinktur verwendet man heutzutage aber nicht nur Kobaltnitrat, sondern manchmal auch Kobaltchlorid.
Urtinktur: D 1 AG 1/10
Hinweis: *Das Mittel ist gesondert aufzubewahren.* Kobalt ist giftig! Unsachgemäße Anwendung kann zu Durchfall, Erbrechen, Koliken, Schilddrüsenunterfunktion, Schleimhautreizungen und Zugrundegehen des Herzmuskels führen. Lassen Sie sich von einem Arzt beraten, bevor Sie dieses Arzneimittel anwenden!
Wirkung: Kobaltnitrat wirkt speziell auf das rote Knochenmark, die Bauchspeicheldrüse und verschiedene Tumoren.
Anwendungsgebiete: Es wird angewendet bei sekundärer Blutarmut, krankhafter Vermehrung der roten Blutkörperchen (Polyglobulie), Blutzuckerkrankheit und verschiedenen Tumoren. Eingesetzt werden die Verdünnungen D 3, D 4, D 6, D 12 und Ampullen mit den Verdünnungen D 4, D 6.
Arzneimittelbild: Die Symptome des Arzneimittelbildes sind Blutzuckersteigerung, Gefäßerweiterung, Gesichtsröte, Übelkeit und Erbrechen, Schweißausbrüche, Speichelfluß, zunächst Pulsverlangsamung und Blutdrucksenkung, später Puls- und Blutdrucksteigerung, Steigerung der Atemfrequenz und der Atemtiefe, Herzklopfen, Verlängerung der Blutgerinnungszeit und Anstieg der Anzahl der reifen und unreifen roten Blutkörperchen.

Cocculus
Kokkelspflanze

Vorkommen, Verwendung: Die Kokkelspflanze (Anamirta cocculus Wight et Arn.) kommt im indomalaysischen Gebiet bis Neuguinea vor. Zur Herstellung des homöopathischen Arzneimittels werden die schwarzen Steinfrüchte mit Samen, die als Kokkelskörner in den Handel kommen, verwendet. Sie enthalten Cocculin, Salpeter und Pikrotoxin, ein giftiger Bitterstoff, der zum Fischfang benutzt wurde.
Urtinktur: D 1 AG 1/10
Hinweis: Pikrotoxin ist ein Krampfgift. Durch Wirkung im Stammhirn ruft es Dauerkrämpfe und rhythmische Krämpfe der Muskulatur, begleitet von Erbrechen, Speichelfluß und Bluthochdruck hervor. Gehen Sie vorsichtig mit diesem Mittel um, heben Sie es gesondert auf!
Wirkung: Die Kokkelskörner wirken auf das Zentralnervensystem, das parasympathische Nervensystem, die peripheren Nerven, den Magen-Darm-Kanal und die Gebärmutter.
Anwendungsgebiete: Das Anwendungsgebiet der Kokkelskörner erstreckt sich auf Sensibilitätsstörungen an den Händen und Füßen mit Schmerzen, Kribbeln und Taubheitsgefühlen (Akroparaesthesien), periphere Durchblutungsstörungen, allgemeine Krampfneigung der willkürlichen und unwillkürlichen Muskulatur, Übelkeit und Erbrechen bei Reisen, Drehschwindel mit Schwerhörigkeit und Ohrensausen (Morbus Ménière), anfallsartige Kopfschmerzen (Migräne), Krämpfe ähnlich wie bei der Fallsucht, nervöse Verdauungsstörungen, schmerzhafte Regelblutungen, anfallartig auftretende Nervenschmerzen und unvollständige Lähmungen. Eingesetzt werden die Verdünnungen D 2 bis D 30 und Ampullen mit Verdünnungen ab D 6.
Arzneimittelbild: Für das Arzneimittelbild sind folgende Symptome typisch:

große, reizbare Schwäche, Erschöpfung, starke Depressionen, Dauerkrämpfe, die zunächst zur Muskelstarre, dann zu unkoordinierten Bewegungen der Muskeln führen, unvollständige Lähmungen, Schlund-, Magen- und Afterkrämpfe, Blähungskoliken, schmerzhafte Regelblutungen, Übelkeit und Schwindel, Einschlafgefühle, Kribbeln und Ameisenlaufen in den Händen, Schwindel und Erbrechen beim Kopfheben und Gliederzittern mit Schmerzen in den Armen, Beinen und der ganzen Wirbelsäule. Typisch ist der Wechsel der Beschwerden von der einen zur anderen Seite. Es besteht ein Gefühl der Leere und Hohlheit in den betroffenen Körperteilen. Die Beschwerden verschlimmern sich beim Autofahren oder bei Reisen mit dem Schiff und der Eisenbahn.

Coccus cacti
Kaktus-Schildlaus

Vorkommen, Verwendung: Die Kaktus-Schildlaus (Dactylopius coccus Costa), auch Scharlach-Schildlaus genannt, lebt auf Kakteen in Mexiko, Peru, Algerien, Spanien und auf den Kanarischen Inseln. Verwendet werden die getrockneten weiblichen Tiere. Sie enthalten Karminsäure (ein roter Farbstoff), Coccocerin, Myristin und Fett.
Urtinktur: D 1 AG 1/10
Wirkung: Das Arzneimittel aus der Kaktus-Schildlaus wirkt besonders auf die Atemwege und die Nieren.
Anwendungsgebiete: Dazu zählen Keuchhusten, Entzündungen der Atemwege, anfallartige Atemnot mit Krampfhusten, chronische Blasen- und Nierenbeckenentzündungen und Gicht mit Grießbildung. Verwendet werden die Verdünnungen D 2, D 3, D 4 und Ampullen mit Verdünnungen ab D 4.
Arzneimittelbild: Typische Symptome des Arzneimittelbildes sind starke Hustenanfälle mit Erbrechen von zähem, fadigem Schleim, die morgens am schlimmsten sind, Kurzatmigkeit, ein Gefühl, als ob ein Faden im Hals vorhanden sei, chronische Nierenbeckenentzündung mit saurem, scharfen Urin und rotem Sediment sowie das Auftreten von Nierenkoliken. Die Beschwerden verschlimmern sich morgens nach dem Erwachen und durch Wärme. Erleichterung bringen frische Luft, gekühlte Getränke und Ausruhen.

Coffea
Kaffee

Vorkommen, Verwendung: Der Kaffee (Coffea arabica L.) ist in Äthiopien und Ostafrika beheimatet. Zur Gewinnung des homöopathischen Arzneimittels werden ungeröstete, getrocknete Kaffeebohnen verwendet. Die Inhaltsstoffe sind Coffein, Chlorogensäure, Kaffeesäure, Gerbstoffe und Wachs.
Urtinktur: D 1 AG 1/10
Wirkung: Kaffee wirkt auf das Zentralnervensystem, besonders das Zentrum zur Steuerung der Gefäßnerven, das Herz und die Nieren.
Anwendungsgebiete: Kaffee wird angewandt bei Schlaflosigkeit, anfallweise auftretenden Kopfschmerzen (als ob mit einem Nagel in den Kopf gebohrt wird), Herzneurosen und plötzlich auftretender Harnflut. Außerdem wird Kaffee als belebendes Mittel genutzt. Anwendung finden die Verdünnungen D 3 bis D 30 und Ampullen mit den Verdünnungen D 4, D 6, D 10 und höher.
Arzneimittelbild: Die nachstehenden Symptome sind für Kaffee typisch: körperliche und geistige Erregung, Schlaflosigkeit durch immer wiederkehrende Gedanken, Hellwachsein, Herzbeschwerden wie Herzklopfen und Pulsbeschleunigung, Blutandrang zum Kopf, warme Schweißausbrüche, anfallartige Kopfschmerzen, krank-

hafte Vermehrung der Urinmenge sowie Nachlassen des Geschlechtstriebes und der Potenz.

Herbstzeitlose

Vorkommen, Verwendung: Die Herbstzeitlose (Colchicum autumnale L.) ist in Europa, dem Kaukasus und dem nördlichen Afrika beheimatet. Das homöopathische Arzneimittel wird aus den Frühjahrsknollen hergestellt. Sie enthalten Colchicin, Stärke, Asparagin und Chelidonsäure.

Urtinktur: AG 1/2 +

Hinweis: *Die Herbstzeitlose ist verschreibungspflichtig bis einschließlich der Verdünnung D 3.* Fragen Sie, bevor Sie dieses Mittel anwenden, um ärztlichen Rat. Colchicin ist ein starkes Gift. Es schädigt kleine Blutgefäße sowie Zellen und verhindert die Zellteilung. Bei einer Vergiftung kommt es zu Übelkeit, Erbrechen, Bauchschmerzen, schwerem Durchfall, Versagen der Nieren, aufsteigenden Lähmungen und einer Verminderung der weißen Blutkörperchen.

Wirkung: Die Herbstzeitlose wirkt auf das Zentralnervensystem, die Gefäßnerven, die kleinen Blutgefäße, den Magen-Darm-Trakt, die Muskeln, die Gelenke, das Herz und die Nieren.

Anwendungsgebiete: Dazu zählen akute Magen-Darm-Entzündungen, schmerzhafter Stuhldrang, Gicht, Muskel- und Gelenkrheumatismus, akute Herzbeutelentzündungen, Nierenentzündungen und Entzündungen der Herzinnenhaut. Behandelt wird mit den Verdünnungen D 3, D 4, D 6 und mit Ampullen mit den Verdünnungen D 4, D 6, D 10 oder sogar noch höher. Bei Gelenkschwellungen verwendet man die Verdünnung D 2.

Arzneimittelbild: Zum Arzneimittelbild der Herbstzeitlosen gehören Symptome wie große körperliche Schwäche, schlechter Geschmack im Mund, trockener Mund, großer Durst, ein durch Blähungen aufgetriebener Bauch, kolikartige Leibschmerzen, heftiger Stuhldrang mit schleimig-blutigen Entleerungen, Brennen und Eiseskälte im Magen, Drücken und Schmerzen in der Magengegend, begleitet von Galle- und Schleimerbrechen, Erbrechen beim Anblick und beim Geruch von Speisen, Zittern, Schüttelkrämpfe, steife Gelenke, die stechen und schmerzen, Reißen in den Armen, Händen, Fingern, Oberschenkeln, Füßen und Zehen, Mißempfindungen in den Fingern und Zehen, Gelenkschwellungen, die abwechselnd rot und blaß erscheinen, Gicht, Herzklopfen, Herzstiche, Pulsbeschleunigungen und Pulsverkleinerungen. Speisengeruch, Kälte und Berührung verschlimmern die Beschwerden.

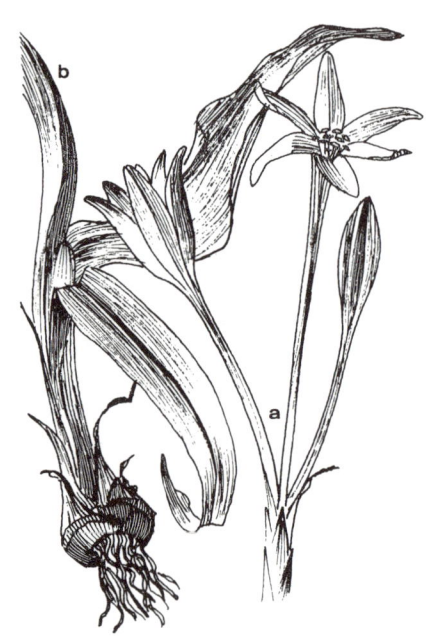

a) blühende Herbstzeitlose
b) fruchttragende Frühlingspflanze

Collinsonia canadensis
Grießwurzel

Vorkommen, Verwendung: Die Grieß-wurzel (Collinsonia canadensis L.) kommt in den Vereinigten Staaten von Amerika und dem südlichen Kanada vor. Verwendet wird der frische Wurzelstock. Seine Inhaltsstoffe sind Collinsonin (ein Harz), Gerbstoffe und ein Glykosid von saponin-artigem Charakter.

Urtinktur: AG 1/3

Wirkung: Die Grießwurzel beeinflußt die peripheren Nerven, die Beckennerven, das Pfortadergebiet und ganz besonders den S-förmigen Teil des Dickdarms.

Anwendungsgebiete: Die Grießwurzel wird angewendet bei chronischen Stuhl-verstopfungen mit Hämorrhoiden, venösen Blutstauungen im Beckengebiet, Mißemp-findungen, besonders Ameisenlaufen und Kribbeln am Kopf, im Gesicht und an den Armen, Blasenentzündungen und Gebär-mutter- und Enddarmvorfall. Eingesetzt werden neben der Urtinktur die Verdün-nung D 2 und Ampullen mit den Verdün-nungen D 4.

Arzneimittelbild: *Typische Symptome des Arzneimittelbildes sind gelb belegte Zunge, bitterer Mundgeschmack, Magen-krämpfe, Blähungen, oft mit schmerzhaf-tem Stuhldrang, Hämorrhoiden, Fremd-körpergefühl im After, Verstopfung im Wechsel mit Durchfällen, Blutstau in den Venen des Beckengebietes und als Folge davon Kreuzbeinschmerzen zusammen mit hartnäckiger Verstopfung, Schwel-lungsgefühl und Mißempfindungen an den Lippen, am Kopf und in den Armen. Typisch ist die Verstopfung mit Blähungs-koliken und trockenem, knolligem Stuhl.*

Colocynthis
Koloquinthe

Vorkommen, Verwendung: Die Kolo-quinthe (Citrullus colocynthis [L.] Schrad.) kommt im tropischen Nordafrika und in den Steppengebieten Vorderasiens und Arabiens vor. Verwendet werden die rei-fen, geschälten, entkernten Früchte. Sie enthalten verschiedene Cucurbitacine (Bit-terstoffe), Elaterinid, Elatericin, Citrullol, Phenolsäuren, Fette, Öle, Harz und Quer-cetin.

Urtinktur: D 1 AG 1/10 +

Hinweis: *Die Koloquinthe ist bis einschließ-lich der Verdünnung D 3 verschreibungs-pflichtig. Sie sollten vor Anwendung des Mittels ärztlichen Rat einholen! Die Kolo-quinthenfrüchte sind giftig.*

Wirkung: Die Koloquinthe wirkt speziell auf die peripheren Nerven (besonders auf den Trigeminusnerv, den Facialisnerv und den Ischiasnerv), die unwillkürliche Mus-kulatur der Därme, das Hüftgelenk und die Eierstöcke.

Anwendungsgebiete: Die Koloquinthe wird üblicherweise angewendet bei anfalls-artig auftretenden Nervenschmerzen, Ner-venentzündungen, schmerzhaftem Stuhl-drang, Magen-Darm-Koliken, entzündli-chen Erkrankungen der Hüftgelenke, schmerzhaften Regelblutungen mit ein-schießenden Schmerzen in die Eierstöcke, Kopfschmerzen ausgehend von der Kopf-haut, nervösem Kopfweh, Gesichts-schmerzen und Gicht mit krampfartigen Schmerzen. Eingesetzt werden die Ver-dünnungen D 3 bis D 12 und Ampullen mit den Verdünnungen D 4, D 8.

Arzneimittelbild: *Typische Symptome des Arzneimittelbildes sind stark einschie-ßende Schmerzen in den Kopfnerven und in den Ischiasnerven, Hüftgelenkschmer-zen, als ob das Hüftgelenk in einen Schraubstock eingespannt sei, Krämpfe in den Därmen, unerträgliche Kolikschmer-zen im Unterleib, Nabelkoliken der Kin-*

der, dünne, zuweilen auch blutige Stühle schon nach geringstem Genuß von Nahrungsmitteln und schneidende Schmerzen in den Eierstöcken. Die Beschwerden bessern sich durch Stuhlabgang, Abgang von Blähungen, durch Ruhe und Wärme, durch Zusammenkrümmen, Coffein und Nikotin. Typisch ist, daß jede Bewegung, Ärger und Schreck die Beschwerden verschlimmern.

Condurango
Condurangobaum

Vorkommen, Verwendung: Der Condurangobaum (Marsdenia condurango Rchb. f.), auch Geierpflanze genannt, hat seine Heimat im nordwestlichen Südamerika. Das homöopathische Arzneimittel wird aus der getrockneten Rinde hergestellt. Sie enthält verschiedene Glykoside (Condurangine).
Urtinktur: D 1 AG 1/10
Wirkung: Die Condurangorinde wirkt auf das Zentralnervensystem, den Magen und den Zwölffingerdarm.
Anwendungsgebiete: Die Condurangorinde findet Anwendung bei Appetitlosigkeit, Infektionskrankheiten im Mund, im Magen und im Darm, Abmagerung mit großer Schwäche, Entzündungen der Schleimhaut, des Magens und des Zwölffingerdarms durch Untersäuerung des Magens, erkennbar an den Schrunden (Einrisse) in den Mundwinkeln, Magengeschwüren und Schrunden der Lippen. Die Wapler-Schule hat gute Erfolge bei hartnäckigen Schrunden der Lippen und der Mundwinkel gesehen, besonders wenn eine begleitende Magenschleimhautentzündung zugegen war. Eingesetzt werden die Urtinktur, die Verdünnungen D 1, D 2 und Ampullen mit Verdünnungen ab D 4.
Arzneimittelbild: Toxikologisch hat man bei Warmblütern Gangstörungen, tonische Krämpfe und schließlich eine Lähmung

des Atemzentrums beobachtet. Eine Prüfung dieses homöopathischen Arzneimittels am Menschen fand bisher nicht statt, so daß an dieser Stelle das Arzneimittelbild nicht beschrieben werden kann.

Conium
Gefleckter Schierling

Vorkommen, Verwendung: Der Gefleckte Schierling (Conium maculatum L.) ist über Europa und Asien verbreitet. Verwendung findet das frische, blühende Kraut, dessen Hauptgift das Alkaloid Coniin ist. Daneben enthält der Gefleckte Schierling noch andere Alkaloide sowie Diosmin, ätherisches Öl, Chlorogensäure und Cumarine.
Urtinktur: AG 1/2 +
Hinweis: *Der Gefleckte Schierling ist verschreibungspflichtig bis einschließlich der Verdünnung D 3. Lassen Sie sich ärztlich beraten! Coniin wirkt wie das Pfeilgift Curare. Curare lähmt die Muskulatur, auch die Atemmuskulatur, senkt den Blutdruck, erhöht die Herzfrequenz und verengt die Atemwege durch Zusammenziehen der Atemmuskulatur.*
Wirkung: Der Gefleckte Schierling wirkt speziell auf das Zentralnervensystem (besonders auf das Rückenmark), die peripheren Nerven, die Verbindungsstellen zwischen Nervenendigungen und Muskelfasern, die Hirnzentren, welche die Körpermotorik steuern, die Atemwege, die Vorsteherdrüse und die Lymphknoten.
Anwendungsgebiete: Der Gefleckte Schierling wird genutzt zur Behandlung von Alterauszehrung, Altersschwindel, Gefäßverkalkung, Vergrößerung der Vorsteherdrüse, aufsteigendem Rückenmarkszerfall, Muskelkrämpfen und schlaffen Lähmungen, Reiz- und Krampfhusten älterer Menschen, Impotenz und Drüsenschwellungen. Außerdem wird der Gefleckte Schierling zur unterstützenden

Behandlung bei gutartigen Hauttumoren (Epitheliome) eingesetzt. Dabei kommt er in Form von Salbe zur Anwendung. Üblicherweise wird mit den Verdünnungen D 2 bis D 30 und Ampullen mit den Verdünnungen D 3, D 4, D 6, D 30 behandelt.

Arzneimittelbild: Im Vordergrund der Symptome des Arzneimittelbildes stehen Krankheitswahn, hysterische Charakterzüge, Verdrießlichkeit, Unlust, Menschenscheu und aus diesem Verhalten entstehende Depressionen, Betäubung der Hirnrinde, Schwindel durch Blutarmut, ausgelöst durch Aufsitzen oder Drehen im Bett, anfängliche muskuläre Erregungen, dann von unten nach oben steigende Lähmungen, Schleimhautentzündungen, trockene Haut mit Verhornungstendenz, trockener Reizhusten mit zähem Schleim, ausgelöst von einer Reizstelle im Kehlkopf (besonders bei älteren Menschen), harte Lymphknoten, Knoten in den Brustdrüsen mit stechenden Schmerzen, Verhärtungen und abnorme Wucherungen in den Hoden sowie Vergrößerungen der Vorsteherdrüse. Die Symptome verschlimmern sich in Ruhe, bei Kälte und in der Nacht.

Convallaria
Maiglöckchen

Vorkommen, Verwendung: Das Maiglöckchen (Convallaria majalis L.) kommt in Europa, Asien und Nordamerika vor. Das homöopathische Arzneimittel wird aus dem frischen, blühenden Kraut gewonnen. Es enthält zahlreiche Cardenolide (Convallatoxin, Convallatoxol, Convallosid, Lokundjosid) und einige Saponine.
Urtinktur: AG 1/3
Hinweis: *Das Mittel ist gesondert aufzubewahren.*
Wirkung: Die Wirkung dieses Arzneimittels erstreckt sich auf das Herz, das Reizleitungssystem des Herzens sowie den peripheren Kreislauf.

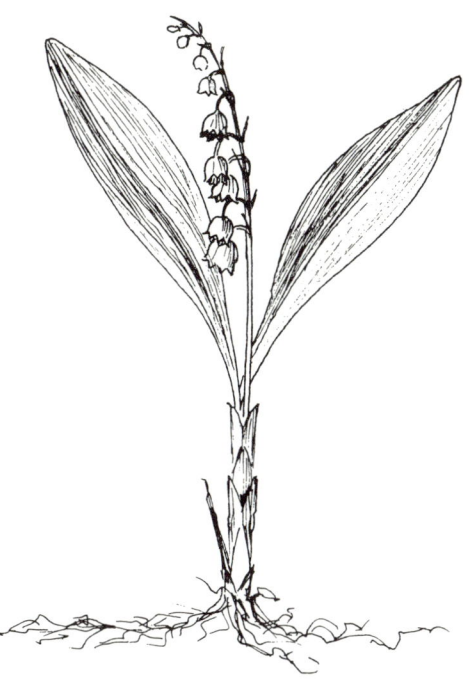

Maiglöckchen

Anwendungsgebiete: Anwendung findet das Maiglöckchen bei Herzschwäche mit Ödemen, Herzleiden durch Schilddrüsenüberfunktion, anfallsweise auftretenden Herzschmerzen, Störungen des Herzrhythmus, Raucherherzen und Herzneurosen. Außerdem ist das Maiglöckchen ein sehr gutes Mittel für schwache Altersherzen. Eingesetzt werden die Verdünnungen D 1 bis D 6 und Ampullen mit den Verdünnungen D 3, D 4.
Arzneimittelbild: Folgende Symptome gehören zum Arzneimittelbild des Maiglöckchens: Erschöpfung und Schläfrigkeit tagsüber, Schlaflosigkeit und Ruhelosigkeit nachts, ein Gefühl, als ob das Herz aussetze und dann wieder zu schlagen beginne, kleiner, weicher Puls, Herzangst, begleitet von Atemnot, Zeichen der Herzschwäche mit Wassereinlagerungen, Atemnot beim Hinlegen, anfangs Pulsverlangsamung und Blutdrucksteigerung, später Pulsbeschleunigung und Blutdrucksenkung, Tabakherz infolge von Nikotinmiß-

brauch, nervöser Herzschlag bei Hormonstörungen und Sehstörungen mit dem Eindruck, als ob Fliegen vor dem Gesicht herumflögen.

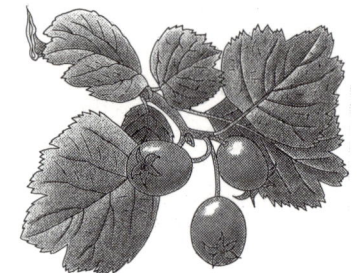

Corallium rubrum
Rote Koralle

Vorkommen, Verwendung: Die Rote Koralle (Corallium rubrum Lam.), auch Edelkoralle genannt, findet man im Mittelmeer. Verwendet wird das Kalkgerüst der Koralle. Es enthält vor allem Calciumcarbonat und Phosphor, ferner Jod und andere Spurenelemente.

Urtinktur: D 1 AG 1/10

Wirkung: Die Edelkoralle wirkt hauptsächlich auf die Atemwege. Die in der Literatur erwähnte Wirkung bei Schuppenflechte (Psoriasis) ist nicht gesichert.

Anwendungsgebiete: Eingesetzt wird die Edelkoralle bei Keuchhusten und Grippehusten. Die Anwendung erfolgt in den Verdünnungen D 3, D 4 und bei Ampullen in Verdünnungen ab D 8.

Arzneimittelbild: Typisch für das Arzneimittelbild der Roten Koralle sind Anfälle von Krampfhusten mit Erstickungszuständen und Blausucht. Der Husten ist bellend und in schneller Folge. Außerdem treten geschwürige, eitrige Veränderungen an Eichel und Vorhaut auf.

Crataegus
Weißdorn

Vorkommen, Verwendung: Der Weißdorn (Crataegus laevigata [Poir.] Dc., Crataegus monogyna Jacq.) hat seine Heimat in Europa und Asien. Zur Herstellung des homöopathischen Arzneimittels werden die frischen, reifen Früchte verwendet. Ihre Inhaltsstoffe sind ein Gemisch aus den Triterpencarbonsäuren, Oleanolsäure, Ursolsäure, Crataegolsäure und β–Sitoste-

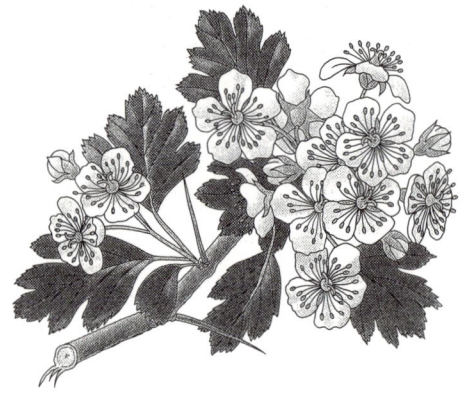

Weißdorn

rin, Aminopurine, Alkylamine, Rutin, d-Catechin, ätherisches Öl, Trimethylamin und Gerbstoff.

Urtinktur: AG 1/2

Wirkung: Weißdorn wirkt besonders auf das Herz, die Herzkranzgefäße (Koronarien) und die Hirngefäße.

Anwendungsgebiete: Der Weißdorn wird in der Homöopathie sehr vielseitig angewendet, zum Beispiel bei altersbedingter Herzmuskelschwäche, drohender ungenügender Herzleistung, Bluthochdruck unbekannter Ursache (essentielle Hypertonie), Bluthochdruck bei Gefäßverkalkung, Durchblutungsstörungen der Herzkranzgefäße, anfallartig auftretenden Herzschmerzen (Angina pectoris), durch Infektionskrankheiten und Gifte verursachter, begrenzter Schädigung des Herzmuskels und Unempfindlichkeit des Herzmuskels gegenüber Fingerhutpräparaten. Der Weißdorn wird außerdem zur Beruhigung angewendet. Der durch Gifte und Infektionskrankheiten geschädigte Herzmuskel reagiert auf Weißdornpräparate weit besser und mit größerer Verträglichkeit als auf Fingerhutpräparate. Weißdorn findet Anwendung in der Urtinktur, in den Verdünnungen D 1 bis D 6 und in Ampullen mit den Verdünnungen D 4, D 6, D 8.

Arzneimittelbild: Die charakteristischen Symptome des Arzneimittelbildes sind genauso vielseitig wie seine Anwendungsmöglichkeiten. Zu den Symptomen zählen: nervöse Reizbarkeit, niedergedrückte Stimmung, Verzweiflung, Schwäche und Erschöpfung nach der geringsten Anstrengung, Herzklopfen, Herzunruhe, Kopfschmerzen, Schlaflosigkeit, vermehrtes Wasserlassen in der Nacht, Schwindelzustände, Kurzatmigkeit, Zeichen drohender Herzschwäche bei älteren Menschen, Normalisierung von zu hohem und zu niedrigem Blutdruck, Brustbeklemmung, Atemnot, heftige Stiche in der Herzgegend, Angst und anfallartig auftretende Herzschmerzen.

Crocus
Safran

Vorkommen, Verwendung: Den Safran (Crocus sativus L.) trifft man in Südeuropa, Südrußland, China, Indien und Japan an. Verwendet werden die getrockneten Narbenschenkel. Sie enthalten ätherisches Öl, Carotinoidfarbstoffe, Carotin, fettes Öl, Protocrocin, Vitamin B_2, Lycopin und Xanthophylle.

Urtinktur: D 1 AG 1/10

Wirkung: Der Safran wirkt speziell auf das Zentralnervensystem, die Gebärmutter und die Nase.

Anwendungsgebiete: Safran ist angezeigt bei Blutüberfüllung der weiblichen Geschlechtsorgane, Blutungen aus der Gebärmutter außerhalb der Regel, drohendem Abort, schmerzhafter Regelblutung, Hysterie mit läppischer Verhaltensweise,

Krampfneigung bei Frauen und Kindern und Nasenbluten. Bei den angegebenen Erkrankungen werden die Verdünnungen D 3, D 4 und Ampullen mit den Verdünnungen D 4, D 6 eingesetzt.

Arzneimittelbild: Erregung des Blutgefäßsystems und Einwirkung auf das Gehirn sind charakteristisch für das Arzneimittelbild des Safrans. Nach hohen Dosen kommt es zu Betäubungserscheinungen und Blutstauungen im Gehirn. Bei normalen Dosen kommt es zu Gebärmutterblutungen mit schwarzem, zähem, übelriechendem, klumpigem Blut, Delirien, Bewußtlosigkeit, Lidkrämpfen, Augenschwäche, Schleiersehen, begleitet von Blinzeln und Augenwischen, Muskelzucken, veitstanzähnlichen Bewegungen, Magenschmerzen und Blähungskoliken bei Kindern, Gefühlen ähnlich wie bei einer Scheinschwangerschaft bei hysterischen, nervenleidenden Frauen, übelriechendem Ausfluß und Hauterkrankungen. Die Beschwerden wechseln mit der Stimmungslage, die bald ausgelassen heiter, bald hoffnungslos traurig ist.

Crotalus
Wald-Klapperschlange

Vorkommen, Verwendung: Die Wald-Klapperschlange (Crotalus norridus L.) ist in Nordamerika beheimatet. In den Oberkieferdrüsen produziert sie ein Gift, das die Grundlage des homöopathischen Arzneimittels ist. Das Gift setzt sich aus Croactin, Crotamin, Coagulase, Phospholipase A und Zink zusammen.

Urtinktur: D 2 AG 1/100 +

Hinweis: *Dieses homöopathische Arzneimittel ist bis einschließlich der Verdünnung D 3 verschreibungspflichtig. Lassen Sie sich ärztlich beraten, bevor Sie dieses Arzneimittel anwenden, denn das Gift der Wald-Klapperschlange schädigt in ausreichender Dosis das Nervensystem, zerstört die roten*

Blutkörperchen und die Haargefäße. Es kann zu schweren Blutungen und zum Kreislaufversagen kommen.

Wirkung: Dieses Arzneimittel wirkt auf das ganze Nervensystem (besonders auf das Nervenzentrum, das den Spannungszustand der Gefäßmuskulatur reguliert), das Blut, die Blutgefäße und die Herzmuskulatur.

Anwendungsgebiete: Dazu zählen Blutvergiftungen, diffuse Blutungen, die Neigung zur Bildung von Blutpfropfen, fressende Geschwüre, Eiterbeulen, unzureichende Durchblutung der Herzkranzgefäße, anfallweise auftretende Herzschmerzen, Zerfall von Herzmuskelfasern, Infektionskrankheiten, die von der Bildung von Erregergiften und Kreislaufversagen begleitet werden, wechselnde Durchblutung der Gefäße während der Wechseljahre, Schilddrüsenüberfunktion und Gelbfieber. Eingesetzt werden die Verdünnungen D 8, D 10, D 12 und höher sowie Ampullen mit den Verdünnungen D 8, D 6, D 12, D 30.

Arzneimittelbild: Dazu zählen Symptome wie der Zerfall roter Blutkörperchen, die Auflösung der Gefäßwände, schwere Blutungen aus der Nase, den Harnwegen, dem Darm und der Gebärmutter, Nierenentzündungen, Herzmuskelschäden, Schwellung und Gelbfärbung der Zunge, Geschwüre an der Zunge, Herzmuskelschwäche mit schwachem Kreislauf, Schwindel, Angst, typhöses Fieber, Schwellungen am ganzen Körper, Lymphknotenentzündungen, fressende Geschwüre und die Neigung zur Bildung von Blutpfropfen.

Croton tiglium
Crotonölbaum

Vorkommen, Verwendung: Der Crotonölbaum kommt in Westafrika, China, Ceylon, Java, den Philippinen und Neuguinea vor. Um das homöopathische Arzneimittel zu gewinnen, werden die reifen, getrockneten Samen verwendet. Sie enthalten Eiweißsubstanzen wie Crotin, Crotonosid, Crotonglobulin, Crotonalbumin, Fermente und Aminosäuren. Außerdem gewinnt man aus ihnen das Crotonöl, das harzartige Giftstoffe enthält. Sie wirken krebsauslösend und krebsfördernd.

Urtinktur: D 1 AG 1/10 +

Hinweis: *Das Arzneimittel ist verschreibungspflichtig bis einschließlich der Verdünnung D 3. Fragen Sie wegen der krebsauslösenden und krebsfördernden Wirkung einiger Giftstoffe im Öl der Samen vorher einen Arzt um Rat.*

Wirkung: Crotonsamen wirken speziell auf den Magen-Darm-Kanal, die Haut, die Brustdrüsen und die Augen.

Anwendungsgebiete: Crotonsamen werden bei Magen-Darm-Entzündungen mit Brechdurchfall, juckenden, brennenden, stechenden Bläschen auf rotem Grund (besonders im Gesicht und an den Hoden), Entzündungen der Brustdrüse, Entzündungen der Augenbindehaut und Eiteransammlungen am Boden der vorderen Augenkammer angewendet. Üblicherweise werden die Verdünnungen D 4, D 6 und Ampullen mit Verdünnungen ab D 4 eingesetzt.

Arzneimittelbild: Die spezifischen Symptome des Arzneimittelbildes sind massive, gelbwäßrige Durchfälle (sogenannte Hydrantenstühle) nach dem Essen und Trinken, Darmvorfall, Hautentzündung und Ausschläge mit brennenden, juckenden Pusteln. Diese Beschwerden werden schlimmer bei geringster flüssiger und fester Nahrungsaufnahme und durch Berührung.

Cuprum aceticum
Kupfer(II)-acetat

Vorkommen, Verwendung: Kupferacetat, das Kupfersalz der Essigsäure, bildet dunkelblaugrüne Kristalle, die zur Herstellung der Urtinktur herangezogen werden.
Urtinktur: D 2 AG 1/100
Hinweis: *Das Mittel ist gesondert aufzubewahren.*
Wirkung: Kupfer(II)-acetat wirkt auf das Zentralnervensystem, die Atemwege und die willkürliche und unwillkürliche Muskulatur.
Anwendungsgebiete: s. unter Kupfer
Arzneimittelbild: s. unter Kupfer

Cuprum metallicum
Kupfer

Vorkommen, Verwendung: Kupfer gehört zu den relativ seltenen Elementen. Es wird überwiegend als mineralische Verbindung (Kupferkies, Kupferglanz, Rotkupfererz) gefunden. Die Urtinktur wird aus metallischem Kupfer hergestellt.
Urtinktur: AG 1/10
Hinweis: Kupfer und Kupferverbindungen sind im allgemeinen giftig. Bei übermäßiger Einnahme von Kupfer kommt es zu Übelkeit, Erbrechen, Bluterbrechen, Blut im Stuhl, Zerfall von roten Blutkörperchen und Zerstörung von Lebergewebe.
Wirkung: Kupfer wirkt auf das Zentralnervensystem, die Atemwege, die Muskulatur und den Magen-Darm-Trakt.
Anwendungsgebiete: Kupfer findet Anwendung bei Neigung der willkürlichen und unwillkürlichen Muskulatur zu Krämpfen, Keuchhusten, Krampfhusten, anfallsweiser Atemnot, Magen-Darm-Koliken, akuten Magen-Darm-Entzündungen mit Brechdurchfall, Leberschwund, Fallsucht und Erschöpfung von Körper und Geist (besonders nach geistigen Tätigkei-

ten) und Eiterungsprozessen. Kupfer beschleunigt die Reifung tiefer Abszesse. Eingesetzt werden die Verdünnungen D 2 bis D 30 und Ampullen mit Verdünnungen ab D 4. Bei Fallsucht werden Verdünnungen ab D 10 und höher gegeben.
Arzneimittelbild: Typische Symptome des Arzneimittelbildes sind Krämpfe, Atemnot, Krampfhusten bis zum Ersticken, sehr oft mit Erbrechen, Blausucht, Kälte des Körpers, starke Magen-Darm-Koliken mit schneidenden Schmerzzuständen, Reizung des Gehirns bis zum Ausbruch von Krämpfen, Delirien, Bewußtlosigkeit, Gesichtsverzerrungen, Schaum vor dem Mund, veitstanzähnliche Zustände und alte Ausschläge, die schlecht heilen und durch Cortison unterdrückt wurden. Husten und Erbrechen oder heftiges Würgen ohne Erbrechen bessern sich durch Trinken kalter Getränke. Sie verschlimmern sich durch Berührung, Schreck, Hitze, vor der Regelblutung und in der Nacht.

Cyclamen
Europäisches Alpenveilchen

Vorkommen, Verwendung: Das Europäische Alpenveilchen (Cyclamen purpurascens Mill.) ist in Süd- und Mitteleuropa verbreitet. Das homöopathische Arzneimittel wird aus der frischen Wurzelknolle hergestellt. Es enthält Cyclamin.
Urtinktur: AG 1/2
Hinweis: *Das Mittel ist gesondert aufzubewahren.*
Wirkung: Das Europäische Alpenveilchen wirkt auf das Zentralnervensystem, die weiblichen Geschlechtsorgane, die Nase und die Augen.
Anwendungsgebiete: Das Mittel dient zur Behandlung von anfallartigen Kopfschmerzen, begleitet von herabgesetzter Sehschärfe und Flimmern vor den Augen (Flimmerskotome), schmerzhaften Regel-

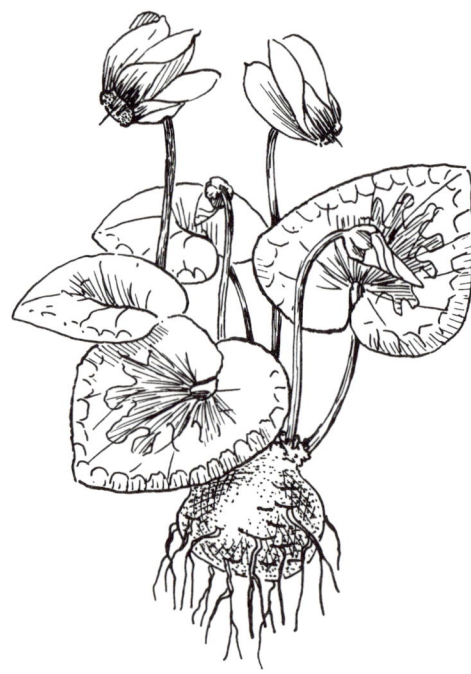

Europäisches Alpenveilchen

blutungen, verlängerten und verstärkten Regelblutungen, gutartigen Cystenbildungen in den Brustdrüsen (Mastopathia cystica), nervösem Schnupfen, Blutarmut, vor allem bei jungen Mädchen, venösen Blutstauungen und Blutstockungen. Eingesetzt werden die Verdünnungen D 3, D 4 und Ampullen mit Verdünnungen ab D 3.

Arzneimittelbild: Zu den Symptomen des Arzneimittelbildes zählen allgemeine körperliche Schwäche, Reizbarkeit, Gedächtnisschwäche, zu früh einsetzende und zu stark verlaufende Regelblutungen, Weißfluß, Spannungsschmerzen der weiblichen Brustdrüsen, Schnupfen (teils wäßrig, teils schleimig), Empfindlichkeit gegen fette Speisen und Kuchen, Blähungen, Magenkoliken, Darmkoliken, Erbrechen und Gluckern im Bauch nach dem Essen. Es besteht ein Verlangen nach Wärme. Die Beschwerden bessern sich bei Bewegung, aber nicht im Freien und nicht an frischer Luft.

Cypripedium pubescens

Marienfrauenschuh

Vorkommen, Verwendung: Der Marienfrauenschuh (Cypripedium pubescens L.) ist in Eurosibirien beheimatet. Das homöopathische Arzneimittel wird aus dem frischen Wurzelstock und den Wurzeln gewonnen. Die Wirkstoffe sind nicht bekannt.

Urtinktur: AG 1/3

Wirkung: Der Marienfrauenschuh wirkt auf das Zentralnervensystem (besonders psychosensorische Zentren). Sehr wirksam ist dieses Arzneimittel bei nervösen Kindern und Frauen.

Anwendungsgebiete: Angewendet wird der Marienfrauenschuh bei nervöser Schlaflosigkeit, krankhaft gesteigerter Erregbarkeit (Erethismus) mit Zucken der Glieder, bei nervösen Kindern und Frauen und bei Zahnungsbeschwerden. Die Anwendung des Marienfrauenschuhs erfolgt in den Verdünnungen D 2, D 3, D 4 und in Ampullen in Verdünnungen ab D 3.

Arzneimittelbild: Typische Symptome des Arzneimittelbildes sind Anregung des Geistes und Aufhellung der Stimmung mit Heiterkeit und vermehrtem Ideenfluß (wie beim Trinken von Kaffee), gleichzeitig Ruhelosigkeit des Körpers mit besonderer Unruhe in den Armen und Beinen und nächtliches Aufwachen der Kinder mit starkem Spieltrieb, wobei sie sehr vergnügt und lebhaft sind. Später kommt es zu Müdigkeit, Schlaffheit, Gleichgültigkeit und Gedankenschwere.

Damiana

Damiana

Vorkommen, Verwendung: Die Damiana (Turnera diffusa Willd. var. aphrodisiaca) ist in Amerika von Texas bis Argentinien verbreitet. Das homöopathische

Arzneimittel wird aus den getrockneten Blättern gewonnen. Sie enthalten Bitterstoffe, ätherisches Öl, Harze, Gerbstoffe und Stärke.

Urtinktur: D 1 AG 1/10

Wirkung: Das Mittel wirkt speziell auf die männlichen und weiblichen Geschlechtsorgane.

Anwendungsgebiete: Mangelnder Sexualtrieb, Impotenz, Unfruchtbarkeit, anfallartige Kopfschmerzen und Nervenschwäche sind die Anwendungsgebiete für Damiana. Behandelt wird mit den Verdünnungen D 1, D 2, D 3 und mit Ampullen mit Verdünnungen ab D 4. Bei gestörter Funktion der männlichen und weiblichen Geschlechtsorgane müssen täglich etwa 2mal 5 bis 10 Tropfen der Urtinktur für eine Woche eingenommen werden.

Arzneimittelbild: Eine Beschreibung des Arzneimittelbildes liegt noch nicht vor.

Datisca
Scheinhanf (Gelbhanf)

Vorkommen, Verwendung: Der Scheinhanf (Datisca cannabina L.), eine 2 bis 3 m hohe Staude, wächst in den Himalayatälern. Das homöopathische Arzneimittel wird aus dem frischen, blühenden Kraut gewonnen, dessen wirksame Substanzen zur Zeit nicht bekannt sind.

Urtinktur: AG 1/3

Wirkung: Der Scheinhanf wirkt gegen erhöhten Blutzucker. Bei einer Prüfung des Scheinhanfs an 32 Patienten, die an erhöhtem Blutzucker litten, dessen Werte allerdings 200 mg% nicht überstiegen, konnten 21 Patienten allein mit Scheinhanf erfolgreich behandelt werden. Die Verdünnung D 2 und die Verdünnung D 3 unterschieden sich dabei kaum hinsichtlich ihrer Wirksamkeit.

Anwendungsgebiete: Mit dem Scheinhanf werden Stoffwechselstörungen, besonders die Blutzuckerkrankheit, behan-

delt. Eingesetzt werden die Verdünnungen D 2, D 3 und Ampullen mit der Verdünnung D 3.

Arzneimittelbild: Der Scheinhanf ist noch ein relativ neues Mittel in der Homöopathie. Eine Beschreibung des Arzneimittelbildes ist aus diesem Grund noch nicht möglich.

Digitalis
Roter Fingerhut

Vorkommen, Verwendung: Der Rote Fingerhut (Digitalis purpurea L.) ist in Mittel- und Osteuropa beheimatet. Das homöopathische Arzneimittel wird aus den frischen Blättern, die vor der Blüte gesammelt werden, hergestellt. Die Wirkstoffe des Roten Fingerhuts sind die Glykoside Digitoxin, Gitoxin, Gitalin und das Saponin Digitonin.

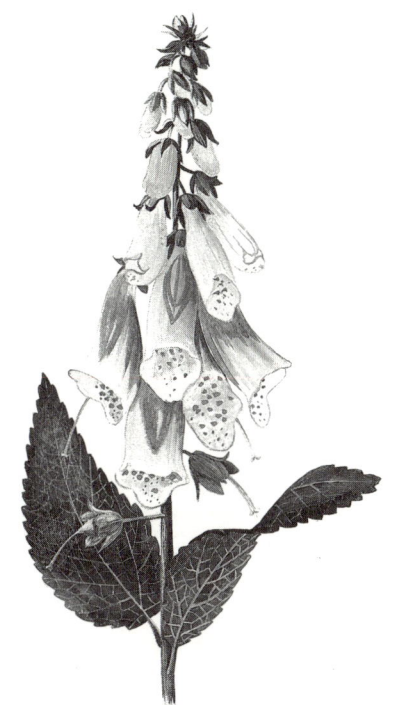

Roter Fingerhut

Urtinktur: AG 1/2 +

Hinweis: *Dieses Arzneimittel ist bis einschließlich der Verdünnung D 3 verschreibungspflichtig, da es sehr stark auf den Herzmuskel wirkt.* Um Vergiftungserscheinungen, zum Beispiel Appetitlosigkeit, Übelkeit, Erbrechen, Durchfall, Herzrhythmusstörungen, die bis zum Kammerflimmern gehen können, Kopfschmerzen, Schwindel, Verwirrtheit und Grün-Gelb-Sehen zu vermeiden, muß sehr genau dosiert werden. Auf jeden Fall sollten Sie vorher ärztlichen Rat einholen und niemals eine Selbstmedikation unter der Verdünnung D 4 vornehmen.

Wirkung: Der Rote Fingerhut wirkt auf den Herzmuskel, das Reizleitungssystem des Herzens, das Gehirn und die Vorsteherdrüse.

Anwendungsgebiete: Der Rote Fingerhut wird hauptsächlich zur Behandlung der Herzschwäche eingesetzt. Darüber hinaus wendet die Homöopathie den Roten Fingerhut bei anfallartig auftretenden Kopfschmerzen, vergrößerter Vorsteherdrüse, verlangsamter Herztätigkeit mit weniger als 55 Schlägen/min, Herzblock, Schlaflosigkeit, Depressionen, Schwindel beim Aufsitzen, auch Fahrstuhlschwindel genannt, (aber nur in den Verdünnungen zwischen D 2 und D 4) und Harnverhalten bei bestehender Vergrößerung der Vorsteherdrüse an. Letzteres läßt sich mit der Verdünnung D 2 in Verbindung mit dem Arzneimittel aus der Zwergpalme (D 1, D 2) gut beeinflussen. Die anderen Erkrankungen werden mit den Verdünnungen D 1, D 2, D 3, D 4, D 6, D 12 und Ampullen mit den Verdünnungen D 3, D 4, D 12 und höher behandelt.

Arzneimittelbild: Charakteristisch für das Arzneimittelbild des Roten Fingerhuts ist der Verlauf der Wirkung in zwei Phasen. Bei der Erst- oder Primärwirkung beobachtet man vermehrte Kraft der Herzschläge bei zunächst regelmäßigem, aber etwas beschleunigtem Puls, der dann unre-

gelmäßig wird und manchmal aussetzt, bis es dann zum Herzstillstand kommt. Die Zweit- oder Sekundärwirkung ist das Umgekehrte der Primärwirkung, das heißt der Puls ist zuerst weich und langsam, dann unregelmäßig und aussetzend. Es können sowohl die primären wie die sekundären Wirkungen nach dem homöopathischen Ähnlichkeitsgesetz genutzt werden. Dabei ist darauf zu achten, daß bei Behandlung mit der primären Wirkung nicht unter der Verdünnung D 6 und bei Behandlung mit der sekundären Wirkung hingegen nur geringe Verdünnungen (am besten die Verdünnung D 2) angewendet werden.

Dioscorea villosa
Zottige Yamswurzel

Vorkommen, Verwendung: Die Zottige Yamswurzel (Dioscorea villosa L.) kommt in Nordamerika vor. Nach der Blüte wird der frische Wurzelstock gesammelt und zur Herstellung des homöopathischen Arzneimittels verwendet. Er enthält Dioscorein.

Urtinktur: AG 1/3

Wirkung: Die Zottige Yamswurzel beeinflußt das vegetative Nervensystem, den Magen-Darm-Kanal sowie die weiblichen und männlichen Geschlechtsorgane.

Anwendungsgebiete: Die Zottige Yamswurzel wird bei folgenden Erkrankungen und Beschwerden angewendet: Übererregbarkeit des Vagusnervs, Neigung zu Krämpfen im Bauch, wechselnden Schmerzen im Unterleib, Gallenkoliken, Nabelkoliken, schmerzhaften Regelblutungen, anfallartig auftretenden Nervenschmerzen, geschlechtlicher Erregung, Erektionen während der ganzen Nacht, sexuellem Versagen durch Nervenschwäche, verfrühtem oder verspätetem Samenerguß bei Impotenz und bei starkem Geruch im Bereich der äußeren

Geschlechtsorgane. Anwendung finden die Verdünnungen D 3, D 4 in Form von Tabletten und Ampullen mit Verdünnungen ab D 3.

Arzneimittelbild: Das Arzneimittelbild der Zottigen Yamswurzel zeigt folgende Symptome: starke Krampfbeschwerden in den Verdauungs- und Geschlechtsorganen bei nervöser Übererregbarkeit, Blähungen, rheumabedingte Blähungen, gestörte Koordination der Muskeltätigkeit im Darm mit Kolikschmerzen und sauren morgendlichen Durchfällen sowie nervöse, schmerzhafte Regelblutungen mit Leibkrämpfen. Die Symptome bessern sich durch Druck, Rückwärtsbeugen und Bewegung.

Dolichos pruriens
Juckbohne

Vorkommen, Verwendung: Die Juckbohne (Mucuna pruriens [L.] DC.) ist in Indien beheimatet. Verwendet werden die getrockneten Haare der Fruchthülse. Sie enthalten Cholin und Serotonin.
Urtinktur: D 1 AG 1/10
Wirkung: Die spezielle Wirkung der Juckbohne erstreckt sich auf die Haut und die Leber.
Anwendungsgebiete: Anwendung findet die Juckbohne bei Juckreiz (Pruritus) verschiedener Ursache, Gelbsucht mit Leberschwellung und Verstopfung. Angewandt werden die Verdünnungen D 2, D 3 und Ampullen mit Verdünnungen ab D 4.
Arzneimittelbild: Nach Einnahme dieses Mittels verspüren Gesunde Hautjucken am ganzen Körper, ohne daß ein Hautausschlag zu beobachten ist. Das Jucken verschlimmert sich nachts und durch Kratzen. Es geht mit Leberschwellung und Verstopfung einher. Außerdem kommt es zu Halsschmerzen mit Kitzelhusten und einem Splittergefühl im Hals, das sich durch Schlucken verschlimmert.

Drosera
Sonnentau

D

Vorkommen, Verwendung: Der Sonnentau (Drosera rotundifolia L., Drosera anglica Huds., Drosera intermedia Hayne) ist in Europa, Asien und Nordamerika zu finden. Das homöopathische Arzneimittel wird aus den frischen, blühenden Pflanzen hergestellt. Sie enthalten Chinone, Droseron, Plumbagin, organische Säuren, Enzyme, Myricetin, Quercetin, Kämpferol und rote und gelbe Farbstoffe.
Urtinktur: AG 1/2
Wirkung: Die Wirkung des Sonnentaus erstreckt sich auf die Atemwege.
Anwendungsgebiete: Die Anwendung erfolgt bei Keuchhusten mit pfeifenden Hustentönen und Brechwürgen sowie bei Entzündungen der Atemwege und Atemnot (Asthma bronchiale). Eingesetzt werden die Verdünnungen D 1 bis D 6 und Ampullen mit Verdünnungen ab D 4.

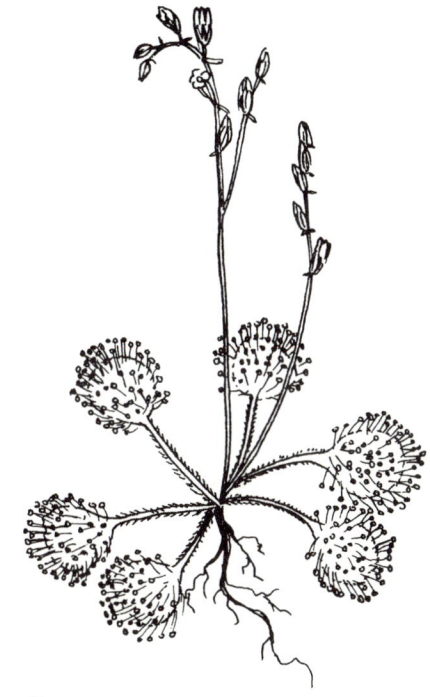

Sonnentau

Arzneimittelbild: Typisch für das Arzneimittelbild des Sonnentaus sind depressive Beschwerden, niedergedrückte Stimmung, krampfhafter Reizhusten mit Schmerzen hinter dem Brustbein bei Erschütterungen, nächtliche Hustenanfälle mit Brechneigung und Erstickungszustände, salvenartige Hustenanfälle und spärlicher, zäh-schleimig-gelber Auswurf.

Dulcamara
Bittersüßer Nachtschatten

Vorkommen, Verwendung: Der Bittersüße Nachtschatten (Solanum dulcamara L.) hat seine Heimat in Europa und Asien. Die jungen Triebe und Blätter werden vor der Blüte gesammelt. Aus ihnen wird das homöopathische Arzneimittel hergestellt. Sie enthalten Solamarin, Tomatidin, Tomatidenol, Soladulcidin, Solasodin, Saponine, Cholin, Vitamin C, Gerbstoff, Arabane, Galactane, Pectin und Lycopin.
Urtinktur: AG 1/2
Wirkung: Die Wirkung des Bittersüßen Nachtschattens erstreckt sich auf das Zentralnervensystem, die Muskeln, die Gelenke, die Harnblase, die Nieren, die Haut, die Atemwege und die Augen.
Anwendungsgebiete: Anwendungsgebiete des Bittersüßen Nachtschattens sind Muskel- und Gelenkrheumatismus als Folge einer Erkältung, Vorbeugung gegen Beschwerden durch feuchtes und kaltes Wetter, Blasenentzündungen durch Erkältungen, Blasenkrämpfe, Blasenlähmungen, übelriechender, trüber, salziger und schleimiger Urin, akute Magen-Darm-Entzündungen, Sommerdurchfälle, Nesselsucht, Herpesbläschen, nässende, eitrige, schuppende Flechten und verschiedene andere Hautausschläge. Eingesetzt werden die Verdünnungen D 1 bis D 12 und Ampullen mit den Verdünnungen D 3, D 4, D 6.
Arzneimittelbild: Die Symptome des Bittersüßen Nachtschattens ergeben folgendes Bild: Ruhelosigkeit, Delirien, Wutanfälle, weniger akut verlaufender Gelenk- und Muskelrheumatismus, bedingt durch naßkalte Witterung, feuchte Räume und direkte Nässeeinwirkung, weniger akut verlaufende Blasenentzündungen, Nierenreizungen, schwere, scheinbar gelähmte Zunge, zäher Speichel, trockener Schnupfen, Halsschmerzen, Lähmungen nach Erkältung, Geschwüre der Mundschleimhaut, Therapieschäden durch Unterdrückung von körperlichen Absonderungen in Folge von Erkältungen, schneidende Leibkoliken mit Erbrechen und sehr starken, wäßrigen Durchfällen sowie nesselsuchtartige und pustulöse Hautausschläge. Alle Beschwerden werden durch Nässe und Kälte hervorgerufen und verschlimmert. Wärme bessert die Beschwerden etwas.

Echinacea
Schmalblättrige Kegelblume

Vorkommen, Verwendung: Die Schmalblättrige Kegelblume (Echinacea angustifolia DC.) hat ihre Heimat in Nordamerika. In Deutschland wird sie angebaut. Zur Herstellung des homöopathischen Arzneimittels wird die frische, blühende Pflanze verwendet. Sie enthält Echinacosid, ätherisches Öl, Inulin, Harz, Glucose, Betain, Fructose, Pentosane und Phytomelane.
Urtinktur: AG 1/3
Wirkung: Die Schmalblättrige Kegelblume steigert die Abwehrkraft des Körpers gegen bakterielle Erreger. Der wahrscheinlich wirksame Stoff ist Echinacosid. Die Schmalblättrige Kegelblume wird als das antibakterielle Chemotherapeutikum der Homöopathie bezeichnet.
Anwendungsgebiete: Anwendung findet die Schmalblättrige Kegelblume bei Blutvergiftung, Eiter im Blut, Lymphgefäßentzündungen, Lymphknotenentzündungen, großen und kleinen Eiterbeulen, Brustdrüsenentzündungen, Kindbettfieber, Eiterun-

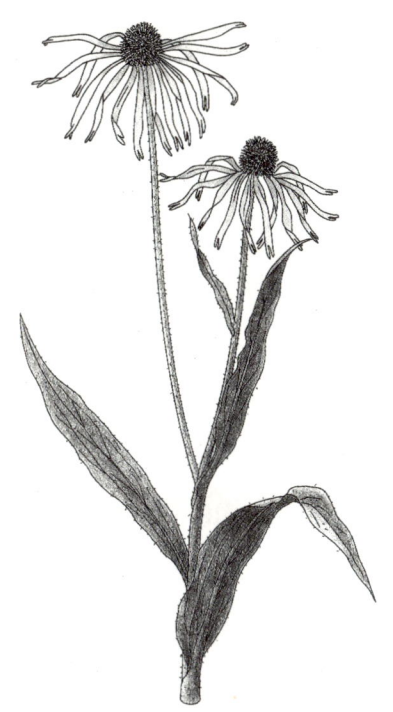

Schmalblättrige Kegelblume

gen nach Verletzungen, Wundrose, lang-
wierigen Unterschenkelgeschwüren, Entzündung der Schleimhaut und der Muskelschicht der Gebärmutter und Nierenbek-
kenentzündungen. Äußerlich wird die
Schmalblättrige Kegelblume als Salbe zur
Behandlung von Abszessen, Eiterbeulen,
fressenden Geschwüren, Insektenstichen
und Verbrennungen eingesetzt. Allgemein
dient die Schmalblättrige Kegelblume zur
Hebung der Widerstandskraft der Gewebe
bei chronischen Eiterherden in der Haut.
Innerlich wird die Schmalblättrige Kegelblume in der Urtinktur, in den Verdünnungen D 2, D 6 und in Ampullen mit
Verdünnungen ab D 4 angewendet. Besserung erfolgt im Liegen und in Ruhe,
Anstrengung und Essen führen zur Verschlimmerung.

Arzneimittelbild: Bei den Arzneimittelprüfungen fand sich als erstes Symptom
ein beißendes, prickelndes Gefühl auf der
Zunge, auf den Lippen und im Hals, dem
ein Gefühl von Angst und Schmerz in der
Herzgegend folgte. Anschließend traten
Fiebersymptome mit dumpfen Schmerzen
in beiden Schläfen, rotem Gesicht und
schnellem Puls in Erscheinung. Dabei
wurde von Vielen über Schwäche und über
schneidende, hin- und herziehende Nervenschmerzen geklagt sowie über Entzündungen der Verdauungs- und Atmungsorgane mit kneifenden Leibschmerzen und
Abgang von übelriechenden Gasen und
gelblichen, dünnen Stühlen.

Bei einer anderen Arzneimittelprüfung
wurden folgende Symptome gefunden:
Kopfschmerzen mit eigenartigem, periodi-
schem Erröten des Gesichts bis zum Hals
hin, Schwindelgefühl und starke Hinfälligkeit, Entzündungen im hinteren Nasen-
Rachen-Raum mit Geschwüren und übelriechenden Absonderungen, Gefühl einer
verstopften Nase, zurückweichendes und
leicht blutendes Zahnfleisch, aufreißende
Mundwinkel und Lippen, trockene und
geschwollene Zunge, wunde Stellen, pur-
pur oder schwarz gefärbte Mandeln, graue
Absonderungen, die sich bis in die hinteren Nasengänge und Luftwege ausbreiten,
saures Aufstoßen und Sodbrennen, Übelkeit mit Besserung beim Hinlegen,
Schmerzen (wie von einem Klumpen) in
der Brust und direkt unter dem Brustbein,
spärlicher Urin, der jedoch häufig und
unwillkürlich abgeht, wundmachender
Weißfluß, Gliederschmerzen, allgemeine
Müdigkeit, wiederholt auftretende Eiterbeulen, große Eiterbeulen, Reizung durch
Insektenstiche und giftige Pflanzen, vergrößerte Lymphknoten, fressende Geschwüre,
Unterschenkelgeschwüre, Frösteln mit
Übelkeit und Kälteschauer über den ganzen Rücken.

Ein weiterer Prüfer gibt als Arzneimittel-
wirkung beim Gesunden rasches und
plötzliches Einsetzen von Schwäche mit
geistiger Abspannung, akute Entzündungen der Verdauungs- und Atmungs-
schleimhäute sowie die Neigung zu Eite-

rungen und überriechenden Stoffwechselprodukten an. Zusätzlich wird hervorgehoben: schwerfälliger Infektionszustand, hochgradige Minderung der Körperkräfte, Hirnstauung mit Benebelung, ein Gefühl allgemeiner Zerschlagenheit und schneller Puls, unregelmäßige Fieberschübe, Schläfrigkeit, langsames Sprechen und Antworten, geschwollene und trockene Zunge (trotz vermehrten Speichels), Frostschauer mit Übelkeit und wandernde Schmerzen. Besondere Symptome sind Rachenerkrankungen mit bläulichem und schwärzlichem Aussehen der Mandeln und der Rachenschleimhaut, Bildung von gräulichen Pseudomembranen, Absonderung von stinkenden Sekreten, ein Gefühl von Brennen und Trockenheit im Rachen, schwammige, blutige Zahnfleischentzündung, Bauchschmerzen, die plötzlich auftreten und wieder verschwinden, aufgetriebener Leib, gelblicher und stinkender Durchfall, vermehrter Abgang von stinkenden Winden sowie stinkender Eiter auf der Haut.

Nach Fellenberg-Ziegler wirkt die Schmalblättrige Kegelblume bei Gesunden antiseptisch sowie anregend auf die Herztätigkeit und das Drüsensystem; die typischen Symptome des Arzneimittelbildes sind Eiter im Blut, typhöses Fieber, schwere Mandelentzündung, Begünstigung von Scharlach- und Diphterieinfektionen, Zahnfleischschwellungen, fauliger Geschmack im Mund, Auftreten großer und kleiner Eiterbeulen, tuberkulöse und fressende Geschwüre, Ernährungsstörungen, saures Aufstoßen, Völlegefühl nach dem Essen, überriechende Blähungen, Magenschmerzen mit nachfolgenden Durchfällen, Schmerzen in der Herzgegend und Herzklopfen sowie Neigung zu Herzschwäche und zum Kollaps.

Zusammengefaßt stehen folgende Symptome des Arzneimittelbildes im Vordergrund:

1. Ein mit Benommenheit einhergehendes typhusähnliches Krankheitsbild, das auftritt, wenn der Organismus nicht in der Lage ist, eine Abwehrreaktion in Gang zu setzen.

2. Eitrige Entzündungen der Haut und der Schleimhäute.

3. Bildung von großen und kleinen Eiterbeulen.

4. Verschlimmerung der Symptome nach den Mahlzeiten und abends sowie nach körperlichen und geistigen Anstrengungen. Die Symptome bessern sich im Liegen und in Ruhe.

Wasserhyazinthe

Vorkommen, Verwendung: Die Wasserhyazinthe (Eichhornia crassipes [Mert.] Solms) kommt in Amerika, Australien und Afrika vor. Die Pflanze wird zur Zeit ihrer Blüte zur Herstellung des homöopathischen Arzneimittels gesammelt.

Urtinktur: AG 1/3

Wirkung: Die Wasserhyazinthe ist ein neues Mittel in der Homöopathie. Wahrscheinlich wirkt es wie Sekretin und Pankreozymin. Pankreozymin und Sekretin sind zwei Hormone, die im Zwölffingerdarm gebildet werden. Pankreozymin bewirkt, daß sich die Gallenblase zusammenzieht und entleert. Gemeinsam mit Sekretin fördert es die Absonderung von Verdauungssäften aus der Bauchspeicheldrüse.

Anwendungsgebiete: Anwendung findet die Wasserhyazinthe bei Oberbauchbeschwerden nach Entfernung der Gallenblase (Postcholezystektomiesyndrom), chronischen Entzündungen der Bauchspeicheldrüse, ungenügender Funktion der Bauchspeicheldrüse und bei Neigung zu Verstopfungen. Üblicherweise wird mit der Verdünnung D 2 behandelt. Ampullen enthalten die Verdünnung D 4.

Arzneimittelbild: Eine Arzneimittelprüfung für die Wasserhyazinthe fand bisher nicht statt, so daß es unmöglich ist, das Arzneimittelbild zu beschreiben.

Equisetum hyemale
Winterschachtelhalm

Vorkommen, Verwendung: Den Winterschachtelhalm (Equisetum hyemale L.) findet man in Europa, Asien und Nordamerika. Das homöopathische Arzneimittel wird aus dem frischen Kraut hergestellt. Es enthält Equisetonin-Saponin und pflanzliche Kieselsäure.
Urtinktur: AG 1/2
Wirkung: Der Winterschachtelhalm wirkt besonders auf das Bindegewebe der Lungen, auf die Blase und die Nieren.
Anwendungsgebiete: Der Winterschachtelhalm dient zur Behandlung der Reizblase, als vorbeugendes Mittel gegen die Bildung von Nierensteinen, zur Behandlung von nächtlichem Bettnässen und zur Behandlung der Lungentuberkulose. Außerdem wird er eingesetzt, um bei einer Veranlagung zur vermehrten Bildung von Harnsäure das Auftreten von Gicht zu verhindern. Bei Lungentuberkulose sollte man 2 bis 3mal täglich 10 Tropfen über einen längeren Zeitraum einnehmen. Dadurch können eiweißhaltige Flüssigkeiten, die bei Lungentuberkulose in den Lungenspalt gelangen, zum Verschwinden gebracht werden. In der Lunge selbst wird die bindegewebige Abkapselung der Erreger gefördert. Bei allen anderen Erkrankungen sollten die Verdünnungen D 1, D 2, D 3 und Ampullen mit den Verdünnungen D 3, D 4 angewendet werden. Da der Winterschachtelhalm viel Kieselsäure enthält, ergeben sich unter Umständen zusätzliche Anwendungsmöglichkeiten wie bei reiner Kieselsäure (s. S. 167).
Arzneimittelbild: Der Winterschachtelhalm wurde überwiegend von Amerikanern geprüft. Dabei ergab sich folgendes Arzneimittelbild: Schmerzen in den Nie-

ren, in der Blase und in der Harnröhre, schmerzhaftes Wasserlassen, Harnverhalten, ständiger Harndrang, der sich durch Wasserlassen nicht bessert, wunde und übervolle Blase, Schneiden, Brennen und Stechen in der Harnröhre, dunkler, scharfer und schleimhaltiger Urin und Schmerzen im Unterbauch, die in die rechte Seite der Lendenwirbelsäulenregion ausstrahlen. Die Symptome verschlimmern sich bei Bewegung, Druck, Berührung, beim Hinsetzen und im Freien. Sie bessern sich nachmittags und beim Hinlegen.

Erigeron canadensis
Kanadisches Berufkraut

Vorkommen, Verwendung: Das Kanadische Berufkraut (Erigeron canadensis L.), auch Beschreikraut genannt, ist in Nordamerika beheimatet. Um 1700 wurde es nach Europa eingeschleppt. Verwendet wird das frische, blühende Kraut, um das homöopathische Arzneimittel zu gewinnen. Seine Inhaltsstoffe sind ätherisches Öl, das hauptsächlich Dipenten, p-Cymol und Terpineol enthält, Gerbstoffe, Matricariaester und Dehydromatricariaester.
Urtinktur: AG 1/3
Wirkung: Das Kanadische Berufkraut wirkt blutstillend.
Anwendungsgebiete: Mit dem Kanadischen Berufkraut werden verlängerte und verstärkte Regelblutungen, Blutungen aus der Gebärmutter außerhalb der monatlichen Regel, Blutungen aus gutartigen Tumoren der Gebärmutter (Myomblutungen), Blutungen aus allen Organen, Blutspucken, Nasenblutungen, Zahnfleischblutungen sowie Magen-, Blasen- und Hämorrhoidalblutungen behandelt. Das schwallartig austretende Blut ist hellrot und warm. Angewendet werden die Verdünnungen D 1 bis D 3. Ampullen die auch eingesetzt werden, enthalten die Verdünnung D 3.

E

Arzneimittelbild: Charakteristische Symptome des Arzneimittelbildes sind stechende Schmerzen in der Nierengegend, Verminderung der täglichen Harnausscheidung, Drang zu häufigen Harnentleerungen, ständiges Blasendrücken, Verlangen nach Fleisch und Wurst, Ekel vor Fett und Süßspeisen, die Magenkrämpfe verursachen, Gallenkoliken mit Verstopfung und Erbrechen, Kohl und Hülsenfrüchte werden abgelehnt, eine Stunde nach dem Essen muß wieder gegessen werden, Schmerzen und Druckempfindlichkeit in der Gallenblasengegend. Die Symptome verschlimmern sich durch Bewegung.

Espeletia
Espeletia

Vorkommen, Verwendung: Espeletia (Espeletia schultzii, Espeletia grandiflora) ist in den Anden beheimatet. Verwendet werden die Blätter und die Blüten, um das homöopathische Arzneimittel herzustellen.
Urtinktur: D 1 AG 1/10
Wirkung: Espeletia wirkt auf die Arterien, besonders auf die Herzkranzarterien.
Anwendungsgebiete: Espeletia ist noch ein neues Mittel in der Homöopathie. In einem Erfahrungsbericht wird der erfolgreiche Einsatz von Espeletia bei anfallweise auftretenden Herzschmerzen und bei arteriellen Durchblutungsstörungen der Beine, die sich beispielsweise als zeitweilig auftretendes Hinken bemerkbar machen können (Claudicatio intermittens), beschrieben. Bei diesen Anwendungsgebieten ist es bis jetzt allerdings auch geblieben. Eingesetzt werden die Verdünnungen D 2, D 3 und Ampullen mit Verdünnungen ab D 4.
Arzneimittelbild: Eine homöopathische Arzneimittelprüfung von Espeletia hat noch nicht stattgefunden, weshalb das Arzneimittelbild nicht beschrieben werden kann.

Eucalyptus
Fieberbaum

Vorkommen, Verwendung: Der Fieberbaum (Eucalyptus globulus Labill.) ist in Australien, Neusüdwales und Kalifornien zu finden. Das homöopathische Arzneimittel wird aus den getrockneten Blättern älterer Zweige gewonnen. Die Blätter enthalten ätherisches Öl (Eucalyptol, Camphen, Fenchen, Terpineol, Mytenol), Bitterstoff, Gerbstoff, Harz, Wachs, Ellag- und Gallussäure.
Urtinktur: D 1 AG 1/10
Wirkung: Der Fieberbaum wirkt auf die Schleimhäute der Atemwege und auf die Nieren. Er ist außerdem bei fieberhaften Infekten wirksam.
Anwendungsgebiete: Mit diesem Arzneimittel werden Grippe, Schnupfen, Entzündungen der unteren Atemwege, Rheumatismus, Kehlkopfentzündungen, Nieren-,

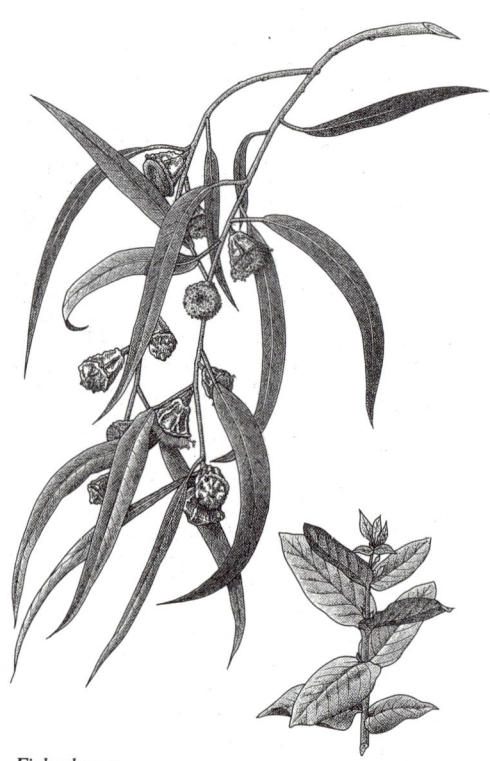

Fieberbaum

Nierenbecken- und Blasenentzündungen und Malariaerkrankungen behandelt. Eingesetzt werden die Urtinktur, die Verdünnung D 2 und Ampullen mit der Verdünnung D 6.

Arzneimittelbild: Das Arzneimittelbild des Fieberbaums umfaßt Symptome wie allgemeine Aufregung, beschleunigte Atmung, Schlaflosigkeit trotz Müdigkeit, rheumatische Muskel- und Gelenkschmerzen, Verdauungsstörungen mit blutigen Durchfällen, große Erschöpfung und Schüttelfrost mit starkem Durst.

Eupatorium perfoliatum
Durchwachsenblättriger Wasserhanf

Vorkommen, Verwendung: Der Durchwachsenblättrige Wasserhanf (Eupatorium perfoliatum L.) hat seine Heimat in Nordamerika. Verwendet werden die frischen, oberirdischen Teile der Pflanze. Sie werden in der beginnenden Blüte gesammelt. In ihnen findet man Eupatorin, Gerbstoffe, Farbstoff und ätherisches Öl.

Urtinktur: AG 1/3

Wirkung: Der Durchwachsenblättrige Wasserhanf wirkt auf den Magen, die Blase und grippale Infekte.

Anwendungsgebiete: Er sollte angewendet werden bei Erkältungskrankheiten, besonders Grippe, Reizblase, akuter Magenschleimhautentzündung, fieberhaften Infekten, Entzündungen mit Heiserkeit und Husten mit Wundheitsgefühl in der Brust. Der Durchwachsenblättrige Wasserhanf ist eines der zuverlässigsten Grippemittel der Homöopathie. Zur Anwendung kommen die Verdünnungen D 2, D 3 und Ampullen mit den Verdünnungen D 3 und D 4.

Arzneimittelbild: Zu den Symptomen des Arzneimittelbildes zählen morgendlich beginnende Malariaanfälle, allgemeines Mattigkeitsgefühl in den Gliedern und

Knochen, Grippe mit trockenem Husten, Heiserkeit, starker Schnupfen, schmerzhafter Harndrang, dunkler Urin, Schmerzen im Hinterkopf und in den Augen, Schwindelzustände und Galleerbrechen. Typisch dabei ist der große Durst. Trinken jedoch erzeugt einen Brechreiz.

Eupatorium purpureum
Roter Wasserhanf

Vorkommen, Verwendung: Der Rote Wasserhanf (Eupatorium purpureum L.) ist in Nordamerika beheimatet. Verwendung finden die frischen, im Herbst gesammelten Wurzelstöcke. Sie enthalten den glykosidischen Bitterstoff Euparin, ätherisches Öl und Harz.

Urtinktur: AG 1/3

Wirkung: Der Rote Wasserhanf wirkt besonders auf die Nieren und die Harnwege sowie die Geschlechtsorgane der Frau.

Anwendungsgebiete: Der Rote Wasserhanf wird angewendet bei Reizblase der Frauen, Nierenentzündungen, Blasenentzündungen, durch die Niere hervorgerufenen, krankhaften Wasseransammlungen im Körper, Weißfluß und entzündlichen Erkrankungen im Auge sowie scharfen Tränen und milder Absonderung aus der Nase.

Arzneimittelbild: Die Symptome, die der Rote Wasserhanf herbeiführt, sind den Symptomen des Durchwachsenblättrigen Wasserhanfs sehr ähnlich. Nur sind die Symptome bei den Harnorganen intensiver. Morgens verschlimmern sich die Beschwerden.

Euphorbium
Euphorbe

Vorkommen, Verwendung: Die
Euphorbe (Euphorbia resinifera Berger)
wächst an den Abhängen des Atlasgebir-
ges. Sie enthält einen milchigen Saft, den
man zur Verwendung in der Homöopathie
erhärten läßt. Seine Inhaltsstoffe sind
Euphorbon, Euphorbinsäure, Apfelsäure,
Harz, Kautschuk, Bitterstoff, Euphol und
Eupharbol.

Urtinktur: D 1 AG 1/10

Hinweis: *Das Mittel ist gesondert aufzubewahren.*

Wirkung: Die Euphorbe wirkt hauptsächlich auf die Haut, die Schleimhäute, die
Augen und die Ohren.

Anwendungsgebiete: Die Anwendungsgebiete der Euphorbe sind blasenbildende
Hautentzündungen, blasenbildende Wundrosen, Schleimhautentzündungen der oberen Luftwege, Lidrand- und Augenbindehautentzündungen sowie brennende
Schmerzen in allen erkrankten Bereichen,
besonders an den Schleimhäuten. Eingesetzt werden die Verdünnungen D 2, D 3,
D 4 und Ampullen mit Verdünnungen
ab D 4.

Arzneimittelbild: Folgende Symptome
gehören zum Arzneimittelbild der
Euphorbe: Brennende Schmerzen an allen
kranken Körperteilen, Bildung von Blasen
und Rotfärbungen auf der Haut bei Fieber,
Nasenentzündungen mit starkem Niesreiz,
Entzündungen der Atemwege einschließlich des Kehlkopfes mit trockenem
Husten, Mittelohrentzündungen mit
Schwerhörigkeit sowie nächtliche Kno-
chen- und Zahnschmerzen. Die Beschwerden verschlimmern sich nachts, in Ruhe,
beim Sitzen und bei jeglicher Berührung.

Euphrasia
Augentrost

Vorkommen, Verwendung: Der Augentrost (Euphrasia officinalis L.) ist in
Europa beheimatet. Die ganze Pflanze
wird zur Zeit ihrer Blüte gesammelt und in
noch frischem Zustand zur Herstellung
des homöopathischen Arzneimittels verwendet. Ihre Inhaltsstoffe sind Aucubin,
ätherisches und fettes Öl, Bitterstoffe, Gal-
lusgerbstoffe, Harze und blauer Farbstoff.

Urtinktur: AG 1/3

Wirkung: Die Wirkung des Augentrostes
erstreckt sich besonders auf die äußeren
Teile der Augen und die Schleimhäute der
oberen Luftwege.

Anwendungsgebiete: Anwendung findet
der Augentrost zur Behandlung von Lid-
rand- und Augenbindehautentzündungen,
Augentuberkulose, Hornhautentzündungen am Auge, Entzündungen des Tränen-

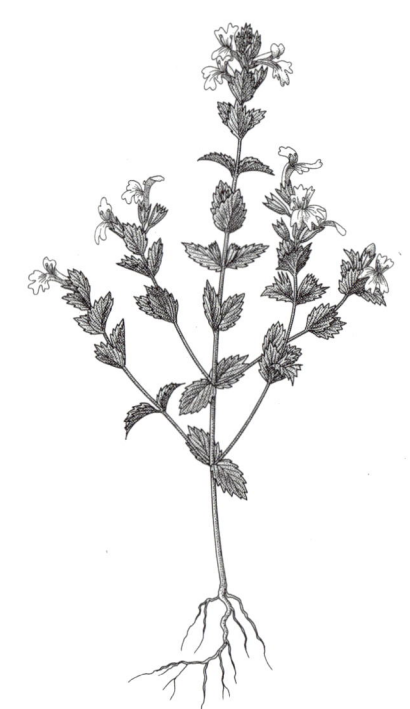

Augentrost

sacks, starkem Fließschnupfen mit beißenden Tränen und Lichtscheu, Tränen der Augen bei anstrengendem Sehen, Lesen und Schreiben, starken Schleimabsonderungen der Augen und Lider mit nächtlichem Verkleben der Augen. Der Augentrost ist eines der besten Augenmittel, das die Homöopathie besitzt. Eine Behandlung mit Augentrost sollte immer innerlich und äußerlich durchgeführt werden. Zur äußerlichen Anwendung gibt man auf eine Tasse Wasser oder Fencheltee 20 bis 50 Tropfen der Augentrosttinktur. Innerlich verwendet man die Urtinktur, die Verdünnung D 1 bis D 6 sowie Ampullen mit den Verdünnungen D 3, D 4.

Arzneimittelbild: Die Symptome, die zum Arzneimittelbild des Augentrostes gehören, sind Lichtscheu und Schmerzen der Augen bei Sonnen- oder Lampenlicht, verbunden mit Lidkrämpfen, Tränen in den Augen, besonders im Wind oder beim Lesen, starker Fließschnupfen mit beißenden Tränen und Lichtscheu.

steherdrüse, als Zusatzmittel bei chronisch-entzündlichen Zuständen nach Gonorrhoe (Tripper), chronischen Nierenbeckenentzündungen mit Beteiligung der Blase, chronischen Fisteleiterungen, degenerativen Erkrankungen der Wirbelkörper und Bandscheibenschäden. Eingesetzt werden die Verdünnungen D 1, D 2, D 3 und seltener Ampullen mit den Verdünnungen D 4, D 6, D 12 oder höher. In Südamerika wurde Pichi-Pichi gegen Leberegel angewendet. Sicher kommt daher die Empfehlung gegen Leberleiden.

Arzneimittelbild: Das Mittel wurde noch keiner eingehenden Arzneimittelprüfung unterzogen, so daß hier das Arzneimittelbild noch nicht geschildert werden kann. Typisch ist jedoch das Brennen beim Wasserlassen und der Wundheitsschmerz in der Harnröhre.

Fabiana imbricata
Pichi-Pichi

Vorkommen, Verwendung: Die Heimat der Pichi-Pichi (Fabiana imbricata Ruiz et Pav.) ist Chile. Verwendet werden die getrockneten Zweigspitzen, deren Inhaltsstoffe β–Methylaesculetin, Arbutin, ätherisches Öl mit Terpenen und Sesquiterpenen und Harz sind.

Urtinktur: D 1 AG 1/10

Wirkung: Die Pichi-Pichi wirkt auf die Blase, die Nieren, die Vorsteherdrüse, chronische Eiterungen und die Wirbelsäule. Die Pichi-Pichi wirkt harn- und galletreibend.

Anwendungsgebiete: Anwendung findet dieses Mittel zur Behandlung von Nierensteinleiden, bei Veranlagung zur Gicht, chronischen Blasenentzündungen, chronischem Schnupfen, Entzündungen der Vor-

Fagopyrum
Buchweizen

Vorkommen, Verwendung: Der Buchweizen (Fagopyrum esculentum Moench.) ist in Mittel- und Ostasien beheimatet. Vor der Fruchtreife wird das Kraut geerntet. Es wird frisch zur Herstellung des homöopathischen Arzneimittels verwendet. Seine Inhaltsstoffe sind Fagopyrin, Rutosid, Tannine, Cyanidine, Rutin und organische Säuren.

Urtinktur: AG 1/3

Wirkung: Der Buchweizen beeinflußt besonders die Haut und die Schleimhäute.

Anwendungsgebiete: Angewendet wird er bei Juckreiz, Hautentzündungen (Ekzeme), Nesselsucht und verstärkter Lichtempfindlichkeit mit Auftreten von Hauterscheinungen nach Lichteinwirkung (Photosensibilität). Eingesetzt werden die Verdünnungen D 2, D 3, D 4 und Ampullen mit Verdünnungen ab D 3.

Arzneimittelbild: Buchweizen ruft folgende Symptome hervor: pressende, drükkende Kopfschmerzen, ein Gefühl, als müsse der Kopf zerspringen, Blutandrang zum Kopf, wunde, rote Nase abwechselnd von Stock- oder Fließschnupfen begleitet, heftiges Hautjucken, punktförmige Hautblutungen, entzündliche Hautausschläge, heiße und geschwollene Haut (besonders im Gesicht und an unbedeckten Hautstellen), Entzündungen der Mundschleimhaut und der Zunge, Schmerzen in der Lebergegend sowie Blähungen und Durchfälle. Die Beschwerden verschlimmern sich durch Sonnenbestrahlung. Eine Besserung erfolgt an kühler Luft und durch kaltes Wasser.

Ferrum metallicum
Eisen

Vorkommen, Verwendung: Eisen ist das häufigste Schwermetall in der Erdkruste. Es geht eine Vielzahl von Verbindungen ein. Die wichtigsten davon sind Pyrit, Eisenspat, Rot- und Brauneisenstein. Die Urtinktur wird aus metallischem Eisen hergestellt.

Urtinktur: AG 1/10

Wirkung: Eisen wirkt auf das Blut, die Blutgefäße, das Bindegewebe der Muskeln und Gelenke, den Magen-Darm-Trakt und die Eierstöcke. Es wirkt besonders gut bei blassen, blonden Menschen mit deutlich sichtbarer Venenzeichnung.

Anwendungsgebiete: Die Anwendungsgebiete von Eisen sind Blutarmut, Weißfluß, anfallsweise auftretende Kopfschmerzen, Magen-Darm-Entzündungen, Lungenentzündungen, Lungenentzündungen mit gleichzeitig auftretender Entzündung der Atemwege, Muskel- und Gelenkrheumatismus, Bettnässen und fiebrige Anfangszustände mancher Erkrankung. Bei Blutarmut sollten sehr niedrige Verdünnungen gegeben werden. Ansonsten werden die Verdünnungen D 2 bis D 12 und Ampullen ab D 8 angewendet.

Arzneimittelbild: Zum Arzneimittelbild von Eisen gehören folgende Symptome: Gefäßlabilität, abwechselnd blasse und rote Färbung der Haut, große Schwäche und Anfälligkeit bei gesundem, blühendem Aussehen, Blutandrang zum Kopf, Klopfen und Pulsieren im Kopf bei rotem Gesicht und kalten Füßen, Kältegefühl im ganzen Körper, anfallartige Kopfschmerzen, drückende Magenkrämpfe, Magenschmerzen, Erbrechen unverdauter Nahrung bei Heißhunger, Abneigung gegen Fleisch, Durchfälle mit unverdauten Speisen, Sommerdurchfälle der Kinder, Reizblase mit unwillkürlichem Urinabgang, Kälteschauer bei rotem Gesicht und Durst, Fieber, Husten, Atemnot, Brustbeklemmung, blutiger Auswurf, rheumatische Beschwerden in allen Muskeln und Gelenken, besonders im Schultergürtel und im Delta-Muskel, schwere, ziehende Schmerzen in den Beinen, Schweißausbrüche, verlängerte und verstärkte Regelblutungen, Weißfluß und periodisch einsetzende Beschwerden, die in Ruhe oft schlimmer werden.

Ferrum phosphoricum
Eisen(III)-phosphat

Vorkommen, Verwendung: Eisen spielt im menschlichen Organismus eine große Rolle. Es wird beispielsweise zum Sauerstofftransport benötigt. In der Natur geht es viele Verbindungen ein. Eine davon ist Eisenphosphat.

Urtinktur: AG 1/10

Wirkung: Eisen(III)-phosphat wirkt wie Eisen, allerdings ist bei Fieber- und Entzündungszuständen die Wirkung tiefer. Bei Fieber wirkt es wie Blauer Eisenhut.

Anwendungsgebiete: Eisen(III)-phosphat wird bei denselben Erkrankungen eingesetzt wie Eisen. Darüber hinaus hat es sich besonders bei beginnenden Mittelohrentzündungen und allen Entzün-

dungen, die mit Fieber beginnen, bewährt. Ein weiteres Anwendungsgebiet von Eisen(III)-phosphat ist die gleichzeitige entzündliche Erkrankung von Lunge und Atemwegen (Bronchopneumonie) bei Kindern. Anwendung finden Tabletten in den Verdünnungen D 3, D 4, D 6, D 12 und Ampullen mit Verdünnungen ab D 8.
Arzneimittelbild: s. Eisen S. 98

Ferrum picrinicum
Eisen(III)-pikrat

Vorkommen, Verwendung: Pikrinsäure (Trinitrophenol) ist eine schwache, aber explosive Säure, deren Eisensalz als Ausgangsbasis für die Herstellung des homöopathischen Arzneimittels dient.
Urtinktur: D 2 AG 1/100
Hinweis: *Das Mittel ist gesondert aufzubewahren.*
Wirkung: Erfahrungsgemäß läßt sich sagen, daß Eisen(III)-pikrat auf die Vorsteherdrüse, die Leber und das Nervensystem wirkt.
Anwendungsgebiete: Anwendung findet Eisen(III)-pikrat bei Vergrößerung der Vorsteherdrüse, falls das Mittel aus der Zwergpalme nicht genügend wirkt, Leberleiden, nervöser Erschöpfung sowie bei sexuellem Versagen durch nervöse Erschöpfung (sexuelle Neurasthenie). Eisen(III)-pikrat wird in den Verdünnungen D 3, D 4, D 6, D 12 verwendet. Ampullen enthalten die Verdünnung D 4.
Arzneimittelbild: Eisen(III)-pikrat wurde noch keiner Arzneimittelprüfung nach homöopathischen Richtlinien unterzogen, deshalb ist das Arzneimittelbild bisher nicht bekannt.

Flor de Piedra
Steinblüte

Vorkommen, Verwendung: Die Steinblüte (Lophophytum leandri Eichl.) kommt in Südamerika vor. Verwendet wird die getrocknete Pflanze (Knolle). Ihre Inhaltsstoffe sind Leucoanthocyanidin-Körper, Catechin-Gerbstoffe, Bitterstoffe, zusammenziehende und wachsartige Stoffe, Eisen sowie Spuren von Jod und Brom.
Urtinktur: D 1 AG 1/10
Hinweis: *Das Mittel ist gesondert aufzubewahren.*
Wirkung: Die Steinblüte wirkt speziell auf die Leber, die Gallenwege, die Schilddrüse und das Herz.
Anwendungsgebiete: Dieses homöopathische Arzneimittel ist angezeigt bei leberbedingten Kopfschmerzen, venösen Blutstauungen, Leberleiden, Lebererkrankungen mit Schwund von Leberzellen, leberbedingtem Juckreiz, Blähsucht, Schilddrüsenvergrößerungen mit Knotenbildung (Struma nodosa) und Herzangst. Angewendet wird die Steinblüte in den Verdünnungen D 4, D 6 und Ampullen mit den Verdünnungen D 4, D 6, D 8, D 12 und höher.
Arzneimittelbild: Typische Symptome des Arzneimittelbildes der Steinblüte sind Hitzewallungen, Sehstörungen, anfallartige Kopfschmerzen, besonders bei Leberbeschwerden, Engegefühl in der Brust mit Herzklopfen, Druckbeschwerden durch die Schilddrüse, Druckempfindlichkeit und Spannungsgefühl im Oberbauch, Blähungen, Druckschmerz der Leber, helle Stühle, Sodbrennen, über den ganzen Körper verbreiteter Juckreiz, Blutstauungen in den Venen (besonders in den Beinen) und Kribbeln, Taubheitsgefühle und Ameisenlaufen in den Gliedern.

Formica rufa
Rote Waldameise

Vorkommen, Verwendung: Die Rote Waldameise (Formica rufa L.), auch Gemeine Waldameise genannt, findet man überall auf der nördlichen Halbkugel. Zur Gewinnung des homöopathischen Arzneimittels verwendet man zerquetschte Tiere. Die Rote Waldameise enthält Ameisensäure, ätherisches Öl, fettes Öl, Sridomyrmecin, Undecan und freie Aminosäuren.

Urtinktur: D 1 AG 1/10

Wirkung: Das aus der Roten Waldameise gewonnene Arzneimittel wirkt wie Ameisensäure (s. S. 28).

Anwendungsgebiete: Die Rote Waldameise ist bei denselben Erkrankungen wie Ameisensäure angezeigt (s. S. 28). Außerdem wird sie zur Reizkörperbehandlung und zur Umstimmung allergischer Reaktionslagen eingesetzt. Zur Behandlung werden die Verdünnungen D 3, D 4, D 6, D 12 und Ampullen mit den Verdünnungen D 4, D 6, D 10, D 12 verwendet.

Arzneimittelbild: s. Ameisensäure S. 28

Fucus vesiculosus
Blasentang

Vorkommen, Verwendung: Den Blasentang (Fucus vesiculosus L.) findet man im Norden an den Küsten des Atlantischen und Pazifischen Ozeans, an der Küste der Ostsee und des Weißen Meeres. Verwendet wird gereinigter und getrockneter Blasentang. Seine Wirkstoffe sind β–Carotin, Vitamin C, Zucker, Fucoxanthin, Xanthophyll, Brom und relativ viel Jod.

Urtinktur: D 1 AG 1/10

Hinweis: Blasentang enthält viel Jod. Auf eine Jodüberempfindlichkeit ist zu achten.

Wirkung: Der Blasentang wirkt auf die Schilddrüse, wodurch der tägliche Mindestenergieverbrauch steigt, und auf die Lymphknoten.

Anwendungsgebiete: Anwendung findet der Blasentang bei Fettleibigkeit, Lymphknotenschwellungen, Hauttuberkulose, Gefäßverkalkung, Kropf und Überfunktion der Schilddrüse. Der Blasentang ist ein stark wirkendes Gewebemittel. Wenn Fettleibigkeit vorliegt, muß höher dosiert werden, zum Beispiel 3mal 10 bis 20 Tropfen täglich in der Verdünnung D 1. Bei Gefäßverkalkung und Jodmangelkropf wird für längere Zeit eine Dosierung von täglich 3mal 5 bis 10 Tropfen in der Verdünnung D 1 benötigt, weil sich die Dosierung nach dem Jodgehalt des Mittels richtet. Bei Überfunktion der Schilddrüse sollten Sie mit der Dosierung vorsichtig sein, zum Beispiel täglich 3mal 5 Tropfen in Verdünnungen von D 3 bis D 6, je nach Lage des Falles. Ebenso sollten Sie bei Hauttuberkulose und Lymphknotenschwellungen verfahren. Ansonsten werden die Urtinktur, die Verdünnungen D 1 bis D 4 und Ampullen mit Verdünnungen ab D 4 angewendet.

Arzneimittelbild: Das Arzneimittelbild ist nicht näher beschrieben.

Galphimia glauca
Galphimia

Vorkommen, Verwendung: Galphimia (Galphimia glauca [Poir.] Cav.), auch Palo del muerto genannt, kommt in Mittelamerika vor. Verwendet werden die getrockneten Blätter und Blüten, um das homöopathische Arzneimittel zu gewinnen. Die Wirkstoffe sind noch unbekannt.

Urtinktur: D 1 AG 1/10

Wirkung: Galphimia wirkt auf die Schleimhaut der Nase und die Schleimhäute der übrigen Atemwege. Außerdem ist Galphimia bei Allergien wirksam. Weitere Wirkungen wurden nicht gefunden.

Anwendungsgebiete: Galphimia findet Anwendung bei allergischen Reaktionen der Nasenschleimhaut, anfallsweise auftretender Atemnot, allergischen Hautreaktionen und Wetterfühligkeit. Verwendet werden die Verdünnungen D 4, D 6, D 12 und Ampullen mit den Verdünnungen D 4, D 6, D 12 und höher.

Arzneimittelbild: Dieses Mittel wurde noch keiner eingehenden Arzneimittelprüfung unterzogen, so daß das Arzneimittelbild noch nicht bekannt ist.

Gelsemium
Gift-Jasmin

Vorkommen, Verwendung: Der Gift-Jasmin (Gelsemium sempervirens Ait.), auch Falscher Jasmin genannt, hat seine Heimat in Nord- und Mittelamerika. Die Homöopathie stellt das Arzneimittel aus dem frischen Wurzelstock her. Er enthält Gelsemin, Gelsemicin (sehr giftig!), Sempervirin, Gelsemiumsäure, Harz, ätherisches Öl und Stärke.

Urtinktur: AG 1/3 +

Hinweis: *Der Gift-Jasmin ist verschreibungspflichtig bis einschließlich der Verdünnung D 3.* Lassen Sie sich vor der Anwendung ärztlich beraten.

Wirkung: Der Gift-Jasmin wirkt besonders auf das Zentralnervensystem, die sensiblen und motorischen peripheren Nerven, die Augenmuskeln, das Herz, die weiblichen Geschlechtsorgane sowie den Magen-Darm-Kanal.

Anwendungsgebiete: Mit dem Gift-Jasmin werden folgende Erkrankungen behandelt: Grippe mit Reizung der Hirnhäute, anfallartig auftretende Kopfschmerzen, plötzlich auftretende Nervenschmerzen am Hinterkopf (Occipitalneuralgie), plötzlich auftretende Nervenschmerzen im Gesicht (Trigeminusneuralgie), Augenmuskellähmungen, unvollständige Gliedmaßenlähmungen, Herzmuskelentzündungen, Störungen im Erregungsleitungssystem des Herzens, schmerzhafte Regelblutungen, Hirnhautreizungen und Herabhängen des Oberlides. Der Gift-Jasmin ist ein Fieber- und Beruhigungsmittel. Er wirkt wie Blauer Eisenhut. Amerikanische Ärzte wenden ihn bei allen Formen der Hysterie an. Eingesetzt werden die Verdünnungen D 1 bis D 30 und Ampullen mit den Verdünnungen D 4, D 6, D 10, D 12, D 30 und höher.

Arzneimittelbild: Zu den charakteristischen Symptomen des Arzneimittelbildes gehören ein allgemeines Zerschlagenheitsgefühl mit Benommenheit, Hinterhauptschmerzen und Schläfrigkeit, Fieber, das ohne Durst, aber mit Schüttelfrost verläuft, Blutstauungen im Gehirn, Herzklopfen, Aussetzen des Herzschlages, schneller, schwacher und weicher Puls, Herabhängen des Oberlides durch Lähmung, Gaumensegellähmung, Schwindel, Sehstörungen, Pupillenerweiterung, Gliederlähmung, allgemeine Muskelschwäche, Magen-Darm-Entzündungen durch Aufregung und Schreck, Hitze im Kopf und im Gesicht mit heftigen Kopfschmerzen, die im Nacken beginnen und über den Kopf in die Augen ziehen, Lähmung der Blase und krampfartige Schmerzen der Gebärmutter, die in den Rücken und die Hüfte ausstrahlen. Die Beschwerden verschlimmern sich allgemein durch Wärme, Sonne, Bewegung, Furcht, Schreck, Angst, Erregung und gegen 9 bis 10 Uhr auch durch Nikotin. Sie bessern sich oft durch Urinabgang.

Ginseng
Ginseng

Vorkommen, Verwendung: Der Ginseng (Panax ginseng C. A. Meyer) wächst in China, Korea, Japan, Rußland und Bulgarien. Die getrocknete Wurzel, die zur Herstellung des homöopathischen Arzneimittels verwendet wird, enthält Bitterstoffe, ätherisches Öl, Harz, Panaxin, Panaxsäure, Glykoside, Saponin, einen campherartigen Stoff, Phosphate und Vitamine.

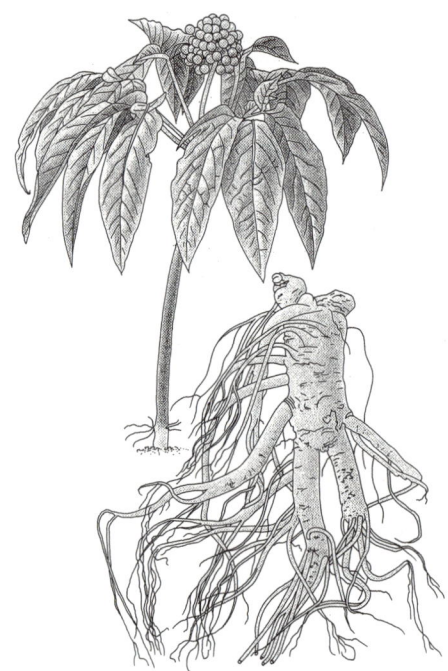

Ginseng

Urtinktur: D 1 AG 1/10
Wirkung: Ginseng wirkt besonders auf das Nervensystem, die Geschlechtsorgane und die Schleimhaut der Mundhöhle.
Anwendungsgebiete: Ginseng ist ein gutes Mittel bei Schwächezuständen aller Art (besonders Nervenschwäche), mangelndem Sexualtrieb, Gedächtnisschwäche, Depressionen, Ischias, trockenen Rachenentzündungen, Sodbrennen, saurem Aufstoßen, Magenkrämpfen, Darmkoliken, Durchfällen, Blähungen und Harndrang mit Brennen in der Harnröhre. Angewandt werden die Urtinktur, die Verdünnungen D 2, D 3 und Ampullen mit der Verdünnung D 4.
Arzneimittelbild: Ginseng ist ein altes chinesisch-japanisches Volksheilmittel. Als Symptome des Arzneimittelbildes wurden beobachtet: Herzklopfen, Angstgefühle in der Herzgegend, Blähungen, Verdauungsstörungen, Verstopfung, Drang zu häufigem Wasserlassen, Schwäche und rheumatische Beschwerden in der Lendenregion.

Glonoinum
Nitroglycerin

Vorkommen, Verwendung: Nitroglycerin, eine ölige, fast farblose und geruchlose Flüssigkeit wird durch Nitrieren von wasserfreiem Glycerin mit Nitriersäure gewonnen.
Urtinktur: D 2 AG 1/100 +
Hinweis: *Nitroglycerin ist verschreibungspflichtig bis einschließlich der Verdünnung D 3.* Ohne ärztliche Empfehlung darf es nicht in niedrigen Verdünnungen (unter D 4) angewandt werden. Nitroglycerin ist giftig. Eine akute Vergiftung zeigt sich durch Hautrötung, starken Blutdruckabfall, Verlangsamung des Herzschlags, Erbrechen, Blausucht, Bewußtlosigkeit und Atem- und Kreislauflähmung.
Wirkung: Nitroglycerin wirkt speziell auf das Zentralnervensystem, die Gefäßnerven, das Herz und den Gleichgewichtssinn (Vestibularapparat), der sich im Innenohr befindet.
Anwendungsgebiete: Die Anwendungsgebiete für Nitroglycerin sind anfallartig auftretende Herzschmerzen, Bluthochdruck, Drehschwindel mit Schwerhörigkeit (Morbus Ménière), Sonnenstich, Hirnhautreizungen, anfallartig auftretende Kopfschmerzen, Überfüllung des Kopfes mit Blut und grüner Star (Glaukom). Angewandt wird Nitroglycerin in den Verdünnungen D 3 bis D 12. Die Ampullen enthalten die Verdünnungen D 4, D 6.
Arzneimittelbild: Nitroglycerin führt zu Blutüberfüllung im Gehirn mit Herzklopfen und Herzbeschwerden, Symptomen wie beim Sonnenstich und bei Hirnhautreizung, zunächst hochroter, später blasser Gesichtsfarbe, einem Gefühl von Pulsieren am ganzen Körper und Nackenkopfschmerzen, die sich durch Gehen im Freien und Entblößung des Kopfes bessern, Angstgefühlen, anfallweise auftretenden Lichterscheinungen wie Funken, Blitze und Flimmern (Flimmerskotome),

Schwindelanfällen, Sinnestäuschungen und Sehstörungen und dem Fühlen alter Frostbeulen und alter Narben. Wärme, Bewegung, Alkohol und Zurückbeugen des Kopfes verschlimmert die Beschwerden. Sie bessern sich an frischer Luft.

Gnaphalium
Ruhrkraut

Vorkommen, Verwendung: Das Ruhr- oder Wollkraut (Gnaphalium obtusifolium L. oder Gnaphalium polycephalum Michx.) ist in Nordamerika beheimatet. Das blühende Kraut wird frisch verwertet, um das homöopathische Arzneimittel zu gewinnen. Seine Wirkstoffe sind ätherisches Öl, Bitterstoff, Tannin und Harz.
Urtinktur: AG 1/3
Wirkung: Das Ruhrkraut wirkt speziell auf die Lendenmuskulatur, die Ischiasnerven, den Magen-Darm-Kanal und die Geschlechtsorgane.
Anwendungsgebiete: Das Ruhrkraut findet Anwendung bei schlimmen Ischiasschmerzen, die von der Hüfte bis in die Zehen reichen, Hexenschuß mit Taubheitsgefühl und Schwere im Becken und Nervenentzündungen im Lenden-Kreuzbein-Bereich. Eingesetzt werden die Verdünnungen D 2, D 3 und Ampullen mit den Verdünnungen D 3, D 4.
Arzneimittelbild: Die typischen Symptome, die zum Arzneimittelbild des Ruhrkrauts gehören, sind heftige Ischiasschmerzen von der Hüfte bis zu den Zehen, Hexenschuß, begleitet von einem Taubheitsgefühl und Schweregefühl im Becken, Mißempfindungen wie Kribbeln und Ameisenlaufen und Schmerzen in den Zehen, oft im Wechsel mit Waden- und Fußkrämpfen, Druck in der Blase mit Drang zum Wasserlassen, Vergrößerung der Vorsteherdrüse, schmerzhafte Regelblutungen, gestörter Geschlechtstrieb, häufige Erektionen und Darmentzündung.

Graphites
Graphit

Vorkommen, Verwendung: Graphit, manchmal auch Reißblei genannt, setzt sich aus Kohlenstoff, Kieselsäure, Eisen, Mangan und anderen Spurenelementen zusammen. Das homöopathische Arzneimittel wird aus diesem natürlichen Mineral gewonnen.
Urtinktur: AG 1/10
Wirkung: Graphit wirkt besonders auf die Haut, den äußeren Teil der Augen, die Haare und die Nägel sowie den Mastdarm.
Anwendungsgebiete: Das Arzneimittel dient zur Behandlung von gesteigertem Talgfluß, Hautschuppen, Haarausfall, trockenen Hautentzündungen, Hautschrunden, Schuppenflechte, Lidrand- und Augenbindehautentzündungen, Gerstenkörnern, chronischer Verstopfung, Dickdarmstörungen mit Schmerzanfällen und schleimigen Stühlen (Colica mucosa) und Narbenschmerzen. Angewandt werden Tabletten mit den Verdünnungen D 3 bis D 30, Tropfen ab der Verdünnung D 6 und Ampullen der Verdünnung D 8, D 30. Bei Schuppenflechte gibt man Graphit im Wechsel mit Schwefel. Um Narbengewebe zu erweichen, muß Graphit wochenlang in Verdünnungen von D 4 bis D 6 eingenommen werden.
Arzneimittelbild: Zum Arzneimittelbild des Graphits gehören folgende Symptome: unreine Haut, Neigung zu chronischen, fettigen Hautentzündungen (seborrhoische Ekzeme), trockene, rissige und schuppige Haut, Nagelumlauf (Paronychie), Neigung zu Eiterbeulen, Gerstenkörnern und Lidrandentzündungen, ranziges Aufstoßen mit Blähungen, Leberdruck, Magendrücken, hartnäckige Verstopfungen, Schleimfetzen im Stuhl, brennende, stechende und jukkende Hämorrhoiden, Hautentzündungen am After, Vorfall des Mastdarms, Risse in der Afterschleimhaut, Ausbleiben der Regelblutung, zu schwache Regelblutun-

gen, Weißfluß, Schmerzen vor der Regel, scharfer und wundmachender Ausfluß und Schmerzen nach der Regel.

Grindelia

Grindeliakraut

Vorkommen, Verwendung: Das Grindeliakraut (Grindelia squarrosa [Pursh] Dun.) hat seine Heimat in Nordamerika. Verwendet wird das getrocknete Kraut, das zur Zeit der Blüte gesammelt wird. Es enthält ätherisches Öl, Harz, Tannin, Ameisen-, Essig- und Buttersäure, Proteide, Flavonoide, Grindelin und Grindeliasäure.
Urtinktur: D 1 AG 1/10
Wirkung: Das Grindeliakraut wirkt auf die Lungen und die Milz.
Anwendungsgebiete: Anwendung findet das Grindeliakraut bei anfallsweise auftretender Atemnot, Lungendehnung mit Entzündung der Atemwege (Emphysembronchitis) und Milzschwellungen. Die Behandlung erfolgt mit den Verdünnungen D 2, D 3 und bei Einsatz von Ampullen mit Verdünnungen ab D 4.
Arzneimittelbild: Viele Symptome des Mittels treten an den Atemwegen auf: anfallsweise Atemnot bei krankhafter Ansammlung von Wasser in der Lunge mit schaumigem, zähem, schwer löslichem Auswurf, plötzlich auftretende Erstickungsgefühle nach dem Erwachen, Atemnot im Liegen und aussetzende Atmung. Weitere typische Symptome sind stechende, reißende Schmerzen in der Milzgegend und Milzvergrößerung.

Guajacum

Guajakharz

Vorkommen, Verwendung: Guajakharz wird vom Pockholzbaum (Guajacum officinalis L. et G.) gewonnen, der auf den Antillen, an der Nordküste von Südamerika und in Mittelamerika wächst. Das Harz tritt von selbst oder durch Schwefelung aus dem Holz aus. Es enthält ätherisches Öl, Saponine, Guajakharzsäure, Vanillin, Gujacol und Farbstoffe.
Urtinktur: D 1 AG 1/10
Wirkung: Guajakharz wirkt besonders auf die Atemwege (einschließlich Mandeln), auf die Muskeln und die Gelenke sowie das Lungenfell.
Anwendungsgebiete: Guajakharz dient zur Behandlung von chronischen Bronchitiden, Lungentuberkulose, Brustfellentzündungen, eitrigen Mandelentzündungen, Kehlkopf-Rachen-Entzündungen sowie zur Behandlung von chronischem Muskel- und Gelenkrheumatismus. Angewendet werden die Verdünnungen D 1, D 2, D 3, D 4 und Ampullen mit Verdünnungen ab D 6.
Arzneimittelbild: Die Symptome des Arzneimittelbildes sind Anschwellung der Mandeln bei trockenem Hals mit stechenden Halsschmerzen, Schluckbeschwerden, die sich beim Trinken bessern, allgemeines Krankheitsgefühl, quälender Hustenreiz mit Besserung durch Auswurf, wobei der Auswurf übelriechend und eitrig ist, eine wunde entzündete Luftröhre, Bruststiche beim Atmen, die in Ruhe aufhören, rheumatische Schmerzen in allen Muskeln und Gliedern, Spannungs- und Verkürzungsgefühl in der Muskulatur, Angst vor Bewegung und Berührung, Schweißgeruch und stinkender Auswurf.

Hamamelis

Zaubernuß

Vorkommen, Verwendung: Die Zaubernuß (Hamamelis virginica L.) ist in Nordamerika beheimatet. In Deutschland wird sie mittlerweile angebaut. Das homöopathische Arzneimittel wird aus der frischen Rinde der Zweige, Zweigspitzen und der Wurzeln sowie aus ganzen, frischen Zweigen, die zur Zeit der Blüte gesammelt werden, hergestellt. Sie enthalten ätherisches Öl, Hamamelitannin, Gerbsäuren, Wachs, Cholin, Saponine, Hamamelin, Phytosterin und Flavonglykoside.

Urtinktur: AG 1/3

Wirkung: Die Zaubernuß wirkt blutstillend. Gleichzeitig beeinflußt sie das venöse Blutgefäßsystem. In ihrer Wirkung steht sie zwischen dem Blauen Eisenhut und dem Bergwohlverleih.

Anwendungsgebiete: Zu den Anwendungsgebieten der Zaubernuß zählen Blutungen aus Venen, Krampfadern und Hämorrhoiden, Blutstauungen in den Venen, verstärkte und verlängerte Regelblutungen, Blutungen aus der Gebärmutter außerhalb der erwarteten Regel, schmerzhafte Regelblutungen, mit vielen Blutgefäßen durchzogene, krankhaft vergrößerte Schilddrüsen, Blutspucken, Lungentuberkulose und Venenentzündungen. Neben der Urtinktur werden die Verdünnungen D 3, D 4 und Ampullen mit den Verdünnungen D 4, D 6 angewendet. Äußerlich wird die Zaubernuß in Form von Salben und Extrakten eingesetzt.

Arzneimittelbild: Zu den Symptomen zählen Blutungen aus dem Funktionsgewebe der Organe, Blutstauungen in den Venen mit hohem Stauungsdruck, größer werdende, ständig juckende und brennende Hämorrhoidalknoten, Brustenge, Atemnot, Bluthusten, Magen-Darm-Krämpfe, Nasenbluten, Darmblutungen und schmerzhafte, meist auch starke Regelblutungen.

Haplopappus

Haplopappus

Vorkommen, Verwendung: Der Haplopappus ist in den Anden heimisch. Das homöopathische Arzneimittel wird aus den getrockneten Blättern hergestellt.

Urtinktur: D 1 AG 1/10

Wirkung: Er wirkt auf das vegetative Nervensystem und den Kreislauf.

Anwendungsgebiete: Dieses Arzneimittel wurde aus der südamerikanischen Volksmedizin übernommen. Es wird bei Erschöpfungszuständen mit Schwindel, Kopfschmerzen, Herzunruhe, Herzstolpern und labilem Kreislauf, niedrigem Blutdruck, Stauungen im Pfortadergebiet, depressiven Zuständen und nervlichen Ermüdungserscheinungen eingesetzt. Behandelt wird mit den Verdünnungen D 2, D 3 und mit Ampullen der Verdünnung D 3.

Arzneimittelbild: Eine Beschreibung des Arzneimittelbildes ist zur Zeit noch nicht möglich, da die homöopathische Arzneimittelprüfung für dieses Mittel noch aussteht.

Harpagophytum

Teufelskralle

Vorkommen, Verwendung: Die Teufelskralle (Harpagophytum procumbens [Burch.] DC.) hat ihre Heimat in Süd- und Südostafrika. Zur Herstellung der Urtinktur dient die getrocknete Wurzel.

Urtinktur: D 1 AG 1/10

Wirkung: Das Mittel wirkt auf rheumatisch erkrankte Körperteile.

Anwendungsgebiete: Anwendung findet die Teufelskralle zur Behandlung von degenerativen und entzündlichen Gelenkerkrankungen, Bandscheibenleiden, rheumatischen Gelenkentzündungen, Muskelrheumatismus, Gicht und Morbus Bechterew (eine Erkrankung, die zu einer völligen Versteifung der Wirbelsäule führen kann). Verwendet werden Tabletten ab der Verdünnung D 2 und Ampullen mit Verdünnungen ab D 3.

Arzneimittelbild: Die Teufelskralle wurde noch keiner systematischen Arzneimittelprüfung unterzogen, da es sich um ein neues homöopathisches Mittel handelt.

Lava vom Vulkan Hekla

Vorkommen, Verwendung: Hekla Lava, Lava vom Vulkan Hekla auf Island, enthält Eisenoxid und Calcium-, Magnesium- und Aluminiumsilikate.

Urtinktur: AG 1/10

Wirkung: Die Lava vom Vulkan Hekla wirkt speziell auf die Knochen, ganz besonders auf die Kieferknochen.

Anwendungsgebiete: Die Lava wird versuchsweise angewendet zur Behandlung von Knochenvorsprüngen (Exostosen), besonders am Kiefer, Knochenentzündungen, beim Absterben von Knochengewebe, Kieferanschwellungen, bösartigen Knochentumoren, Zahnfleischabszessen und bei schwierigem Zahnen. Verwendet werden Tabletten der Verdünnungen D 4, D 6 und Ampullen mit Verdünnungen ab D 8.

Arzneimittelbild: Die Wirkungen dieser Lava wurden noch nicht systematisch überprüft, so daß noch keine Beschreibung des Arzneimittelbildes vorliegt.

Schwarze Nieswurz

Vorkommen, Verwendung: Die Schwarze Nieswurz (Helleborus niger L.), auch Christrose genannt, findet man in den Berggebieten von Süd- und Mitteleuropa. Der begehrte Teil der Pflanze ist der Wurzelstock, der getrocknet zur Herstellung des homöopathischen Arzneimittels verwendet wird. Er enthält die digitalisähnlichen Glykoside Hellebrin sowie Helleborin.

Urtinktur: D 1 AG 1/10

Hinweis: *Das Mittel ist gesondert aufzubewahren.*

Wirkung: Die Schwarze Nieswurz wirkt hauptsächlich auf das Zentralnervensystem, die Nieren, das Herz, den Kreislauf sowie den Magen-Darm-Trakt.

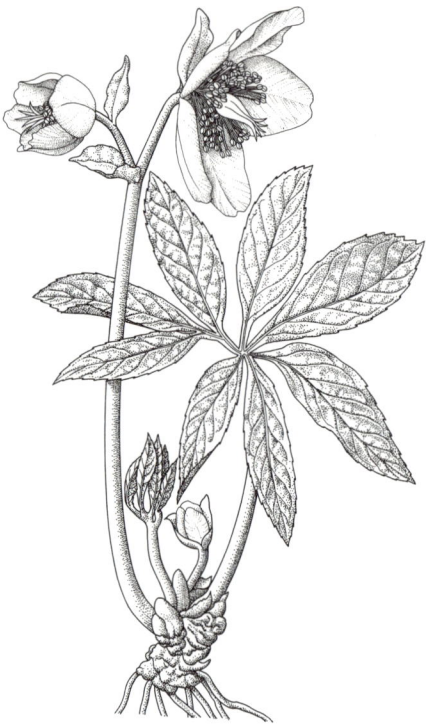

Schwarze Nieswurz

Anwendungsgebiete: Die Homöopathie nutzt das Mittel zur Behandlung von Geisteskrankheiten, bei Ausbleiben der Regelblutung, Hirnhautentzündungen und Hirnhautreizungen, Gemütsverstimmungen, Krankheitswahn, Gleichgültigkeit gegen Freud und Leid, Nachlassen der geistigen Fähigkeiten mit verlangsamten Reaktionen, Nierenentzündungen, häufigem Harndrang, zu geringer Urinabsonderung, Schwäche der Blasenmuskulatur, Entzündungen der Atemwege bei mangelhafter Herzleistung, Kollapsneigung, Herzschwäche mit Wasseransammlungen im Bauch und in den Beinen und Auszehrung durch Krebs. Die Schwarze Nieswurz dient außerdem zur Steigerung der Widerstandskraft. Anwendung finden die Verdünnungen D 3, D 4 und Ampullen mit der Verdünnung D 6.

Arzneimittelbild: Typisch für das Arzneimittelbild sind folgende Symptome:

anfangs Erregung der Hirnrinde, später geistige und körperliche Regungslosigkeit, Bewußtlosigkeit, Krämpfe, Schwindelzustände, Kreislaufkollaps, wirre Träume, Gedächtnisschwäche, Nachtangst, nächtliches Aufschrecken der Kinder mit augenblicklicher ängstlicher Verwirrung und lautem Aufschreien, Speichelfluß, Übelkeit, Erbrechen, blutdurchsetzter Urin mit kaffeesatzähnlichem Niederschlag, schleimig-blutige Durchfälle und Wasseransammlungen in der Haut.

Helonias dioica
Falsches Einkorn

Vorkommen, Verwendung: Das Falsche Einkorn (Chamaelirium luetum [L.] Willd.) ist in Nordamerika beheimatet. Verwendet werden die frischen Wurzeln und der Wurzelstock. Sie enthalten Saponin, Chamaelirin und Helonin.
Urtinktur: AG 1/3
Wirkung: Das Falsche Einkorn beeinflußt besonders gut das vegetative Nervensystem, die weiblichen Geschlechtsorgane, die Muskeln und das Beckenbindegewebe.
Anwendungsgebiete: Das Falsche Einkorn ist überwiegend ein Arzneimittel zur Behandlung von Frauenleiden. Es wird angewendet bei Beckenbänderschwäche, Beckenbodenschwäche, Beschwerden in den Wechseljahren, bei Blutarmut in den Entwicklungsjahren, Schwäche nach Geburten, Ermüdungsschmerzen in der Kreuzgegend, schweren Erschöpfungszuständen, nervöser, reizbarer Schwäche und zur Stärkung der Gebärmuttermuskulatur. Behandelt wird mit den Verdünnungen D 1, D 2, D 3 und Ampullen der Verdünnung D 3.
Arzneimittelbild: Die typischen Symptome des Arzneimittelbildes ergeben das Bild einer erschöpften, überarbeiteten, nervösen Frau, die mit ständigen Kreuzschmerzen und andauernden Unterleibsbe-

schwerden, wie zum Beispiel Weißfluß, Jucken am Scheideneingang und Entzündungen der Scheide und der Scham, kämpft. In der Nierengegend bestehen Druck, Hitzegefühl und Schmerzen. Weiterhin typisch sind reizbare Schwäche, Überempfindlichkeit gegen Widersprüche sowie eine depressive und verzweifelte Gemütsstimmung.

Hepar sulfuris
Kalkschwefelleber

Vorkommen, Verwendung: Kalkschwefelleber ist eine Sonderverarbeitung der weißen, inneren Bestandteile der Austernschalen zusammen mit Schwefelblumen nach Anleitung von Samuel Hahnemann.
Urtinktur: D 1 AG 1/10
Hinweis: Kalkschwefelleber nicht über längere Zeit einnehmen!
Wirkung: Kalkschwefelleber wirkt besonders auf das Zentralnervensystem, die Haut, die Schleimhäute, die Drüsen, die Atemwege und den Magen-Darm-Kanal.
Anwendungsgebiete: Kalkschwefelleber findet Anwendung bei Eiterausschlägen, Eiterbeulen, Abszessen, trockenen Hautentzündungen, Entzündungen der Atemwege, Kehlkopf- und Rachenentzündungen, Mandelentzündungen, chronischen Mittelohrentzündungen, chronischen Lidrand- und Bindehautentzündungen, Lymphknotenentzündungen, sonstigen eitrigen Prozessen an der Haut, den Schleimhäuten und den Drüsen, flüchtigen Ödemen der Haut (angioneurotische Ödeme), Verdauungsstörungen und Magenschleimhautentzündungen. Eingesetzt werden Tabletten mit den Verdünnungen D 2 bis D 30, Tropfen ab der Verdünnung D 8 und Ampullen mit den Verdünnungen D 8, D 10, D 12 und D 30.
Arzneimittelbild: Die Symptome des Arzneimittelbildes der Kalkschwefelleber sind sehr ausgeprägt. Im Vordergrund ste-

hen Überempfindlichkeit des Nervensystems gegenüber Schmerzen, Berührung und Kälte; Niedergeschlagenheit, schlechte Laune, Traurigkeit, Schmerzunverträglichkeit, Kopfschmerzen, vorwiegend auf der rechten Seite mit dem Gefühl, als ob ein Nagel eingetrieben würde, eitrige Entzündungen am Auge, Finger- oder Nagelgeschwüre, Splitter- und Pflockgefühl im Hals, Verdauungsschwäche, Magendruck und Hungerschmerz, Verlangen nach sauren und scharfen Speisen, Unerträglichkeit des Gürteldrucks, lehmfarbene oder grüne und blutige Durchfälle, harter, scharrender Husten mit wenig Auswurf, Krupp-Husten, ausgelöst durch kalte, trockene Luft, eitrige Nebenhöhlenentzündungen, empfindliche Haut, leicht eiternde Verletzungen, Eiterausschläge, Eiterbeulen und Bildung von Abszessen mit Klopfen und Stechen, eitrige Mandelentzündungen mit Neigung zur Abszeßbildung und Splittergefühl im Hals, chronische Mittelohrentzündungen mit Stechen und Krachen im Ohr, Eiterbeulen im Gehörgang, Entzündungen der Niere und des Nierenbeckens (Pyelonephritiden).

Humulus lupulus
Gemeiner Hopfen

Vorkommen, Verwendung: Der Gemeine Hopfen (Humulus lupulus L.) kommt in Europa, Asien und Nordamerika vor. Verwendet werden die frischen Fruchtzapfen, die ätherisches Öl, Humulen, Myrcen, östrogenartige Stoffe, Luparon, Luparol und Humulon enthalten.

Urtinktur: AG 1/3

Wirkung: Die Wirkung des Hopfens erstreckt sich nicht nur auf das Zentralnervensystem, sondern auch auf die Haut, die Harnblase, die Eierstöcke und die Gebärmutter.

Anwendungsgebiete: Die Anwendung des Mittels erfolgt bei Schlaflosigkeit, Reiz-

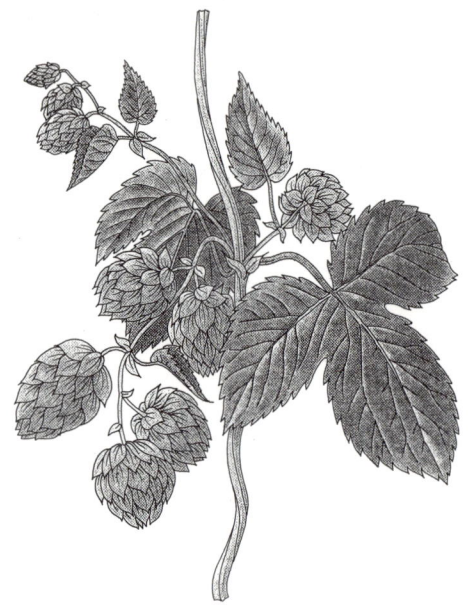

Gemeiner Hopfen

blase und pustulösen wie bläschenartigen Entzündungen der Haut. Verwendet werden die Urtinktur, die Verdünnung D 2 und Ampullen mit Verdünnungen ab D 3. Bei Schlaflosigkeit müssen von der Urtinktur 15 bis 30 Tropfen gegeben werden. Umgekehrt können bei nervöser Erschöpfung und Tagesschläfrigkeit kleine Dosen von etwa 3 bis 10 Tropfen der Verdünnung D 2 anregend wirken.

Arzneimittelbild: Die Arzneimittelprüfung des Hopfens ist bisher mangelhaft und hat nur wenige Symptome ergeben. Dazu zählt die Bildung von Bläschen im Gesicht und an den Händen, die aufplatzen und verschorfen.

Hydrastis
Kanadische Gelbwurz

Vorkommen, Verwendung: Die Kanadische Gelbwurz (Hydrastis canadensis L.), auch Goldsiegelwurz genannt, hat ihre Heimat in Nordamerika. Verwendet wird der getrocknete Wurzelstock. Er enthält

Hydrastin, Berberin, Meconin, Canadin, Phytosterin, Fett, Harz, Stärke, ätherisches Öl und Chlorogensäure.

Urtinktur: D1 AG 1/10 +

Hinweis: *Die Kanadische Gelbwurz ist bis einschließlich der Verdünnung D 3 verschreibungspflichtig.* Holen Sie vor der Anwendung dieses Mittels ärztlichen Rat ein. In hohen Dosen wirkt die Kanadische Gelbwurz herzlähmend und betäubend. Außerdem führt sie zu Muskelstarre.

Wirkung: Die Kanadische Gelbwurz wirkt speziell auf das Zentralnervensystem, die Gefäßnerven, die unwillkürliche Muskulatur der Gallenblase, der Gebärmutter und des Magen-Darm-Traktes sowie auf die Schleimhäute und die Drüsen.

Anwendungsgebiete: Durch ihre gefäßzusammenziehende Wirkung ist sie ein gutes Mittel, um Blutungen zu stillen. Deshalb wird sie zur Behandlung von verlängerten und verstärkten Regelblutungen, Blutungen aus der Gebärmutter außerhalb der Regel und Blutungen aus gutartigen Geschwülsten der Gebärmuttermuskulatur (Myome) genutzt. Außerdem hilft sie bei Weißfluß mit Jucken in der Scheide. Weiterhin ist die Kanadische Gelbwurz bei einigen Erkrankungen der Atemwege wirksam. Dazu zählen chronischer Schnupfen, Schnupfen mit starker Schleimabsonderung, starkem Brennen und Wundheitsgefühl in den Nasenlöchern, Stockschnupfen mit Stirnkopfschmerzen und andere chronische Entzündungen der oberen Luftwege. Zusätzlich hilft die Kanadische Gelbwurz bei entzündlich-rundlichen Veränderungen der Schleimhaut der Mundhöhle (Aphthen), Geschwüren in der Mundhöhle, Magenschleimhautentzündungen mit Verstopfung und Leberstörungen, Lidrand- und Augenbindehautentzündungen, Auszehrung durch Krebs und allgemeinem körperlichen Verfall. Die Kanadische Gelbwurz ist grundsätzlich ein stärkendes und säfteverbesserndes Mittel. Zur äußerlichen Behandlung vermischt man 5 Gramm der Urtinktur mit 95 Gramm Glycerin. Damit behandelt man die Stinknase (Ozaena) und unterstützend Krebsgeschwüre. Ansonsten verwendet man die Urtinktur, die Verdünnungen D 1 bis D 6 und Ampullen mit der Verdünnung D 4.

Arzneimittelbild: Typische Symptome des Arzneimittelbildes der Kanadischen Gelbwurz sind dicke, gelbliche, fadenziehende Absonderungen der Schleimhäute, Koliken mit Blähungen, hartnäckige Verstopfung, Leber- und Magenschmerzen, nässende Hautausschläge, Halsschmerzen, übelriechende Geschwüre, Ohrenfluß mit Verstopfung des inneren Gehörgangs sowie Schmerzen im After nach dem Stuhlgang.

Hydrocotyle asiatica
Asiatisches Wassernabelkraut

Vorkommen, Verwendung: Das Asiatische Wassernabelkraut (Centella asiatica [L.] Urban) kommt in den subtropischen Zonen von Asien, Afrika und Amerika vor. Verwendung findet das getrocknete Kraut. Seine Inhaltsstoffe sind ätherisches Öl, Harz, Hydrocotylin, Asiatsäure, Triterpensäuren und Saponine.

Urtinktur: D 1 AG 1/10

Wirkung: Das Mittel wirkt besonders auf die Haut, die Blase und die Gebärmutter.

Anwendungsgebiete: Anwendung findet das Asiatische Wassernabelkraut zur Behandlung von Schuppenflechte, Hautentzündungen (Ekzeme), Jucken am Scheideneingang, Jucken am After, Entzündungen der Schleimhaut des Gebärmutterhalses sowie bei Reizblase. Eingesetzt werden die Verdünnungen D 2, D 3, D 4, D 6 und Ampullen mit Verdünnungen ab D 4.

Arzneimittelbild: Zum Arzneimittelbild des Asiatischen Wassernabelkrauts gehören folgende Symptome: allgemeine Zerschlagenheit mit einschießenden Nervenschmerzen am Kopf, Rötung der Haut mit stark juckenden Hautausschlägen und ungemein starker Schuppung (ähnlich wie bei der Schuppenflechte), Pusteln, Bläschen, entzündliche Hautveränderungen am ganzen Körper (hier versuchsweise einsetzen), starkes Hitzegefühl, starke Schweißausbrüche, stark juckende Entzündungen der Scheide, Blasenreizungen mit übermäßiger Harnausscheidung, Drang zu vermehrtem Wasserlassen, Weißfluß und Jukken am After.

Bilsenkraut

Vorkommen, Verwendung: Das Bilsenkraut (Hyoscyamus niger L.) hat seine Heimat in Asien und Europa. Zur Zeit der Blüte wird das frische Kraut gesammelt und sofort zur Herstellung des homöopathischen Arzneimittels verwendet. Die Inhaltsstoffe des Bilsenkrauts sind l-Hyoscyamin, l-Hyoscin (= Scopamin), Atropin, Atroscin und Gerbstoff.

Urtinktur: AG 1/2 +

Hinweis: *Das Bilsenkraut ist verschreibungspflichtig bis einschließlich der Verdünnung D 3.* Holen Sie ärztlichen Rat ein. Das Bilsenkraut ist giftig. Bei einer Vergiftung findet man weite Pupillen, Mundtrockenheit, Schluckbeschwerden, trockene Haut, schnellen Pulsschlag, Überwärmung, Erregung des Zentralnervensystems und am Ende eine Atemlähmung.

Wirkung: Das Bilsenkraut wirkt speziell auf das Zentralnervensystem (vor allem auf die Großhirnrinde), die Luftwege sowie die Blase.

Anwendungsgebiete: Die Anwendungsgebiete für das Bilsenkraut sind mäßig akute und chronische Entzündungen der unteren Atemwege, Hirnhautreizungen, Rachen- und Kehlkopfentzündungen, überoptimistische, gehobene Grundstim-

mung, Verhaltensweisen und Gefühlszustände ähnlich wie bei einer Schizophrenie, Fallsucht, Blasenlähmungen, trockener Krampf- und Reizhusten und nervöser Husten. Eingesetzt werden die Verdünnungen D 3, D 4, D 6 und Ampullen mit den Verdünnungen D 4, D 6.

Arzneimittelbild: Die charakteristischen Symptome des Arzneimittelbildes sind trockener Kitzelhusten, besonders im Liegen, in Ruhe und in der Nacht, Delirien mit großer Ruhelosigkeit, gewalttätiges Verhalten, Schaum vor dem Mund, Schimpfen, Fluchen, unsinniges Lachen, unzüchtiges Reden, Besessenheitswahn, Furcht, vergiftet zu werden, Abneigung gegen Arzneimittel, Angst vor Wasser, Wahnwahrnehmungen, seelische Erregungszustände, später Betäubungszustände mit schnellem Puls, unregelmäßiger Atmung, herabhängendem Unterkiefer und »Flockenlesen«, Nachtangst bei Kindern und oft durch Schreck ausgelöste Fallsucht mit Verdrehen und Zucken der Glieder, Zungenbiß, Stuhl- und Urinabgang. Typisch ist die Verschlimmerung des Hustens durch Trinken, Essen und auch Sprechen.

Johanniskraut

Vorkommen, Verwendung: Das Johanniskraut (Hypericum perforatum L.) ist in Europa und Mittelasien beheimatet. Das homöopathische Arzneimittel wird aus frischen, zur Zeit der Blüte gesammelten Pflanzen gewonnen. Sie enthalten neben dem lichtsensibilisierenden Hypericin Flavonglykoside, Hyperin, Quercetrin, ätherisches Öl, Gerbstoff und Cholin.

Urtinktur: AG 1/3

Wirkung: Das Johanniskraut wirkt auf das Zentralnervensystem (besonders die psychischen Zentren), auf die peripheren Nerven sowie die Haut.

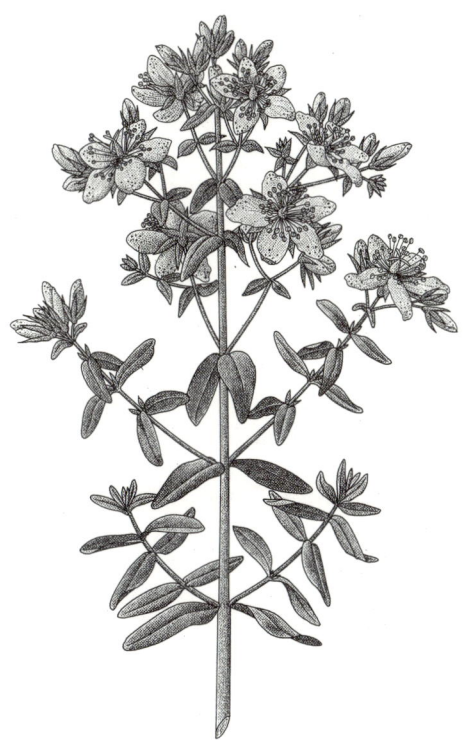

Johanniskraut

Anwendungsgebiete: Mit diesem Arznei-mittel werden lichtsensible Hauterkran-kungen, durch äußere Umstände ausgelö-ste Depressionen, durch Gefäßverkalkung bedingte Depressionen, Zustände nach Gehirnerschütterungen, Nervenquetschun-gen, Nervenschmerzen, Operations-schmerzen, Depressionen nach Gehirner-schütterungen und Störungen des weibli-chen Zyklus mit Ausbleiben der monatli-chen Regelblutung behandelt. Das Johan-niskraut ist ein uraltes, namentlich russi-sches Volksheilmittel zur Behandlung von Wunden, Quetschungen, Verbrennungen, Geschwüren, Stichen, Schnitten, Zerrei-ßungen und Verletzungen der Nervenen-den, die von starken Schmerzen begleitet werden. Äußerlich wird Johanniskraut als Extern-Tinktur angewendet. Innerlich wird die Behandlung mit den Verdünnungen D 1 bis D 30 und mit Ampullen der Ver-dünnung D 4, D 6 oder D 12 durchgeführt.

Bei Depressionen und Gefäßverkalkung sowie depressiven Zuständen nach Gehirn-erschütterung sind 3mal 10 bis 15 Tropfen täglich von der Urtinktur zu nehmen.
Arzneimittelbild: Da das Johanniskraut ähnlich wie Arnika wirkt, entspricht das Arzneimittelbild auch weitgehend dem Arzneimittelbild der Arnika (s. S. 48).

Iberis amara
Schleifenblume

Vorkommen, Verwendung: Die Schlei-fenblume (Iberis amara L.) findet man in Südeuropa. Sie wird in vielen Gebieten kultiviert. Verwendet werden die reifen, getrockneten Samen. Als Wirkstoffe ent-halten sie bittere Cucurbitacine, Glucoibe-rin und Substanzen, die die Wirkung bestimmter Antikörper (Agglutinine) ver-hindern.
Urtinktur: D 1 AG 1/10
Wirkung: Die Schleifenblume wirkt spezi-ell auf den Herzmuskel, die Herzkranzge-fäße, das Erregungsleitungssystem des Herzens sowie den peripheren Kreislauf.
Anwendungsgebiete: Anwendung findet das Mittel bei Herzmuskelschwäche, schlechter Durchblutung der Herzkranzge-fäße, Herzangst, Störungen des Herzrhyth-mus und Entzündungen des Herzmuskels und der Herzinnenhaut nach Infektions-krankheiten. Eingesetzt werden die Ver-dünnungen D 1, D 2, D 3 und Ampullen mit der Verdünnung D 4.
Arzneimittelbild: Folgende Symptome zählen zum Arzneimittelbild der Schleifen-blume: Herzklopfen nach geringer Bewe-gung mit Schwindel und Angstgefühlen, Gefühl von Schwere und Druck in der Herzgegend, durchschießende, heftig ste-chende Schmerzen in der Herzgegend mit Verschlimmerung zur Nachtzeit, verstärkte und beschleunigte Herztätigkeit mit sicht-barem Pulsieren in der Herzgegend, aus-setzender Herzschlag, voller, kräftiger,

etwas unregelmäßiger Puls, Herzflattern mit kleinem, unregelmäßigem Puls, vermehrtes Absondern und Aushusten von Schleim aus dem Kehlkopf und der Luftröhre, Zusammenschnürungs- und Erstickungsgefühl im Kehlkopf, Atembeklemmung, Kurzatmigkeit, Atemnot, Appetitmangel, stundenlanges Aufstoßen nach den Mahlzeiten, Verdauungsbeschwerden mit Druck auf das Zwerchfell, Verdauungsschwäche, Druck und Schmerzempfindung in der Lebergegend, aufgetriebener Bauch und häufige Stuhlgänge von weicher Konsistenz und tonartiger Farbe. Die Beschwerden nehmen beim Liegen auf der linken Seite und bei unruhigem Schlaf zu.

Ichthyol

Vorkommen, Verwendung: Ichthyol ist eine schwarzbraune Flüssigkeit von sirupartiger Konsistenz. Es wird aus schwefelhaltigem Schieferöl gewonnen.
Urtinktur: D 1 AG 1/10
Wirkung: Ichthyol wirkt auf die Gelenke, die Muskeln, die Haut und die Schleimhäute.
Anwendungsgebiete: Verwendung findet Ichthyol zur Behandlung von deformierenden Gelenkentzündungen (Arthritis deformans), chronischem Muskel- und Gelenkrheumatismus, schubweise auftretenden Pusteln auf geröteter Haut mit Schuppung sowie bei Juckreiz und Entzündungen (Ekzeme) der Haut. Eingesetzt werden die Verdünnungen D 2, D 3, D 4 und Ampullen mit der Verdünnung D 4. Die besten Erfolge bei chronischen Gelenkentzündungen erzielt man mit den Verdünnungen D 2 und D 3. Leider schmeckt Ichthyol in niedrigen Verdünnungen wie Petroleum. Auch wird es nicht von allen Menschen vertragen.
Arzneimittelbild: Ein Arzneimittelbild von Ichthyol liegt nicht vor.

Ignatiusbohne

Vorkommen, Verwendung: Die Ignatiusbohne (Ignatia amara L., Strychnos ignatii Bergius) ist auf den Philippinen beheimatet. Verwendet werden die getrockneten, reifen Samen. Sie enthalten Strychnin, Brucin, Clorogensäure, fettes Öl und Stärke.
Urtinktur: D 1 AG 1/10 +
Hinweis: *Die Ignatiusbohne ist verschreibungspflichtig bis einschließlich der Verdünnung D 3. Strychnin ist giftig. Wenn Sie niedrige Verdünnungen anwenden wollen, holen Sie ärztlichen Rat ein. Eine Vergiftung äußert sich durch allgemeine Übererregbarkeit, Steifigkeit der Muskulatur, Unruhe, Zittern, schwere Muskelkrämpfe und unter Umständen Tod durch Ersticken.*
Wirkung: Die Ignatiusbohne wirkt auf das Nervensystem, den Magen-Darm-Kanal, die weiblichen Geschlechtsorgane und die unteren Atemwege.
Anwendungsgebiete: Die Ignatiusbohne wird angewandt bei Störungen des natürlichen Spannungszustandes des vegetativen Nervensystems (vegetative Dystonie), Depressionen, Schwermut, anfallweise auftretenden Kopfschmerzen (Migräne), Neigung zu Krämpfen, eingebildetem Fremdkörpergefühl im Hals (Globus hystericus), gefäßbedingten Kopfschmerzen, Magen-Darm-Krämpfen, Magen- und Zwölffingerdarmgeschwüren, Vorfall der Afterschleimhaut, Hämorrhoiden, schmerzhaften Regelblutungen und Krampfwehen. Anwendung finden die Verdünnungen D 3 bis D 30 und Ampullen mit den Verdünnungen D 4, D 6, D 10 und höher.
Arzneimittelbild: Das Arzneimittelbild zeigt sich besonders gut bei dunkelhaarigen Frauen und Kindern. Bei ihnen stehen Launenhaftigkeit, reizbare Schwäche, erhöhte Erregbarkeit, Selbstvorwürfe, Wei-

nerlichkeit und wechselnde Stimmung im Vordergrund. Weiterhin sind eine widerspruchsvolle Psyche und unglaubhafte Angaben von Krankheitszeichen typisch, zum Beispiel, Kopfweh werde besser durch Bücken und Magenschmerzen und Brechreiz besserten sich durch Essen. Die meisten Beschwerden sind auf Kummer und Schreck zurückzuführen. Weinkrämpfe, Muskelkrämpfe, eingebildetes Fremdkörpergefühl im Hals und hysterische Züge sind den Krankheitsbildern beigemischt. Es treten Kopfschmerzen auf, als ob ein Nagel in die Schläfe eingetrieben würde. Sie bessern sich nach plötzlich auftretender Harnflut (Urina spastica). Trockener Kitzelhusten, der abends beim Hinlegen schlimmer wird, Magenschwäche, Magenkrämpfe mit Blähungen bei leerem Magen und vergeblichem Stuhldrang, Mastdarmvorfall, brennende, stechende Hämorrhoidalbeschwerden und eine zu früh und zu stark einsetzende Regelblutung mit Krämpfen und Abwärtsdrängen der Gebärmutter sind weitere Symptome des Arzneimittelbildes. Nach jeder geistigen und körperlichen Anstrengung und nach jeder Aufregung verschlimmern sich die Beschwerden. Typisch ist die Verschlimmerung durch Kummer, Schreck und Angst.

Ipecacuanha
Brechwurzel

Vorkommen, Verwendung: Die Brechwurzel (Cephaelis ipecacuanha [Brot.] A. Rich.) kommt in Indien, Brasilien und den Malayischen Staaten vor. Verwendet wird die Wurzel, um das homöopathische Arzneimittel zu gewinnen. Die Wurzel enthält Emetin, Cephaelin, Psychotrin, Ipecamin, saure Saponine, Ipecosid und Cholin.
Urtinktur: D 1 AG 1/10 +
Hinweis: *Die Brechwurzel ist verschreibungspflichtig bis einschließlich der Verdün-*

nung D 3. Bevor Sie das Mittel anwenden, sollten Sie einen Arzt um Rat fragen. In höheren Dosen schädigt die Brechwurzel die Herz- und Skelettmuskulatur.
Wirkung: Die Brechwurzel beeinflußt besonders den Vagusnerv, das verlängerte Rückenmark, die Verdauungs- und Atemwege sowie die Augenbindehaut.
Anwendungsgebiete: Verwendung findet die Brechwurzel zur Behandlung von Entzündungen der unteren Atemwege, Keuchhusten, anfallartig auftretender Atemnot (Asthma bronchiale), Heufieber, anfallartig auftretenden Kopfschmerzen (Migräne), Ruhr (Dysenterie), übermäßigem Erbrechen, Übelkeit und Augenbindehautentzündungen. Eingesetzt werden neben der Urtinktur, die Verdünnungen D 1 bis D 12 und Ampullen mit der Verdünnung D 3.
Arzneimittelbild: Die Hauptsymptome des Arzneimittelbildes sind: Übellaunigkeit, Reizbarkeit, allerlei ziellose Wünsche, keuchhustenartige Zustände mit Schleimrasseln und Erstickungszuständen, Husten mit Schleimrasseln über der ganzen Lunge, Stirnschweiß, Würgen und Erbrechen, das vom Hirn ausgelöst wurde, Fließschnupfen mit häufigem Niesen, oft auftretende Nasenblutungen, Entzündungen der unteren Atemwege, Elendsgefühl im Magen, Übelkeit, Kolikschmerzen mit Gärungsdurchfall, Unverträglichkeit von Fett, Obst und Eis, starke, hellrote Gebärmutterblutungen, Augenentzündungen mit starkem Tränen der Augen, Lichtscheu und Verschwärung der Hornhaut. Typisch ist die Brechneigung, die alle Symptome begleitet. Das Erbrechen führt aber nicht zur Erleichterung. Die Beschwerden verschlimmern sich abends und nachts durch Überwiegen der Aktivität des parasympathischen Nervensystems.

Iris versicolor
Buntfarbige Schwertlilie

Vorkommen, Verwendung: Die Buntfarbige Schwertlilie (Iris versicolor L.) ist in Nordamerika beheimatet. Zur Herstellung des homöopathischen Arzneimittels wird der frische Wurzelstock verwendet. Im Wurzelstock findet man ätherisches Öl, Isophthalsäure, Furfurol, α-Phytosterin und Gerbstoffe.

Urtinktur: AG 1/3

Wirkung: Die Buntfarbige Schwertlilie beeinflußt besonders die Gefäßnerven, die peripheren Nerven, die Schleimhäute der Verdauungswege, die Leber und die Bauchspeicheldrüse.

Anwendungsgebiete: Das Mittel wird angewandt bei anfallartig auftretenden Kopfschmerzen (Migräne), plötzlich beginnenden Nervenschmerzen, besonders im Gesicht (Trigeminusneuralgie), Magenschleimhautentzündungen bei übermäßiger Salzsäureproduktion, Leberleiden, Bauchspeicheldrüsenentzündungen und Schwangerschaftserbrechen. Eingesetzt werden die Verdünnungen D 2 bis D 6 und Ampullen mit der Verdünnung D 4.

Arzneimittelbild: Typisch für das Arzneimittelbild sind depressive Symptome, anfallartige Kopfschmerzen (Migräne) vergesellschaftet mit Lebererkrankungen, die immer dann auftreten, wenn die Patienten zur Ruhe kommen (Sonntagsmigräne). Auf der Höhe des Migräneanfalls kommt es zu Erbrechen, Übelkeit und Brennen im Magen. Weitere Symptome des Arzneimittelbildes sind saures Erbrechen in großen Mengen, Sodbrennen, Speichelfluß, durch Säureeinwirkung stumpf gewordene Zähne, kolikartige Schmerzen im Oberbauch und in der Lebergegend sowie heftige Nervenschmerzen im Gesicht (Trigeminusneuralgie und Facialisneuralgie).

Jaborandi
Jaborandistrauch

Vorkommen, Verwendung: Der Jaborandistrauch (Pilocarpus Jaborandi Holmes) hat seine Heimat in Brasilien. Verwendet werden die getrockneten Blätter. Ihre Wirkstoffe sind Pilocarpin, Pilocarpidin, Jaborin und Carpilin.

Urtinktur: D 1 AG 1/10

Hinweis: *Das Mittel ist gesondert aufzubewahren.*

Wirkung: Der Jaborandistrauch beeinflußt besonders das Zentralnervensystem, das vegetative Nervensystem (hier besonders den Vagusnerv), die Augen sowie die Schweiß- und Speicheldrüsen.

Anwendungsgebiete: Die Anwendungsgebiete für den Jaborandistrauch sind abnorme Verengungen der Pupille, Krampf eines Muskels im Auge, der zum Nahsehen zwingt (Akkommodationskrampf), Schweißausbrüche, Nachtschweiß, Überfunktion der Schilddrüse, Hitzewallungen, Speichelfluß und Schwangerschaftserbrechen. Eingesetzt werden die Verdünnungen D 3, D 4 und Ampullen mit Verdünnungen ab D 4. Besonders bewährt hat sich das Mittel gegen den Schweiß der Lungenkranken.

Arzneimittelbild: Charakteristische Symptome des Arzneimittelbildes sind starke Reizung des Vagusnervs mit Schweißausbrüchen, Speichelfluß, vermehrte Sekretabgabe der Drüsen in der Schleimhaut der unteren Atemwege, vermehrte Bildung von Magensaft, Mundtrockenheit nach dem Speichelfluß, starker Tränenfluß, Pupillenverengung mit Sehstörungen, plötzlich eintretende Trübsichtigkeit, die aber schnell wieder vorübergeht, Hitzewallungen, gerötetes Gesicht, Brustbeklemmung, stark beschleunigter Puls, starkes Herzklopfen, Herzangst, spätere Pulsverlangsamung, Neigung zum Kollaps und zur Auskühlung sowie zu Übelkeit und Durchfall.

Jodum
Jod

Vorkommen, Verwendung: Jod bildet dunkelgraue metallisch-glänzende Kristalle. In der Natur ist es selten zu finden. Hauptsächlich ist es in Algen, Korallen und Chilesalpeter enthalten. Der Mensch benötigt es zur Synthese von Schilddrüsenhormonen.

Urtinktur: D 1 AG 1/10 +

Hinweis: *Jod ist verschreibungspflichtig bis einschließlich der Verdünnung D 3.* Wenn Sie Jod in niedrigen Verdünnungen anwenden wollen, dann lassen Sie sich vorher ärztlich beraten. Bei Jod besteht die Gefahr einer allergischen Reaktion und die Möglichkeit, eine Überfunktion der Schilddrüse auszulösen.

Wirkung: Jod wirkt auf das Zentralnervensystem, das vegetative Nervensystem, die Drüsen, besonders die Schilddrüse und die Keimdrüsen, die Atemwege und die Lungen, den Verdauungskanal, die Augen, die Knochen sowie die Gelenke.

Anwendungsgebiete: Jod hat eine große Wirkungsbreite und wird bei folgenden Erkrankungen angewandt: Gefäßverkalkung, Hirnsyphilis, Tuberkulose der Augen und der Lymphknoten, Entzündungen der Atemwege, der Lunge (Pneumonie) und des Brustfells (Pleuritis), anfallartig auftretender Atemnot (Asthma bronchiale), langwieriger Heiserkeit, Krupp-Husten, Herzveränderungen durch einen Kropf, Überfunktion der Schilddrüse mit Herzvergrößerung und Herzrhythmusstörungen, Magenentzündungen, Magen- und Zwölffingerdarmgeschwüren, Entzündungen der Eileiter und der Eierstöcke (Adnexitis), rheumatoiden und tuberkulösen Gelenk- und Knochenprozessen, Sehnenscheidenentzündungen, Akne, Eiterbeulen, Knotenrose (Erythema nodosum), Abbau und Verhärtung von Drüsen und starker Auszehrung. Behandelt wird mit den Verdünnungen D 4 bis D 30 und Ampullen mit den Verdünnungen D 6, D 12, D 15. Jod muß immer sehr vorsichtig dosiert werden. Bei Schilddrüsenüberfunktion sollte man nur Verdünnungen ab D 12 oder noch höhere Verdünnungen geben.

Arzneimittelbild: Charakteristisch für das Arzneimittelbild von Jod sind innere Unruhe, Bewegungsdrang, Angst, geistige Lebhaftigkeit, Gedankensprünge, Vergeßlichkeit, Nervosität und Gereiztheit. Alle Drüsenfunktionen sind anfangs gesteigert, später vermindert. Der tägliche Mindestenergieverbrauch (Grundumsatz) steigt. Es kommt zu Zittern, Abmagerung bis zur völligen Auszehrung (trotz Heißhunger), Herzklopfen, schnellem Puls, Vergrößerung der Schilddrüse, Reiz- und Krampfhusten, der sich in warmer Luft verschlimmert, Stimmritzenkrampf, Krupp-Husten, Fließschnupfen, Eiterbeulen, Knotenrose (Erythema nodosum), Akne, pustulöser Hautentzündung, ständiger Hitze, Fiebergefühl, häufiges Frösteln bei kalter Haut, kalte Schweiße an Händen und in den Achselhöhlen und Rückbildung der Brüste und der Hoden bei Vergrößerung der Schilddrüse. Alle Beschwerden verschlimmern sich durch Wärme.

Kalium bromatum
Kaliumbromid

Vorkommen, Verwendung: Kaliumbromid, das Kaliumsalz der Bromwasserstoffsäure, wird in möglichst reiner Form zur Herstellung des homöopathischen Arzneimittels verwendet.

Urtinktur: D 1 AG 1/10

Wirkung: Kaliumbromid wirkt auf das Zentralnervensystem, die Haut, die Schleimhäute, die Geschlechtsorgane, den Herzmuskel und die Skelettmuskeln.

Anwendungsgebiete: Kaliumbromid dient zur Behandlung von manisch-depressiven Zuständen (»himmelhoch-jauchzend zu Tode betrübt«), Veitstanz (Chorea),

Fallsucht, Neigung zu Krämpfen, Bewegungsstörungen (Ataxie), Keuchhusten, anfallartig auftretender Atemnot (Asthma bronchiale), Krupp-Husten, Magen-Darm-Entzündungen, Impotenz, Akne, gesteigertem Talgfluß und Eiterbeulen. Verwendet werden die Verdünnungen D 3 bis D 6 und Ampullen mit Verdünnungen ab D 4. Bei Hauterkrankungen verwendet man die Verdünnungen D 4 bis D 6.

Arzneimittelbild: Kaliumbromid ruft folgende Symptome hervor: gesteigerte Reflexe, Erregungs-, Angst- und Verwirrungszustände mit Aufschrecken aus dem Schlaf und schrillem Aufschreien, Gedächtnisschwäche, Schwermut, Depressionen, Delirien, Wahnvorstellungen, muskuläre Unruhe, Neigung zum Veitstanz, Fallsucht, Neigung zu Krämpfen in der Schwangerschaft (Eklampsie), Unsicherheit beim Gehen, Mißempfindungen, Schlaflosigkeit, Gefühlsstörungen, Krampf- und Krupphusten, Erstickungsanfälle, Speichelfluß, Schluckauf, großen Durst, fauligen Mundgeschmack, Schluckbeschwerden, Durchfälle und Störung des Geschlechtstriebes, der zunächst gesteigert, später erloschen ist.

Kalium carbonicum
Kaliumcarbonat

Vorkommen, Verwendung: Bei Kaliumcarbonat (Kaliumsalz der Kohlensäure) handelt es sich um ein weißes, wasseranziehendes Pulver, das zur Herstellung des homöopathischen Arzneimittels verwendet wird.

Urtinktur: D 1 AG 1/10
Wirkung: Kaliumcarbonat wirkt auf den Vagusnerv, das Zentralnervensystem, das Herz, den Kreislauf, die Atemwege und den Magen-Darm-Trakt.
Anwendungsgebiete: Anwendung findet Kaliumcarbonat bei Übererregbarkeit des parasympathischen Nervensystems (Vago-

tonie), Erschöpfungszuständen, besonders nach Infektionskrankheiten, Herzmuskelschwäche, Neigung zur Bildung von Wasseransammlungen im Gewebe, Ausbleiben der monatlichen Regelblutung, Verdauungsstörungen (Dyspepsien) älterer Menschen, der Unfähigkeit zum Zurückhalten von Urin (Incontinentia urinae), bei chronischen Entzündungen der oberen Luftwege, Hexenschuß und Hüftschmerzen. Eingesetzt werden die Verdünnungen D 3 bis D 30 und Ampullen mit der Verdünnung D 4.

Arzneimittelbild: Typische Symptome des Arzneimittelbildes von Kaliumcarbonat sind Weinerlichkeit, Depressionen, ängstliche und nächtliche Schlaflosigkeit, Verdauungsstörungen, Reizung der Schleimhäute der Verdauungswege, Übelkeit und Brechreiz, Hartleibigkeit wegen Untätigkeit des Darms, Reizung der Schleimhäute der Atemwege, Heiserkeit mit Schleim im Hals und Schleim in der Brust, Entzündung der unteren Atemwege, Weißfluß, schmerzhafte Monatsblutung, ausgetrocknete Schleimhäute mit stechenden Schmerzen, Neigung zu Wasseransammlungen im Gewebe, Wassersäcke in den Oberlidern, bei der geringster Anstrengung Herzstiche, Herzangst, Atemnot, körperliche Erschöpfung, harter Husten, Kurzatmigkeit, heftige, stechende Schmerzen in der Brust beim Atmen, Blähungskoliken, Verstopfung mit vergeblichem Stuhldrang, mangelnder Sexualtrieb, Schmerzen und Schwächen in allen Gelenken und Gliedern, besonders im Rücken, kalte Füße, stinkender Fußschweiß, Schweiß am ganzen Körper und Rückenschmerzen.

Kaliumchlorid

Vorkommen, Verwendung: Kalium ist ein sehr heftig reagierendes Alkalimetall, das in vielen Pflanzen und Mineralien vorkommt und sich gern mit Chlor verbindet. Kalium ist wichtig für die Nerven- und Muskelarbeit, Enzymreaktionen, den Eiweißstoffwechsel, die Elektroneutralität und den Hydratationszustand des Körpers.

Urtinktur: D 2 AG 1/100

Wirkung: Kaliumchlorid wirkt auf den Rachen, die Mandeln, die Nase, die Augen, die Ohren, die Lymphknoten sowie unteren Atemwege.

Anwendungsgebiete: Anwendung findet Kaliumchlorid bei Rachenentzündungen, Tubenentzündungen, chronischen Mittelohrentzündungen, Entzündungen der unteren Atemwege, chronischen Lymphknotenschwellungen, Augenbindehautentzündungen und Entzündungen der Schleimbeutel.

Schüssler wendete Kaliumchlorid bei folgenden Erkrankungen an: wenig schmerzhafte Form der Hornhautentzündung des Auges (Keratitis parenchymatosa) mit geringer Rötung und wenig weißen Absonderungen, Entzündung der Aderhaut und der Netzhaut des Auges (Chorioretinitis) mit verstreuten Glaskörperblutungen, Bindehautentzündungen, Tubenentzündungen mit Verstopfung der Tuben, chronischen Mittelohrentzündungen, rundlich-entzündlichen Flecken des Mundes, Infektion des Mundes mit Candidapilzen (Soor), entzündlicher Kehlkopfenge (Krupp), Rachenentzündungen, chronischen Mandelvereiterungen, Entzündungen der unteren Atemwege mit dickem, weißem Schleim, Lungenentzündungen, Rippenfellentzündungen, Schwartenbildungen, Lymphknotenschwellungen, Entzündungen der Brustdrüsen (Mastitis), Weißfluß mit nicht reizendem Schleim sowie Rheumatismus in den Muskeln und in den Gelenken mit Schwellungen und Entzündungen. Andere Therapeuten empfehlen die Anwendung von Kaliumchlorid besonders bei Entzündungen des Schleimbeutels vor der Kniescheibe (Bursitis praepatellaris). Verwendet werden die Verdünnungen D 4, D 6, D 12 und Ampullen mit der Verdünnung D 6.

Arzneimittelbild: Kaliumchlorid wurde noch keiner Arzneimittelprüfung nach homöopathischen Richtlinien unterzogen. Angaben über Kaliumchlorid entstammen der Schüsslerschen Biochemie. Schüssler stellte folgende Leitsymptome des Arzneimittelbildes heraus: klebrige, weißgraue Ausschwitzungen von Organen, weißgrauer Belag an der Zungenwurzel, Anschwellen der Drüsen und weißgrauer, dicker, faserhaltiger Schleim. Die Beschwerden verschlimmern sich durch Gewürze und durch fette Kost.

Kaliumdihydrogenphosphat

Vorkommen, Verwendung: Kaliumdihydrogenphosphat ist ein weißes Pulver, das zur Herstellung des homöopathischen Arzneimittels verwendet wird.

Urtinktur: D 1 AG 1/10

Wirkung: Kaliumdihydrogenphosphat wirkt auf das Zentralnervensystem, die Muskeln und die Magen-Darm-Nerven.

Anwendungsgebiete: Kaliumdihydrogenphosphat wird angewendet bei Nervenschwäche, allgemeiner Erschöpfung (besonders nach Infektionskrankheiten), geistiger und muskulärer Schwäche, Depressionen, nervöser Schlaflosigkeit, Platzangst, Geisteskrankheiten, nervösen Magen-Darm-Entzündungen und funktionellen Dickdarmstörungen mit Schmerzen und Schleimabgang (Colica mucosa). Eingesetzt werden die Verdünnungen D 3 bis D 30 und Ampullen mit den Verdünnungen D 4, D 6, D 12.

Arzneimittelbild: Folgende Symptome gehören zum Arzneimittelbild von Kaliumdihydrogenphosphat: niedergedrückte Stimmung, Apathie, Kopfmüdigkeit, Unfähigkeit zu geistiger Arbeit, Tagesschläfrigkeit, nächtliche Schlaflosigkeit, Reizbarkeit, Platzangst, Unruhe, Ängstlichkeit, Depressionen, schlechtes Gedächtnis, Krankheitswahn, allgemeine Muskelschwäche, Rückenschmerzen, nervöses Herzklopfen, Verdauungsschwäche, nervöse Störungen im Magen, durch Nervosität bedingte Durchfälle und Magenschmerzen nach Schreck oder Aufregung. Die Symptome werden schlimmer gegen Morgen, durch geistige Arbeit und bei seelischer Erregung.

Kalium sulfuricum
Kaliumsulfat

Vorkommen, Verwendung: Bei Kaliumsulfat, dem Kaliumsalz der Schwefelsäure, handelt es sich um farblose Kristalle, die zur Herstellung des homöopathischen Arzneimittels herangezogen werden.
Urtinktur: D 1 AG 1/10
Wirkung: Kaliumsulfat wirkt auf die Schleimhäute der Luftwege, des Magens und der Gebärmutter, die Augenbindehäute und die Haut.
Anwendungsgebiete: Anwendungsgebiete für Kaliumsulfat sind Lidrand- und Augenbindehautentzündungen, Mittelohrentzündungen, Kehlkopfentzündungen, Bronchitis, Rachenentzündungen, Weißfluß, Nierenentzündungen nach Scharlach und Magenschleimhautentzündungen. Behandelt wird mit den Verdünnungen D 2 bis D 30 und Ampullen mit der Verdünnung D 6.
Arzneimittelbild: Die Symptome des Arzneimittelbildes von Kaliumsulfat und der Wiesenküchenschelle ähneln einander sehr. Die Einnahme von Kaliumsulfat führt zu dick-rahmigem, gelbem Sekret, niedergedrückter, weinerlicher Stimmung,

Husten mit starkem Schleimrasseln auf der Brust, Rheumatismus mit wandernden Schmerzen, schleimigem oder wäßrigem Weißfluß, Hautjucken, Knötchenausschlägen, grindigen Ausschlägen auf dem Kopf und Unterschenkelgeschwüren mit gelblichen, manchmal übelriechenden Absonderungen. Der Husten verschlimmert sich im warmen Zimmer; er bessert sich in kühler, frischer Luft.

Kalmia
Lorbeerrose

Vorkommen, Verwendung: Die Lorbeerrose (Kalmia latifolia L.) ist in Nordamerika beheimatet. Verwendet werden die frischen Blätter. Sie enthalten Arbutin, Andromedotoxin und Phlorizin.
Urtinktur: AG 1/3
Wirkung: Die Lorbeerrose wirkt speziell auf das Herz, die Gelenke, die Muskeln und die peripheren Nerven. Es ist ein wichtiges Mittel zur Sanierung von Krankheitsherden.
Anwendungsgebiete: Anwendung findet die Lorbeerrose bei Herzinnenhautentzündung, Entzündung des Herzmuskels durch Einwirkung von Bakteriengiften, Entzündung der Herzaußenhaut, anfallweise auftretenden Nervenschmerzen und Gelenkentzündungen durch Infektionen. Eingesetzt werden die Urtinktur, die Verdünnungen D 1 bis D 6 und Ampullen mit Verdünnungen ab D 6.
Arzneimittelbild: Die charakteristischen Symptome des Arzneimittelbildes der Lorbeerrose sind rheumatisch und nervlich bedingte Schmerzen im Rücken, zwischen den Schulterblättern und in allen Gelenken, oft verbunden mit Taubheitsgefühl, von oben nach unten ziehend mit stechenden Herzschmerzen, die in den linken Arm einschießen, Vergrößerung des Herzmuskels, Verdickung der Herzklappen, Herzangst, zitternder, langsamer und

schwacher Puls, Angst, Herzbeklemmung, Bruststiche und Gesichtsschmerzen auf der rechten Seite, die sich durch Kälte bessern. Es liegen immer streuende Krankheitsherde vor, zum Beispiel eine chronische Nasennebenhöhlenentzündung oder Mandelentzündung, ein fauler Zahn oder eine vereiterte und entzündete Gallenblase. Alle Beschwerden sind deutlich wetterabhängig.

Kreosotum
Kreosot

Vorkommen, Verwendung: Kreosot wird aus Buchenholzteer gewonnen. Es setzt sich aus Kreosolen, Guajacol und Kresol zusammen.

Urtinktur: D 1 AG 1/10 +

Hinweis: *Kreosot ist bis einschließlich der Verdünnung D 3 verschreibungspflichtig, da es giftig ist.* Bei unsachgemäßer Anwendung kann es zu Verätzungen der Haut und der Schleimhäute, Erbrechen, Schmerzen, Schäden des Herzmuskels und der kleinen Blutgefäße mit Blutdruckabfall, Blut im Urin und Verminderung der Hirnaktivität führen. Lassen Sie sich ärztlich beraten, bevor Sie dieses Mittel anwenden.

Wirkung: Es wirkt auf das Zentralnervensystem, die Haut, die Endgefäße, die Nerven der Blutgefäße, die weiblichen Geschlechtsorgane und unterstützend bei der Therapie bösartiger Tumoren.

Anwendungsgebiete: Die Anwendungsgebiete für Kreosot umfassen Appetitlosigkeit, Entzündungen der unteren Atemwege, Lungentuberkulose, Folgen der Blutzuckerkrankheit, Juckreiz, grauen Star, faulende Geschwüre, Durchblutungsstörungen der Gliedmaßen, Weißfluß, verlängerte Regelblutungen, vom Hirn durch Harnverhaltung oder durch Schwangerschaft ausgelöstes Erbrechen, Auszehrung und bösartige Tumoren. Behandelt wird mit den Verdünnungen D 4, D 6 und mit

Ampullen mit der Verdünnung D 6. Bei unstillbarem Erbrechen gibt man Kreosot im Wechsel mit dem homöopathischen Arzneimittel aus der Herbstzeitlosen in den Verdünnungen D 2 bis D 3.

Arzneimittelbild: Charakteristisch sind brennende Schmerzen, schlecht riechende körperliche Absonderungen, heftiges Hautjucken, das nach Kratzen in Brennen übergeht, juckende und brennende Ausschläge am ganzen Körper, wollüstiges Jucken in der Scheide, entzündliche Reizung der Scham, scharfer, ätzender, übelriechender Ausfluß, zu früh einsetzende, zu lang anhaltende und zu stark auftretende Regelblutung, Hautentzündungen, übelriechender, eitrig-blutiger Auswurf bei Lungenerkrankungen, Verschlimmerung durch Kälte und Ruhe.

Lachesis
Gift vom Buschmeister

Vorkommen, Verwendung: Der Buschmeister (Lachesis muta L.) ist eine Grubenotter, die in Mittel- und Südamerika beheimatet ist. Verwendet wird das Sekret der Giftdrüsen. Es setzt sich aus Hämolysinen, Hämagglutininen, Koagulinen, Antikoagulinen, Hämorrhagin, Neurotoxin und Cytolysin zusammen.

Urtinktur: D 2 AG 1/100 +

Hinweis: *Das Gift des Buschmeisters ist verschreibungspflichtig bis einschließlich der Verdünnung D 3.* Vor Anwendung dieses Giftes ist ärztlichr Rat angezeigt. Es schädigt die Nerven und zerstört die roten Blutkörperchen.

Wirkung: Das Gift des Buschmeisters wirkt auf das Zentralnervensystem, das vegetative Nervensystem, das Herz, die Atmungsorgane, die Blutgefäße (besonders die Kapillaren), das Blut, die Schilddrüse, die Eierstöcke und die Haut.

Anwendungsgebiete: Dieses Schlangengift findet Anwendung bei eitrigen Prozessen wie Eiterbeulen, flächenhaft fortschreitenden, eitrigen Entzündungen des Zellgewebes (Phlegmone), Entzündungen der Gallenwege, Mandelentzündungen, Bauchfellentzündungen, Neigung zu Blutungen (hämorrhagische Diathese), Kapillarschädigungen, Venenentzündung mit Bildung von Blutgerinnseln (Thrombophlebitis), Infektionskrankheiten mit Zeichen der Blutvergiftung, Beschwerden durch die Wechseljahre, schmerzhaften Regelblutungen, Entzündungen des Herzmuskels, Entzündung der Herzinnenhaut und Schilddrüsenüberfunktion. Verwendet werden Tabletten mit den Verdünnungen D 4 bis D 30 und Ampullen mit den Verdünnungen D 6, D 8, D 10, D 12, D 15 und noch höher verdünnt.

Arzneimittelbild: Die Symptome des Arzneimittelbildes, die das Gift des Buschmeisters hervorruft, gleichen den Symptomen, die nach Einnahme des Giftes der Wald-Klapperschlange entstehen. Besonders bei Menschen mit pastöser, phlegmatischer Konstitution und mageren, erschöpften und depressiven Kranken zeigen sich diese Symptome gut. Die Symptome sind düsterrot verfärbte Entzündungen mit Neigung zur Blutvergiftung, Untergang von Zellgewebe, bläulich-jauchigen Geschwüren, brandigen Wunden, Eiterbeulen, Erstickungsgefühlen, Kitzeln und Wundheit im Hals mit Fremdkörpergefühl, Atemnot, anhaltender, keuchender Husten mit zähem Schleim, Schwere auf der Brust, Stechen in der linken Brust mit Herzklopfen und Herzangst, Delirien, Krämpfe, unvollständige Lähmungen, Zeichen der Hirnhautreizung, Blutandrang zum Kopf, starke Anfälle von Kopfschmerzen mit Erbrechen, Kopfschmerzen mit Druck auf den Scheitel bei Frauen in den Wechseljahren, Neigung zur Bildung von Blutgerinnseln und Verschleppung dieser Gerinnsel im Blutkreislauf, Schädigung der Kapillaren, Zerfall der roten Blutkörperchen, allgemeine Berührungsempfindlichkeit, Aufgeregtheit, Geschwätzigkeit und Unverträglichkeit der Kleidung. Die Beschwerden treten mehr auf der linken Körperseite auf. Sie verschlimmern sich durch feuchtes Wetter, in Ruhe und nachts. Am nächsten Morgen ist alles noch schlimmer. Besserung erfahren die Beschwerden durch Bewegung.

Lactuca
Giftlattich

Vorkommen, Verwendung: Der Giftlattich (Lactuca virosa L.), auch Stinksalat oder Leberdistel genannt, ist in den Mittelmeergebieten beheimatet. Verwendet wird die frische Pflanze, die zur Zeit der Blüte gesammelt wird, um das homöopathische Arzneimittel zu gewinnen. Sie enthält die Bitterstoffe Lactucin und Lactucopikrin, dazu Lactucerin und Lactucerol, Säuren, Mannit, Asperagin, ätherisches Öl und ein atropinähnliches Alkaloid.
Urtinktur: AG 1/2

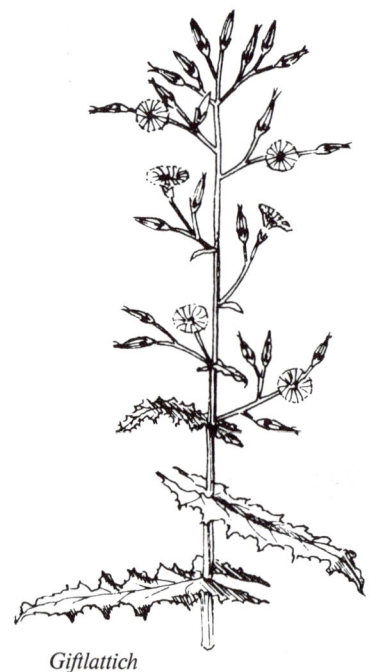

Giftlattich

Hinweis: *Der Giftlattich ist verschreibungspflichtig!* Lassen Sie sich deshalb ärztlich beraten.

Wirkung: Der Giftlattich wirkt besonders auf das Hirn, die Atmungs- und die Kreislauforgane. Die Bitterstoffe des Milchsaftes wirken, ähnlich wie Morphin oder Kodein, beruhigend und hustenreizdämpfend, ohne daß Gewöhnungsgefahr bestehen soll.

Anwendungsgebiete: Anwendung findet der Giftlattich bei anfallartig auftretender Atemnot, trockenem Husten, Kitzel- und Reizhusten, Kopfschmerzen, Kurzatmigkeit, Kehlkopf- und Luftröhrenentzündungen sowie bei Heiserkeit. Eingesetzt werden die Verdünnungen D 2 und D 3.

Arzneimittelbild: Charakteristische Symptome des Arzneimittelbildes sind Gedankenverwirrung, Schwindelanfälle, Kopfdruck, Kopfschmerzen, verminderte Herzleistung mit Temperaturabfall, Kurzatmigkeit, Atemnot bei organischen Herzleiden, Engegefühl in der Brust, Brustwassersucht mit Erstickungsanfällen, Kehlkopf- und Luftröhrenentzündungen mit Heiserkeit, Trockenheitsgefühl, Rauheit und Kratzen sowie Beklemmungsgefühle in der rechten Brustseite.

Lamium album
Weiße Taubnessel

Vorkommen, Verwendung: Die Weiße Taubnessel (Lamium album L.) ist in weiten Teilen Europas und Asiens verbreitet. Verwendet werden die frischen Blätter und Blüten. Sie enthalten Gerbstoff, Saponin, Schleim, Flavonglykoside, ätherisches Öl und Amine.

Urtinktur: AG 1/2

Wirkung: Die Weiße Taubnessel wirkt überwiegend auf die Harnorgane und die weiblichen Geschlechtsorgane.

Anwendungsgebiete: Angewendet wird die Weiße Taubnessel bei Blasenentzündungen, Blasenkrampf, Weißfluß und

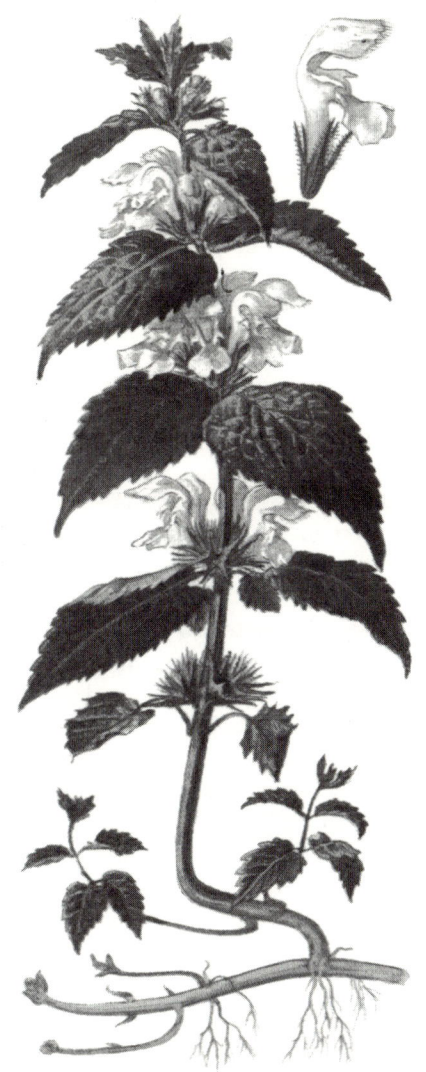

Weiße Taubnessel

Regelbeschwerden. Eingesetzt werden die Verdünnungen D 2 und D 3.

Arzneimittelbild: Typische Symptome für das Arzneimittelbild der Weißen Taubnessel sind zu früh einsetzende und zu spärliche Regelblutung, Ausfluß, Blasenentzündung mit Harndrang und Blasenkrämpfe mit großer Abgeschlagenheit und Schwäche.

Latrodectus mactans
Schwarze Witwe

Vorkommen, Verwendung: Die Schwarze Witwe (Latrodectus mactans Fabricius) ist eine Spinne, die über ganz Amerika verbreitet ist. Die Homöopathie verwendet eine Tinktur, die aus dem ganzen, zerquetschten Tier hergestellt wird. Die Tinktur enthält sehr giftige Wirkstoffe, die zum Teil überhaupt noch nicht analysiert wurden.

Urtinktur: D 1 AG 1/10

Hinweis: *Das Mittel ist gesondert aufzubewahren.*

Wirkung: Das homöopathische Arzneimittel wirkt auf das Zentralnervensystem, die Gefäßnerven und das Sonnengeflecht im Oberbauch.

Anwendungsgebiete: Das Mittel findet Anwendung bei anfallweise auftretenden Herzbeschwerden, beim Herzinfarkt und dessen Folgezuständen, Krämpfen der Blutgefäßmuskulatur, peripheren Durchblutungsstörungen, Mesenterialthrombosen und anderen ähnlichen Zuständen, die mit Koliken einhergehen. Eingesetzt werden die Verdünnungen D 10, D 12, D 15 und Ampullen mit den Verdünnungen D 4, D 6, D 12.

Arzneimittelbild: Die Symptome des Arzneimittelbildes sind eiskalte, abwechselnd blaß und blau gefärbte Haut, Angstzustände mit Todesfurcht, Erstickungsgefühl, Blutdruckanstieg, starke Herzschmerzen, die in den linken Arm bis in die Fingerspitzen einstrahlen und den Arm wie taub und gelähmt erscheinen lassen, kalter Schweiß, sehr schwacher und langsamer Puls, klonisch-tonische Gliederkrämpfe, Koliken im Bauch und Schwellungszustände am Hals und am Kopf.

Laurocerasus
Kirschlorbeer

Vorkommen, Verwendung: Der Kirschlorbeer (Prunus laurocerasus L.) hat seine Heimat in Kleinasien und auf dem Balkan. Verwendet werden die frischen Blätter, um das homöopathische Arzneimittel zu gewinnen. Sie beinhalten Prulaurasin, Prunasin, Prunase, Phyllinsäure, Gerbstoffe, Wachs, Fett und Emulsin.

Urtinktur: AG 1/2

Hinweis: *Das Mittel ist gesondert aufzubewahren.*

Wirkung: Der Kirschlorbeer beeinflußt speziell das Zentralnervensystem, besonders das Atemzentrum, das Herz und die unwillkürliche Muskulatur.

Anwendungsgebiete: Anwendungsgebiete für das Mittel sind chronische Herzschwäche (ganz besonders Schwäche des rechten Herzens), Blausucht und Stauungshusten. Verwendet werden die Urtinktur, die Verdünnungen D 1, D 2 und Ampullen ab der Verdünnung D 4.

Arzneimittelbild: Die Symptome ergeben folgendes Arzneimittelbild: Kopfschmerzen, Nervenschmerzen, mangelnde Reaktionsbereitschaft, Schlaflosigkeit, Schweißausbrüche, Frostschauer, hochgradige Blausucht mit Atemnot, Herzstichen und Brustbeklemmung, Erstickungsanfälle, die vom Herzen ausgehen, trockener, quälender Husten sowie Krämpfe der unwillkürlichen Muskulatur, besonders der Blase und des Magen-Darm-Kanals. Die Blausucht ist das wichtigste Leitsymptom.

Ledum
Sumpfporst

Vorkommen, Verwendung: Der Sumpfporst (Ledum palustre L.) kommt in Mooren und Sümpfen Nordeuropas und des nördlichen Asiens vor. Verwendet werden die getrockneten, jungen Sprossen. Als

Wirkstoffe enthalten sie ätherisches Öl, Flavone, Arbutin, Ledumcampher und Ericolin.

Urtinktur: D 1 AG 1/10

Wirkung: Die Wirkung dieses Arzneimittels erstreckt sich auf die Gelenke, die Muskeln, das Bindegewebe und die Haut. Es wirkt auch sehr gut bei Insektenstichen.

Anwendungsgebiete: Der Sumpfporst wird angewendet bei Gelenk- und Muskelrheumatismus, Gicht, Hexenschuß und Insektenstichen. Behandelt wird mit der Verdünnung D 1 bis D 12 und mit Ampullen mit den Verdünnungen D 4, D 6.

Arzneimittelbild: Folgende Symptome sind typisch für das Arzneimittelbild des Sumpfporstes: Knoten an den Gelenken als Folge von übermäßigem Alkoholgenuß (besonders an den Hand- und Fingergelenken), Rückensteifigkeit und Lendenschmerzen nach langem Sitzen und rheumatische Entzündungen der Gelenke ohne Fieber. Die Beschwerden werden in Bettwärme schlimmer. Der Betroffene fröstelt leicht. Die Gelenkbeschwerden werden durch Kälte gebessert.

Lilium tigrinum
Tigerlilie

Vorkommen, Verwendung: Die Tigerlilie (Lilium lancifolium Thunb.) ist in Ostasien beheimatet. Verwendet wird das frische, blühende Kraut, um das homöopathische Arzneimittel zu gewinnen. Seine Wirkstoffe sind noch unbekannt.

Urtinktur: AG 1/2

Wirkung: Die Tigerlilie ist ein ausgesprochenes Frauenmittel, das besonders auf die Gebärmutter und die Eierstöcke wirkt.

Anwendungsgebiete: Sie wird zur Behandlung folgender Erkrankungen angewendet: Senkungsbeschwerden der Gebärmutter, beginnender Gebärmuttervorfall, schmerzhafte Regelblutung mit Herzbeschwerden, ziehende Schmerzen in den Eierstöcken und Weißfluß. Die Tigerlilie gehört zu den wenigen Miteln, die bei Lageveränderung der Gebärmutter zu empfehlen sind. Verwendung finden die Verdünnungen D 2, D 3, D 4, D 6 und Ampullen mit Verdünnungen ab D 3.

Arzneimittelbild: Charakteristische Symptome des Arzneimittelbildes der Tigerlilie sind Senkungsbeschwerden der Gebärmutter mit lästigem Vorfallgefühl in der Scheide, dadurch andauernder Drang, die Gebärmutter durch Gegendruck zu stützen (Kreuzen der Beine, Tragen von Binden, Pressen der Hand gegen die Scham), Schmerzen und Wundheitsgefühl in der Beckenregion, wundmachender Ausfluß, Begleitung der Beschwerden durch Herzangst, Mannstollheit mit nervösem Herzklopfen, weinerliche, reizbare Stimmung, hektisches und aufbrausendes Benehmen, Angst vor unheilbarem Leid, Glaube, verrückt zu werden, Verzweifelung über das eigene Seelenheil, Schwindel und Stirnkopfschmerzen.

Lobelia inflata
Indianischer Tabak

Vorkommen, Verwendung: Der Indianische Tabak (Lobelia inflata L.) oder das Lobelienkraut ist in Nordamerika beheimatet. Verwendet wird die ganze, frische Pflanze zur Zeit ihrer Blüte. Sie enthält Lobelin, Lobelanidin, Lobelanin und verschiedene Nebenalkaloide.

Urtinktur: AG 1/3 +

Hinweis: *Indianischer Tabak ist verschreibungspflichtig bis einschließlich der Verdünnung D 3.* Daher sollten Sie vor Anwendung niedriger Verdünnungen ärztlichen Rat einholen.

Wirkung: Die Wirkung des Indianischen Tabaks erstreckt sich auf das Zentralnervensystem (insbesondere das Atemzentrum) und den Vagusnerv. Es wirkt auch bei Beschwerden durch Nikotinentzug.

Anwendungsgebiete: Anwendungsgebiete des Indianischen Tabaks sind anfallweise auftretende Atemnot (Asthma bronchiale), starkes Schwangerschaftserbrechen und Reizzustände des Vagusnervs. Eingesetzt werden die Verdünnungen D 2, D 3, D 4, D 6 und Ampullen ab der Verdünnung D 3.

Arzneimittelbild: Charakteristische Symptome des Arzneimittelbildes sind Atemnot, trockener Reizhusten, Blausucht, gereizte Schleimhäute des Kehlkopfs, der Luftröhre und der unteren Atemwege, Brustenge, nervöser Husten, schwere Übelkeit, begleitet von kaltem Schweiß, Magenkrämpfe mit heftigem Würgen und Sodbrennen mit starkem Speichelfluß. Die Beschwerden verschlimmern sich morgens. Das Erbrechen bessert sich durch einen Schluck Wasser.

Luffa
Luffa

Vorkommen, Verwendung: Die Luffa ist in Süd- und Mittelamerika beheimatet. Die Homöopathie verwendet die reifen, getrockneten Früchte. Sie enthalten Triterpensaponine, Gypsogenin I, Cucurbitacinglykoside und Cucurbitacin B.

Urtinktur: D 1 AG 1/10

Wirkung: Spezielle Wirkung zeit dieses homöopathische Arzneimittel an der Schleimhaut der Nase, des Rachens und der Nasennebenhöhlen sowie am Magen-Darm-Kanal.

Anwendungsgebiete: Die Anwendungsgebiete der Luffa sind Kopfschmerzen bei Entzündungen der oberen Luftwege, allergischer und gefäßbedingter Schnupfen, Nasennebenhöhlenentzündungen, Entzündungen der Nasenschleimhaut mit Schwund derselben, Stinknase, Entzündungen der Mundschleimhaut und der Rachenschleimhaut, Magen-Darm-Entzündungen und durch Entzündungen der Nasennebenhöhlen bedingte rheumatische Beschwerden. Verwendet werden die Verdünnungen D 3, D 4, D 6, D 12 und Ampullen mit den Verdünnungen D 4, D 6, D 12 und höher.

Arzneimittelbild: Folgende Symptome weist das Arzneimittelbild der Luffa auf: häufig auftretende Apathie, allgemeine Abgeschlagenheit, Ermüdbarkeit bei akuten Entzündungen mit eitrigen und allergischen Absonderungen der Nase, Neigung zu Fließ- oder Stockschnupfen, trockene Reizzustände der Nase ähnlich wie bei einer Entzündung der Nasenschleimhaut mit Schleimhautschwund oder einer Stinknase, belegte Zunge, Mundschleimhautentzündungen, Rachenschleimhautentzündungen, Völlegefühl im Magen, Magen-Darm-Krämpfe, helle Stühle, diffuse rheumatische Schmerzen in Muskeln und Gelenken, Nasennebenhöhlenentzündungen sowie trockene Mundschleimhaut.

Lycopodium
Bärlapp

Vorkommen, Verwendung: Den Bärlapp (Lycopodium clavatum L.) kann man in den nördlichen Wäldern finden. Das homöopathische Arzneimittel wird aus den getrockneten Sporen hergestellt. Die Inhaltsstoffe der Sporen sind fettes Öl mit Myristin- und Lycopodiumsäure, Lycopodiumölsäure, Hydrokaffeesäure und Sporonin.

Urtinktur: D 1 AG 1/10

Wirkung: Der Bärlapp wirkt speziell auf die Leber, das Zentralnervensystem, die Mandeln, den Rachen-Kehlkopf-Raum und den Magen-Darm-Kanal.

Anwendungsgebiete: Das Arzneimittel findet Anwendung bei chronischen Leberleiden, Neigung zur Gicht, Gallen- und Nierensteinbeschwerden, Blutstauungen im Pfortadergebiet und in den Beinvenen, Unterschenkelgeschwüren bei Leberleiden,

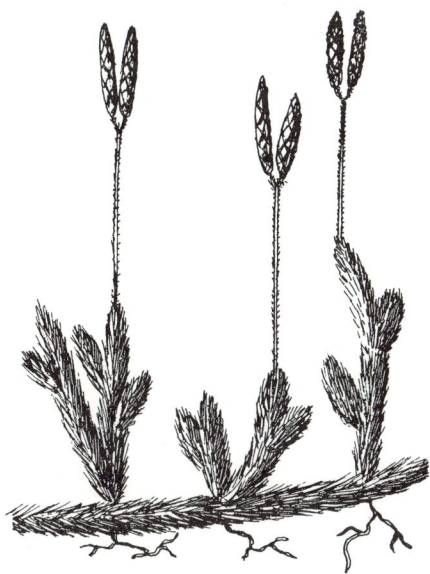

Bärlapp

Lymphknotenschwellungen, rheumatischen Leiden, Verstopfungen und Blähungen durch Leberleiden, chronischen Magenschleimhautentzündungen, chronischen Rachenentzündungen und bei Mandelentzündungen. Am häufigsten werden die Urtinktur, die Verdünnungen D 2, D 3, D 4, D 6, D 12 und Ampullen mit den Verdünnungen D 6, D 10 und höher verwendet.

Arzneimittelbild: Der Bärlapp ruft bei Gesunden eine Vielzahl von Symptomen hervor. Zu den Symptomen zählen Krankheitswahn, Reizbarkeit, Überempfindlichkeit mit häufigem Weinen, Ängstlichkeit, Menschenscheu, Furcht vor Gesellschaft, gelbliche Hautfarbe, trockene Haut mit gelblichen Flecken, Abmagerung des Oberkörpers, Wasseransammlungen im Unterkörper, gespannter, halbkugelig hervortretender Leib, Magen- und Verdauungsschwäche, Leberfunktionsstörungen, woraus sich sekundär allmählich viele Beschwerden entwickeln, die hauptsächlich auf der rechten Seite vorkommen, allgemeine körperliche Schwäche, schnelle geistige Erschöpfung, Mandelvergrößerun-

gen und Anfälligkeit für Mandelentzündungen, Völlegefühl nach wenigen Bissen (trotz Heißhunger und guten Appetits), Blähungen mit gleichzeitig auftretenden Magen-Darm-Beschwerden, saures Aufstoßen und Erbrechen, Verstopfung mit blutenden Hämorrhoiden, nächtliches Jukken, Reißen, Brennen alter Unterschenkelgeschwüre, Ausbildung von Krampfadern, Geschwüre mit Fistelbildung, Neigung zu Eiterungen, die beim Verbandswechsel leicht bluten, trüber Urin mit Bodensatz, Impotenz und mangelnder Geschlechtstrieb und Verschleimung der unteren Atemwege mit Atemnot. Alle Beschwerden werden schlimmer in Ruhe und Wärme, vor allem in Bettwärme. Sie bessern sich durch kühle, frische Luft und viel Bewegung.

Die Symptome treten verstärkt bei Menschen mit mißmutigem, nachgiebigem oder aber aufbrausendem, jähzornigem Charakter (Cholerikern) auf.

Lycopus virginicus
Wolfstrappkraut

Vorkommen, Verwendung: Das Wolfstrappkraut (Lycopus virginicus L.) ist in Nordamerika beheimatet. Zur Herstellung des homöopathischen Arzneimittels wird das frische, blühende Kraut verwendet, dessen Inhaltsstoffe ätherisches Öl, Gerbstoff und Flavone sind.

Urtinktur: AG 1/3
Wirkung: Das Wolfstrappkraut wirkt speziell auf das vegetative Nervensystem, die Schilddrüse und das Herz. Es ist der Gegenspieler zu jenem Hormon der Hirnanhangdrüse, das die Aktivität der Schilddrüse reguliert (hormonelle Wirkung). Es zeigt sich, daß das Wolfstrappkraut auf das sympathische Nervensystem in großen Dosen erregend wirkt. In kleinen Dosen hingegen ist die Wirkung des Wolfstrappkrauts beruhigend.

Anwendungsgebiete: Es ist ein Mittel, das bei vegetativer Dystonie, Überfunktion der Schilddrüse und bei durch Nervosität bedingtem, schnellem Herzschlag eingesetzt wird. Hierfür werden die Urtinktur, die Verdünnungen D 1, D 2, D 3, D 4, D 6 oder Ampullen mit der Verdünnung D 4 eingesetzt. Als Arzneimittel kann es längere Zeit unbedenklich gegeben werden.

Arzneimittelbild: Die Symptome des Arzneimittelbildes im einzelnen sind beschleunigter, unregelmäßiger Puls, Herzangst, Zittern, Schweißausbrüche und glänzende Augen. Die Symptome des Mittels lassen gewisse landschaftliche Gebundenheiten erkennen. Sie scheinen am stärksten in Nord- und Mitteldeutschland und am schwächsten in den Gebirgsgegenden zu sein.

Magnesium carbonicum
Magnesiumcarbonat

Vorkommen, Verwendung: Magnesiumcarbonat entsteht, wenn Magnesiumsalze mit Carbonationen in Berührung kommen. Es bildet sich ein weißes Pulver, das als Ausgangssubstanz zur Herstellung des homöopathischen Arzneimittels dient.

Urtinktur: AG 1/10

Wirkung: Magnesiumcarbonat wirkt speziell auf das Zentralnervensystem, das vegetative Nervensystem, die unwillkürliche Muskulatur der Eingeweide, insbesondere der ableitenden Gallenwege, den Magen-Darm-Kanal, das Muskel- und Knochengewebe, die Haut, das Herz, die Blutgefäße, die Schilddrüse, die Vorsteherdrüse, die weiblichen und männlichen Geschlechtsorgane sowie den gesamten Atemtrakt. Es wirkt am besten bei ängstlichen Kindern und reizbaren, nervösen und schlaflosen Frauen.

Anwendungsgebiete: Anwendung findet Magnesiumcarbonat bei Neigung zu Krämpfen, Verdauungsstörungen bei zuviel Magensäure, chronischen Magen-Darm-Entzündungen, Nervenschwäche, chronischer Mandelentzündung, gutartiger Vergrößerung der Vorsteherdrüse, Krämpfen der unwillkürlichen Muskulatur der Eingeweide und der Blutgefäße, Schilddrüsenüberfunktion, Rheumatismus und Nervenschmerzen. Eingesetzt werden die Verdünnungen D 3, D 4, D 6, D 12 und Ampullen mit den Verdünnungen D 8, D 12.

Arzneimittelbild: Charakteristisch für das Arzneimittelbild von Magnesiumcarbonat ist, daß große Dosen betäubend, kleine Dosen aber erregend wirken. Die einzelnen Symptome sind hysterische Beschwerden, Übererregbarkeit, Launenhaftigkeit, Mißgestimmtheit, drückende, zusammenziehende Magenkrämpfe, Härte, Aufgetriebenheit und Stechen in der Lebergegend, Krampfschmerzen im Unterleib, saures Aufstoßen mit Magenkrämpfen, Neigung zu Krämpfen und Koliken in allen Hohlorganen, Krämpfe der Blutgefäßmuskulatur, anfallartig auftretende Kopfschmerzen, Krämpfe der Gallenwege mit Rückstauung der Galle, Abneigung gegen fette Kost und Fleisch, Appetit auf Gemüse, großer Durst (besonders auf Wasser), abends und nachts trockener und brennender Mund, saures Erbrechen, sauerriechende Durchfälle, begleitet von Koliken, Vergrößerung der Mandeln mit Neigung zu Mandelpfröpfen, trockener Krampfhusten, Spannungs- und Schwellungsgefühl in der Schilddrüse, gutartige Vergrößerung der Vorsteherdrüse, ständiger Harndrang, verfrüht einsetzende Regelblutung, krampfbedingte Regelschmerzen, rheumatische Muskelschmerzen, anfallartig auftretende Nervenschmerzen, Gesichtsschmerzen im Gebiet des Trigeminusnervs und im Bereich der Zähne, hartnäckige Nesselsucht, allgemeines Frösteln, Neigung zu Erkältungen, Herzklopfen, Schwindelzustände und kollapsartige Herzschwäche. An kühler, frischer Luft bessern sich alle

Beschwerden. Sie treten anfallweise mit langen, dazwischenliegenden Phasen der Besserung auf. Es besteht Abneigung gegen Milch und Fleischspeisen.

Magnesium chloratum

Magnesiumchlorid

Vorkommen, Verwendung: Magnesiumchlorid findet sich im Meerwasser und in Salzseen. Kristallisiert liegt es als Bisdofit und Kornalit vor. Es ist eine weiße, wasseranziehende Substanz, aus der das homöopathische Arzneimittel hergestellt wird.
Urtinktur: D 1 AG 1/10
Wirkung: Magnesiumchlorid wird wegen seiner speziellen Wirkung auf die Leber, den Magen-Darm-Trakt, das vegetative Nervensystem, die Muskeln, das Herz, den lymphatischen Rachenring, die Ohren, die Harnwege und die Geschlechtsorgane verwendet. Es wirkt besonders bei seelisch-nervlicher Verstimmung.
Anwendungsgebiete: Magnesiumchlorid wird angewendet bei Nervenschmerzen am Kopf, Entzündungsanfälligkeit der oberen Luftwege, Leberleiden, chronischer Verstopfung und Erkrankungen, die auch mit Magnesiumcarbonat behandelt werden. Eingesetzt werden die Verdünnung D 3 und Ampullen mit Verdünnungen ab D 4.
Arzneimittelbild: Die Symptome des Arzneimittelbildes von Magnesiumchlorid sind fast die gleichen wie bei Magnesiumcarbonat, nur äußern sie sich stärker an der Leber und an den Geschlechtsorganen. Es treten häufig Nervenschmerzen am Kopf auf, die sich durch Einhüllen des Kopfes bessern. Weitere Symptome nach Einnahme des Mittels sind: Neigung zu Entzündungen der oberen Atemwege, Leberleiden mit Leberschwellung bei gelblich-belegter, schwammiger Zunge und trockenen, harten Stühlen (Schafballenkot) und ein Fremdkörpergefühl im Hals.

Magnesium phosphoricum

Magnesiumhydrogenphosphat

M

Vorkommen, Verwendung: Magnesium ist ein wesentliches Bioelement für Mensch und Tier. Es ist unbedingt nötig für zahlreiche enzymatische Reaktionen. In Verbindung mit Phosphat ist es Grundlage für ein homöopathisches Arzneimittel.
Urtinktur: AG 1/10
Wirkung: Magnesiumhydrogenphosphat wirkt auf das Zentralnervensystem, die Muskulatur und die peripheren Nerven. Es ist ein wichtiges Mittel bei Magenerkrankungen, die auf Übersäuerung beruhen.
Anwendungsgebiete: Die Anwendungsgebiete für Magnesiumhydrogenphosphat sind Krämpfe und Koliken in den Hohlorganen (zum Beispiel Gallenblase, Darm, Harnblase), anfallartig auftretende Nervenschmerzen, veitstanzähnliche Erregungszustände, nervöse Erregungszustände bei Kindern, Krampfneurosen und Schreikrämpfe. Ansonsten wird Magnesiumhydrogenphosphat wie Magnesiumcarbonat gebraucht. Eingesetzt werden die Verdünnungen D 3, D 4, D 6, D 8, D 12 und Ampullen mit den Verdünnungen D 8, D 12 und höher.
Arzneimittelbild: Typische Symptome für das Arzneimittelbild sind Erschöpfungszustände mit Neigung zu Krämpfen (besonders bei Kindern), heftige Koliken (besonders Gallenstein- und Nierenkoliken) mit Luftaufstoßen, Nervenschmerzen, meistens von Muskelkrämpfen begleitet, plötzlich einsetzende Harnflut (Urina spastica), krampfhafte Regelschmerzen, chronischer Gelenkrheumatismus, Krämpfe der Kinder beim Zahnen und krampfartiger Husten (ähnlich wie bei Keuchhusten oder anfallweise auftretender Atemnot [Asthma bronchiale]). Alle Beschwerden werden durch Wärme und Gegendruck gebessert.

Magnesium sulfuricum
Magnesiumsulfat

Vorkommen, Verwendung: Magnesiumsulfat wird in der Natur als Kieserit und Bittersalz gefunden. Das homöopathische Arzneimittel wird aus trockenem Magnesiumsulfat hergestellt.

Urtinktur: D 1 AG 1/10

Wirkung: Magnesiumsulfat wirkt besonders auf das Zentralnervensystem, die Leber, die Gallenwege, die Gallenblase und den Magen-Darm-Kanal.

Anwendungsgebiete: Magnesiumsulfat wird angewandt zur Behandlung von Gallenblasenentzündungen, Leberleiden, Gelbsucht, Magenschleimhautentzündungen und Magen-Darm-Entzündungen. Ansonsten hat Magnesiumsulfat die gleichen Anwendungsgebiete wie Magnesiumcarbonat. Es werden die Verdünnungen D 3, D 4, D 6, D 12 und Ampullen mit Verdünnungen ab D 4 eingesetzt.

Arzneimittelbild: Das Arzneimittelbild von Magnesiumsulfat entspricht im wesentlichen dem Arzneimittelbild von Magnesiumcarbonat, jedoch treten die Symptome an der Leber, an den Gallengängen, der Gallenblase und dem Magen-Darm-Trakt deutlicher hervor. Es besteht Widerwillen gegen Fleisch und Fett; Verstopfung und Durchfall treten im Wechsel auf; Zustände, ähnlich wie sie die Reisekrankheit hervorruft, und die Bereitschaft zu Krämpfen sind weiterhin typisch. Der Stuhl ist oft hell wie Lehm. Die Beschwerden verschlimmern sich frühmorgens und bessern sich in kühler, frischer Luft.

Mahonia aquifolium
Stechpalmenblättrige Mahonie

Vorkommen, Verwendung: Die Stechpalmenblättrige Mahonie (Mahonia aquifolium Nutt.) findet sich in Nordamerika.

Das homöopathische Arzneimittel wird aus der getrockneten Rinde hergestellt. Sie enthält Berberin und Oxyacanthin.

Urtinktur: D 1 AG 1/10

Wirkung: Die Stechpalmenblättrige Mahonie wirkt besonders auf die Haut. Im übrigen entfaltet sie dieselben Wirkungen wie die Gemeine Berberitze (s. S. 55).

Anwendungsgebiete: Die Stechpalmenblättrige Mahonie dient zur Behandlung der Schuppenflechte. Ansonsten wird sie wie die Gemeine Berberitze angewendet. Üblicherweise werden die Urtinktur, die Verdünnung D 2 und Ampullen mit Verdünnungen ab D 4 verwendet.

Arzneimittelbild: Die Symptome, die von der Stechpalmenblättrigen Mahonie hervorgerufen werden, ähneln den Symptomen, die durch die Einnahme der Gemeinen Berberitze entstehen (s. S. 55).

Mandragora
Alraune

Vorkommen, Verwendung: Die Alraune (Mandragora officinarum L.), auch Erdmännchen genannt, ist im Mittelmeergebiet beheimatet. In Deutschland wird sie angebaut. Verwendet werden die frischen Blätter, deren Inhaltsstoffe Alkaloide wie Hyoscyamin, Scopolamin und Atropin sind; ferner enthalten sie Scopoletin.

Urtinktur: AG 1/3

Hinweis: *Das Mittel ist gesondert aufzubewahren.*

Wirkung: Das Mittel wirkt besonders auf das Zentralnervensystem, die Augen und die unteren Atemwege.

Anwendungsgebiete: Angewendet wird die Alraune bei Kopfschmerzen durch Blutüberfüllung im Kopf, Entzündungen der unteren Atemwege, Reizhusten, seelisch-körperlichen Erregungszuständen, anfallsweise auftretender Atemnot (Asthma bronchiale) und Seh- und Hörstörungen mit Sinnestäuschungen. Angewandt wird die Alraune in der Verdünnung D 3 und in Ampullen in den Verdünnungen D 3, D 4, D 6.

Arzneimittelbild: Charakteristische Symptome des Arzneimittelbildes sind Blutandrang zum Kopf, Verwirrungszustände, körperliche Unruhe, erweiterte Pupillen, undeutliche und vergrößerte Wahrnehmung der Umgebung, Verstärkung aller Wahrnehmungen des Gehörs, gute Laune und Unternehmungslust im Wechsel mit depressiver Verstimmung und Entschlußunfähigkeit, Heiserkeit, Husten mit Auswurf und andauernde und anfallartig auftretende Atemnot. Die Symptome ähneln den Symptomen nach Einnahme von Tollkirschen. Das Arzneimittelbild der Alraune darf nicht mit dem Arzneimittelbild der Alraunwurzel verwechselt werden. Die Beschwerden bessern sich durch Essen und Rückwärtsbeugen; Fett, Alkohol, Tabak sowie Kaffee werden nicht vertragen.

Mandragora e radice
Alraunwurzel

Vorkommen, Verwendung: Die Alraunwurzel (Mandragora officinarum L. p. p., Mandragora autumnalis Bertol.) wird im Mittelmeergebiet gefunden. Vor der Verwendung wird die Wurzel getrocknet. Ihre Wirkstoffe sind die Alkaloide Hyoscyamin, Norhyoscyamin, Scopolamin, Cuskhygrin und Mandragorin.

Urtinktur: AG 1/10

Hinweis: *Das Mittel ist gesondert aufzubewahren.*

Wirkung: Die Alraunwurzel beeinflußt besonders das Zentralnervensystem, den Vagusnerv, die Gefäßmuskulatur, den Magen-Darm-Kanal, die Leber, die Gallenblase, die willkürliche Muskulatur und das Herz.

Anwendungsgebiete: Das Mittel findet Verwendung zur Behandlung von leberbedingten Depressionen, Störungen des natürlichen Spannungszustandes des vegetativen Nervensystems (vegetative Dystonie), Herzangst bei Herzbeschwerden durch Darmerkrankungen (Roemheld-Syndrom), Magenschleimhautentzündungen, Zwölffingerdarmgeschwüren, Blähungen, Leberleiden, Gallenblasenleiden, Verstopfung, Muskel- und Gelenkrheumatismus, Ischiasbeschwerden und Reizblase. Eingesetzt werden die Verdünnung D 3 und Ampullen mit den Verdünnungen D 3, D 4, D 6, D 12.

Arzneimittelbild: Die Alraunwurzel wurde von Mezger geprüft und in die Homöopathie eingeführt. Es ergaben sich folgende Symptome: Depressionen, Reizbarkeit, Arbeitsunlust, Konzentrationsmangel, Apathie, Schläfrigkeit, entzündliche Reizung der oberen Luftwege, Blutandrang zum Kopf, Sinnestäuschungen, Taubheitsgefühl am ganzen Körper, krampfartige Gefühle an den Blutgefäßen, kalte Glieder, heißer Kopf, Ohrensausen, kollapsartige Zustände mit kaltem Schweiß, nächtliche Herzstiche, Herzanfälle mit Ausstrahlung zum linken Arm, Völlegefühl mit Blähungen, Luftaufstoßen mit Besserung durch Essen, Magenschmerzen ein bis zwei Stunden nach dem Essen, Nüchternschmerz mit Besserung durch Essen und Rückwärtsbeugen, Unverträglichkeit von Fett, Süßspeisen, Nikotin und Alkohol, nächtliche Darmkoliken, Blähung des Dickdarms, besonders in der Lebergegend, Brennen in der Gallenblase mit Ausstrahlung zum rechten Schulterblatt, hartnäckige Verstopfung mit knolligen Stühlen, aber auch Durchfall, hellgelbe bis graue Stühle, bleischwere Glieder, Muskelschmerzen, Gelenk- und Ischiasschmerzen, die sich durch Bewegung und Wärme bessern, Störungen der Muskelspannung der Harnorgane mit Drang zu häufigem Wasserlassen, Schwäche des Blasenverschlußmuskels und nächtliches Bettnässen. Die Symptome bessern sich durch Wärme, Liegen und Ruhe. Die Gliederschmerzen und Nervenschmerzen bessern sich durch fortgesetzte Bewegung. Magen- und Leibschmerzen werden durch Zurückbeugen besser.

Manganum aceticum
Manganacetat

Vorkommen, Verwendung: Mangan ist eines der häufigsten Elemente der Erdkruste. Für den Menschen stellt es ein essentielles Spurenelement dar. Das homöopathische Arzneimittel wird durch Verdünnen von Manganacetat hergestellt. Wenn man ein manganhaltiges Arzneimittel mit längerer Haltbarkeit haben möchte, kann man auf Mangansulfat zurückgreifen, das sich ansonsten wie Manganacetat verhält.
Urtinktur: D 2 AG 1/100
Wirkung: Manganacetat wirkt speziell auf das Zentralnervensystem, die Bildung von roten Blutkörperchen, die Gelenke und die oberen Luftwege.
Anwendungsgebiete: Anwendungsgebiete für Manganacetat sind Bleichsucht, Gelenkerkrankungen durch chronische Bleichsucht, chronische Schleimhautentzündungen der Atemwege bei Bleichsüchtigen, Schüttellähmung (Parkinsonismus) und multiple Sklerose (Entmarkungskrankheit). Anwendung finden die Verdünnungen D 3, D 4, D 6, D 12 und Ampullen ab der Verdünnung D 4. Mangan wird eingesetzt, wenn sich eine Bleichsucht weder durch Eisen noch durch Vitamin B_{12} bessern läßt.
Arzneimittelbild: Mangan ruft nach Einnahme bei Gesunden folgende Symptome hervor: chronische Entzündungen der oberen Atemwege, die bei Sängern und Rednern mit trockenem, quälendem Hustenreiz und andauerndem Räusperzwang einhergehen. Der Husten bessert sich durch Hinlegen und verschlimmert sich durch Kälte.

Marum verum
Katzengamander

Vorkommen, Verwendung: Der Katzengamander (Teucrium marum L.) ist im Mittelmeergebiet beheimatet. In Deutschland wird er angebaut. Verwendet wird das frische Kraut, das ätherisches Öl, Bitterstoffe, Saponine und Harz enthält, um das homöopathische Arzneimittel zu gewinnen.
Urtinktur: AG 1/3
Wirkung: Der Katzengamander beeinflußt besonders die Schleimhäute der oberen Luftwege, die peripheren Nerven und den Magen-Darm-Kanal.
Anwendungsgebiete: Angewendet wird der Katzengamander bei nervöser Schlaflosigkeit, Nerven- und Muskelschmerzen, Zungenentzündungen, Mandelentzündungen, Zahnfleischentzündungen, chronischem Schnupfen, chronischen Rachenentzündungen und Schmerzen, die vom Leistenband längs des Samenstrangs in die Hoden ausstrahlen. Eingesetzt wird er außerdem bei Schlafstörungen durch nervöse Erregung, rheumatischen Beschwerden, die in regelmäßigen Abständen wiederkehren und mit erheblichem Schwere- und Lähmungsgefühl in den Gliedern einhergehen, Stinknase mit großen Pfropfen und Polypen, Appetitmangel mit Krampfzuständen im Leib und Wurmbefall (Befall mit Oxyuren). Außer der Verdünnung D 2 werden Ampullen ab der Verdünnung D 3 eingesetzt.
Arzneimittelbild: Das Arzneimittelbild des Katzengamanders ist nicht vollständig bekannt, da das Mittel nicht eingehend geprüft wurde.

Mephitis putorius
Stinktier

Vorkommen, Verwendung: Das Stinktier (Mephitis mephitis Schreb.) ist in Nordamerika beheimatet. Das homöopathische Arzneimittel wird aus dem Sekret seiner Afterdrüsen hergestellt. Dieses Sekret beinhaltet Mercaptan und andere organische Schwefelverbindungen.
Urtinktur: D 2 AG 1/100
Wirkung: Das Sekret wirkt auf das Zentralnervensystem, den Vagusnerv, die Augen und die unteren Atemwege.
Anwendungsgebiete: Anwendung findet das Sekret aus den Afterdrüsen des Stinktieres bei Nervenschwäche, Hysterie, Keuchhusten, anfallweiser Atemnot (Asthma bronchiale) und Schlaflosigkeit. Eingesetzt werden die Verdünnungen D 4, D 6. Auch Ampullen ab der Verdünnung D 6 werden verwendet.
Arzneimittelbild: Zu den Symptomen des Arzneimittelbildes gehören Unruhe, schlaflose, angstvolle Träume, starke Erregung, Unfähigkeit, zu denken, das Gefühl, der Kopf sei zu groß, angeschwollenes Gesicht, Nackenschmerzen, Krampfhusten, der meistens nachts auftritt, Bindehautentzündungen der Augen und Sehschwäche.

Mercurius bijodatus
Quecksilber(II)-jodid

Vorkommen, Verwendung: Quecksilber ist ein silberweißes, flüssiges, bei Zimmertemperatur verdampfendes Metall, das sich mit anderen Elementen zu Salzen, wie zum Beispiel Quecksilberjodid (rot), verbindet. Das homöopathische Mittel wird aus reinem Quecksilberjodid hergestellt.
Urtinktur: D 3 AG 1/1000 +
Hinweis: *Dieses Mittel ist bis einschließlich der Verdünnung D 3 verschreibungspflichtig.* Ärztlicher Rat ist angezeigt. Es handelt

sich um eine giftige Verbindung. Bei unsachgemäßer Anwendung sehr niedriger Verdünnungen kann es zu Übelkeit, Erbrechen, Leibschmerzen, Durchfall, Schleimhautschäden und Schäden der Nieren kommen. Bei chronischer Vergiftung wird vor allem das Zentralnervensystem geschädigt.
Wirkung: Quecksilberjodid wirkt auf das gesamte Nervensystem, die Drüsen, die Knochen, die Knochenhaut, die Schleimhäute, die Haut, den Mastdarm, das Bindegewebe, die Zähne, die Leber, die Nieren und die Augen. Darüber hinaus wirkt es besonders auf die Mandeln, die Eierstöcke und die Eileiter.
Anwendungsgebiete: Quecksilberjodid wird hauptsächlich bei Mandelentzündungen und Entzündungen der Eierstöcke sowie der Eileiter eingesetzt. Ansonsten kann es wie Quecksilberamidonitrat verwendet werden. Eingesetzt werden die Verdünnungen D 3, D 4, D 6 und Ampullen mit Verdünnungen ab D 6. Bei chronischer Mandelentzündung haben sich Tabletten der Verdünnung D 4 zweimal täglich über sechs Wochen bewährt. Bei Diphterie kann es zur Unterstützung der schulmedizinischen Therapie herangezogen werden.
Arzneimittelbild: Das Arzneimittelbild von Quecksilberjodid umfaßt folgende Symptome: Metallgeschmack und Brennen im Mund, Schwellung der Schleimhaut und Bildung von Geschwüren im Mund, vermehrter Speichelfluß, Fließschnupfen und Ohren-Tuben-Entzündung, Lockerung der Zähne, Schwellung der Leber, Durchfälle mit blutigem Stuhl und schmerzhaft anhaltendem Stuhldrang, übermäßige Ausscheidung von Eiweiß durch die Nieren, Ausbleiben des Harns, psychische Störungen ähnlich den Folgen einer unbehandelten Syphiliserkrankung, geistiger Zerfall, Zittern, Reizbarkeit, Unruhe, Schlaflosigkeit, Verfall der körperlichen Kräfte, Absterben des Kiefergewebes, Nierenschwund, Entzündung der

Knochen und der Knochenhaut, hartnäckige, nicht sehr tief eindringende Hautgeschwüre, eitrige Bindehautentzündungen und eitrige Hornhautentzündungen. Die wichtigsten Symptome aber sind:

⇨ Mundgeruch und vermehrter Speichelfluß,

⇨ dick belegte, stark geschwollene Zunge mit sichtbaren Zahneindrücken,

⇨ übelriechender, klebriger, gelblicher Nachtschweiß,

⇨ Empfindlichkeit gegen kalte Luft und gegen Bettwärme,

⇨ ätzende, scharfe und eitrige Absonderungen,

⇨ schmerzhafte Empfindlichkeit und Schwellung der Leber, was sich in rechter Seitenlage verschlimmert,

⇨ Drüsenschwellungen jeder Art, besonders Schwellung der Speicheldrüse.

Mercurius dulcis
Quecksilber(I)-chlorid

Vorkommen, Verwendung: Quecksilber-(I)-chlorid wird oft als Calomel bezeichnet. Es ist eine weiße, pulverige Substanz. In der Natur wird Quecksilber(I)-chlorid als Quecksilberhornerz gefunden.

Urtinktur: AG 1/10 +

Hinweis: *Das Mittel ist verschreibungspflichtig bis einschließlich der Verdünnung D 3.* Es gilt dasselbe wie für Quecksilberjodid. (s. S. 131).

Wirkung: Quecksilber(I)-chlorid wirkt besonders auf die Leber, die Gallenblase, den Darm und das Bindegewebe.

Anwendungsgebiete: Eingesetzt wird das Mittel zur Behandlung von Leberleiden, Entzündungen der Gallenblase und der Leber, Magen-Darm-Entzündungen und Gelbsucht. Außerdem dient es zur Behandlung von Spätfolgen einer nicht behandelten Syphilis im Zentralnervensystem. Angewendet werden die Verdünnungen D 3, D 4 und Ampullen mit Verdün-

nungen ab D 8. Die Spätfolgen der Syphilis behandelt man am besten mit 3mal täglich einer Tablette der Verdünnung D 2 und Kaliumjodid 3mal täglich 10 Tropfen.

Arzneimittelbild: Das Arzneimittelbild von Quecksilber(I)-chlorid entspricht dem Arzneimittelbild von Quecksilberjodid (s. S. 131).

Mercurius solubilis
Quecksilberamidonitrat

Vorkommen, Verwendung: Beim Quecksilberamidonitrat handelt es sich um eine besondere Zubereitungsform des Quecksilbers nach Vorschriften von Hahnemann. Die Verbindung setzt sich – wie der Name schon verrät – aus Quecksilber, Ammoniak und Nitrat zusammen.

Urtinktur: AG 1/10 +

Hinweis: *Das Mittel ist verschreibungspflichtig bis einschließlich der Verdünnung D 3.* Es gilt dasselbe wie für Quecksilberjodid. (s. S. 131).

Wirkung: Quecksilberamidonitrat wirkt auf das Nervensystem, die Drüsen, die Knochen und die Knochenhaut, die Schleimhäute, die Haut, das Bindegewebe, die Zähne, die Leber, die Nieren, den Mastdarm und die Augen. Quecksilber (Mercurius vivus), Quecksilber(II)-cyanid (Mercurius cyanatus) und rotes Quecksilber(II)-sulfid (Mercurius sulfuratus ruber) wirken genauso. Ihre Anwendungsgebiete und Arzneimittelbilder entsprechen im wesentlichen den Anwendungsgebieten und dem Arzneimittelbild von Quecksilberamidonitrat.

Anwendungsgebiete: Die Anwendungsgebiete für Quecksilberamidonitrat sind sehr zahlreich und sehr vielseitig. Es dient zur Behandlung von Schleimhautentzündungen im Bereich der Mundhöhle und des Magen-Darm-Kanals, Mandelentzündungen, Zahnfleischentzündungen, chronischem Schnupfen, Mittelohrentzündungen,

Ruhrerkrankungen, Entzündungen des Dickdarms mit geschwüriger Zerstörung der Darmwand (Colitis ulcerosa), Entzündungen des lymphatischen Systems, Eiterausschlägen der Haut, Eiterbeulen, Hauttuberkulose, einfachen Hautentzündungen und vielen anderen Hautleiden, chronischen Erkrankungen des Bindegewebes, Lidrand- und Bindehautentzündungen, Augenentzündungen, Knochenhautentzündungen, Knochenkaries, Entzündungen der Nasennebenhöhlen, Entzündungen der Sehnenscheiden, Entzündungen des Zahnmarks und der Zahnwurzelhaut, Entzündungen der Leber, Entzündungen der Nieren, Erkrankungen an Syphilis und den Folgen einer ausgebliebenen Syphilisbehandlung sowie Entzündungen der Gebärmutter, der Eileiter und der Eierstöcke. Eingesetzt werden Tabletten mit den Verdünnungen D 4 bis D 30 und Ampullen mit den Verdünnungen D 8, D 12 und D 30. Tropfen sind ab der Verdünnung D 8 ebenfalls einsetzbar.

Arzneimittelbild: Das Arzneimittelbild von Quecksilberamidonitrat entspricht dem Arzneimittelbild von Quecksilberjodid (s. S. 131).

Mercurius sublimatus corrosivus
Quecksilber(II)-chlorid

Vorkommen, Verwendung: Quecksilber-(II)-chlorid, auch Sublimat genannt, ist eine weiße Substanz, die zum Beispiel durch Auflösen von Quecksilberoxid in Salzsäure hergestellt werden kann.

Urtinktur: D 1 AG 1/10 +

Hinweis: *Das Mittel ist bis einschließlich der Verdünnung D 3 verschreibungspflichtig.* Es gilt dasselbe wie für Quecksilberjodid (s. S. 131).

Wirkung: Quecksilber(II)-chlorid wirkt auf die Haut, die Schleimhäute, das Bindegewebe, die Knochen, die Knochenhaut, die Zähne, die Leber, die Nieren, die Augen, den Mastdarm und das Zentralnervensystem.

Anwendungsgebiete: Das Mittel wird eingesetzt bei Erkrankungen, die auch mit Quecksilberamidonitrat behandelt werden können. Es wirkt aber besser bei Ruhr, Entzündungen des Dickdarms, Entzündungen der Mundschleimhaut und Mandelentzündungen. Besonders wirksam ist Quecksilber(II)-chlorid gegenüber der Bartflechte (Sycosis). Verwendet werden die Verdünnungen D 4, D 6 und Ampullen mit Verdünnungen ab D 4. Bei Befall mit der Bartflechte empfiehlt es sich, die befallenen Hautgebiete direkt mit der Verdünnung D 4 zu betupfen.

Arzneimittelbild: Das Arzneimittelbild entspricht dem Arzneimittelbild von Quecksilberjodid (s. S. 131).

Mezereum
Seidelbast

Vorkommen, Verwendung: Der Seidelbast (Daphne mezereum L.), auch Kellerhals genannt, findet sich in Europa und Nordasien. Verwendet wird die frische, vor Beginn der Blüte gesammelte Zweigrinde. Ihre Inhaltsstoffe sind Daphnin, Umbelliferon, Äpfelsäure und Harz.

Urtinktur: AG 1/3

Hinweis: *Das Mittel ist gesondert aufzubewahren.*

Wirkung: Seidelbast wirkt besonders auf die Haut und die peripheren Nerven.

Anwendungsgebiete: Anwendung findet der Seidelbast bei Hautentzündungen, Hautrötungen, Juckreiz, Eiterflechte, Gürtelrose und anfallweise auftretenden Nervenschmerzen. Eingesetzt werden die Verdünnungen D 3, D 4 und Ampullen mit den Verdünnungen D 4, D 6.

Arzneimittelbild: Die Symptome des Arzneimittelbildes sind Hautentzündungen mit unerträglichem Juckreiz und Bläschen, die zu dicker Schorf- und Eiterbildung neigen und mit Schmerzen, ähnlich wie bei einer Gürtelrose, einhergehen, schlimme Nervenschmerzen im Gebiet des Trigeminusnervs, anfallartige Schmerzen im Auge (Ciliarneuralgie), ziehende, bohrende, nagende und brennende Nervenschmerzen, die sich über die befallenen Körperteile erstrecken und mit Kältegefühl verbunden sind. Die Symptome verschlimmern sich durch Kälte und Wärme.

Millefolium
Schafgarbe

Vorkommen, Verwendung: Die Schafgarbe (Achillea millefolium L.) kommt überall in Europa, Asien und Nordamerika vor. Zur Gewinnung des homöopathischen Arzneimittels wird die frische Pflanze mit Blüten, aber ohne Wurzelstock, verwendet. Sie enthält ätherisches Öl, Achillein, Aconitsäure, Asparagin, Gerbstoff und antibiotische Substanzen.

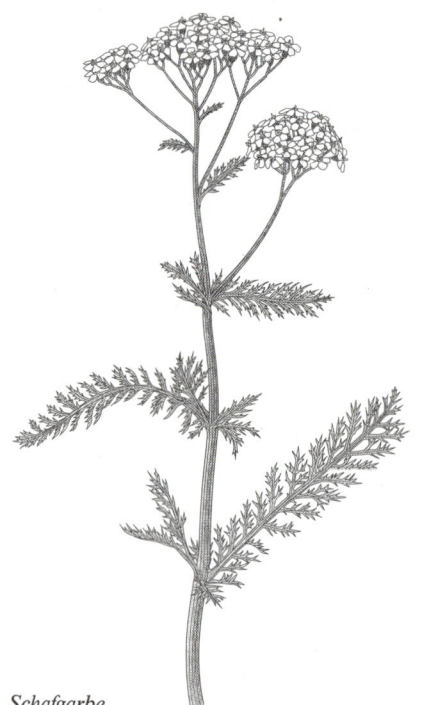

Urtinktur: AG 1/3

Wirkung: Die Schafgarbe wirkt auf das arterielle Gefäßsystem, hauptsächlich auf die kleinen Arterien und die Haargefäße.

Anwendungsgebiete: Anwendung findet die Schafgarbe bei Neigung zu Blutungen, Blutungen aus allen Organen und frischen Wunden, zum Beispiel Hämorrhoidal- und Lungenblutungen, Bluterbrechen und Blutharnen, unregelmäßigen Regelblutungen, verlängerten Regelblutungen und Lungenschwindsucht mit Bluthusten. Angewendet werden die Urtinktur, die Verdünnungen D 1, D 2 und Ampullen mit der Verdünnung D 3.

Arzneimittelbild: Typische Symptome des Arzneimittelbildes der Schafgarbe sind Schleimabsonderungen wegen Durchlässigkeit der Blutgefäße, Blutandrang zum Kopf mit heftigen Kopfschmerzen, Bluthusten, Trübsichtigkeit, Nasenbluten, Bluterbrechen, Blutharnen, Gebärmutterblutungen und verkrampfte, zuckende Bewegungen der Glieder.

Moschus
Moschus

Vorkommen, Verwendung: Die Moschushirsche (Moschus moschiferus) sind in den Gebirgen Zentral- und Ostasiens sowie in Sibirien zu finden. Die männlichen Tiere sondern aus Drüsen ein stark riechendes Sekret (Bisam) ab, das zur Herstellung der Urtinktur verwendet wird. Es enthält unter anderem Muscon und Muscopyridin.

Urtinktur: D 1 AG 1/10

Wirkung: Moschus wirkt besonders auf das Gehirn, das Blutgefäßsystem und das Nervensystem.

Anwendungsgebiete: Moschus wird angewendet bei nervösen und hysterischen Zuständen, Krankheitswahn, anfallartig auftretenden Zuckungen, Schüttelkrämpfen, Stimmritzenkrämpfen (besonders bei

Kindern), Brustkrämpfen, Fremdkörpergefühl im Hals, Ängstlichkeit, Herzklopfen, zu früh einsetzender, zu starker und schmerzhaft verlaufender Regelblutung und Mannstollheit. Moschus wird in den Verdünnungen D 2, D 3, D 4 eingesetzt.

Arzneimittelbild: Charakteristische Symptome des Arzneimittelbildes von Moschus sind Todesfurcht mit Blässe und großer Schwäche, rhythmisches Zucken der Hände und Füße mit anschließenden Schmerzen, Erregungszustände, Zorn bis zur körperlichen Erschöpfung, Lach- und Weinkrämpfe, Schlaflosigkeit durch Überreizung, Tagesschläfrigkeit trotz Bewegung, nervös bedingte Kopfschmerzen (überwiegend in der rechten Kopfhälfte), Blutandrang zum Kopf sowie Knallen in den Ohren.

Myrica cerifera
Wachsgagel

Vorkommen, Verwendung: Der Wachsgagel (Myrica cerifera Bigel. non L. Myrica pennsylvanica Loisel.) hat seine Heimat in Nordamerika. Verwendet wird die frische Wurzelrinde, deren Inhaltsstoffe im Gegensatz zu den Inhaltsstoffen der Blüten und Blätter noch nicht bekannt sind. Die Blüten und Blätter enthalten Öl, Myristin, Wachs und Laurin.

Urtinktur: AG 1/3

Wirkung: Das Mittel wirkt auf die Leber, die Mundschleimhaut und die Rachenschleimhaut.

Anwendungsgebiete: Der Wachsgagel wird angewendet bei Gelbsucht, Leberleiden, Verdauungsstörung, Entzündung der Mundschleimhaut und chronischer Entzündung der Rachenschleimhaut. Behandelt wird mit den Verdünnungen D 2, D 3 und mit Ampullen mit Verdünnungen ab D 4.

Arzneimittelbild: Die Leitsymptome des Arzneimittelbildes sind ein Engegefühl

im Hals und andauernder Zwang zum Schlucken, dick belegte Zunge, fadiger, fauliger Mundgeschmack, Magendruck mit Übelkeit und Appetitlosigkeit, schmerzhafte Leberregion, Gelbsucht, hellgelbe Durchfälle und Gallenfarbstoff im Urin.

Myristica sebifera
Talgmuskatnußbaum

Vorkommen, Verwendung: Der Talgmuskatnußbaum (Myristica sebifera) ist in Brasilien beheimatet. Aus der verletzten Baumrinde wird ein roter Saft gewonnen, dessen Wirkstoffe zwar noch nicht bekannt sind, der aber zur Herstellung des homöopathischen Arzneimittels verwendet wird.

Urtinktur: D 1 AG 1/10

Wirkung: Der Talgmuskatnußbaum wirkt stark entzündungshemmend. Akute Eiterungen bringt er schnell zum Einschmelzen. Man bezeichnet ihn als das »homöopathische Messer«.

Anwendungsgebiete: Der Talgmuskatnußbaum findet Verwendung zur Behandlung von Grind- und Eiterausschlägen, Eiterbeulen, eitrigen Entzündungen der Finger und der Zehen (Panaritien), eitrigen Entzündungen in den Gewebsspalten (Phlegmone), Abszessen, Lymphknotenentzündungen und Nagelumlauf. Eingesetzt werden die Verdünnungen D 2, D 3 und Ampullen mit der Verdünnung D 6. Der Talgmuskatnußbaum läßt sich gut mit dem Sonnenhut kombinieren.

Arzneimittelbild: Eine Beschreibung des Arzneimittelbildes existiert nicht, da die Wirkungen des Talgmuskatnußbaums noch nicht systematisch überprüft wurden.

Myrrhis odorata
Süßdolde

Vorkommen, Verwendung: Die Süßdolde (Myrrhis odorata [L.] Scop.) kommt in den europäischen Bergwäldern vor. Manchmal wird sie auch als Aniskerbel bezeichnet. Zur Herstellung der Urtinktur dient das frische, blühende Kraut.

Urtinktur: AG 1/3

Wirkung: Die Süßdolde wirkt antientzündlich und kräftigt die Venen.

Anwendungsgebiete: Anwendung findet die Süßdolde bei inneren und äußeren Hämorrhoiden. Zu empfehlen sind 3 bis 5mal täglich 10 Tropfen der Verdünnung D 2. Auch Ampullen mit der Verdünnung D 3 stehen zur Verfügung.

Arzneimittelbild: Das Arzneimittelbild der Süßdolde ist bis jetzt unbekannt.

Myrtillocactus
Myrtillocactus

Vorkommen, Verwendung: Der Myrtillocactus (Myrtillocactus geometrizans [Mart.] Console) ist in Nordmexiko beheimatet. Verwendung finden die frischen Sprossen.

Urtinktur: AG 1/3

Wirkung: Der Myrtillocactus wirkt auf die Herzkranzgefäße und den Herzmuskel.

Anwendungsgebiete: Anwendung findet der Myrtillocactus bei Durchblutungsstörungen der Herzkranzgefäße mit krampfartigen, ziehenden oder stechenden Schmerzen in der Herzgegend, zur Nachbehandlung des Herzinfarkts, bei Wetterfühligkeit und niedrigem Blutdruck und Herzschmerzen mit begleitender Herzschwäche. Die Behandlung wird mit der Urtinktur, den Verdünnungen D 1, D 2 und Ampullen mit der Verdünnung D 4 durchgeführt.

Arzneimittelbild: Das Arzneimittelbild ist noch unbekannt.

Naja tripudians
Brillenschlange

Vorkommen, Verwendung: Die Brillenschlange (Naja naja L.) ist in Ostindien und China zu finden. Verwendet wird das Sekret ihrer Giftdrüsen, das Crotalolysin, Neurotoxine, Histolysine und andere Gifte enthält.

Urtinktur: D 2 AG 1/100 +

Hinweis: *Das Gift der Brillenschlange ist verschreibungspflichtig bis einschließlich der Verdünnung D 3.* Lassen Sie sich vor der Anwendung von einem Arzt beraten. Das Gift der Brillenschlange schädigt bei unsachgemäßer Anwendung das Blut und die Nerven.

Wirkung: Das Gift wirkt speziell auf den Herzmuskel, die Herzinnenhaut, das Reizleitungssystem, das Nervensystem, das Blut und die Eierstöcke. Im übrigen wirkt das Gift der Brillenschlange wie das Gift der Buschmeisterschlange.

Anwendungsgebiete: Das Mittel dient zur Behandlung von akuten und chronischen Herzmuskelentzündungen, Entzündungen der Herzinnenhaut, Störungen der Erregungsleitung im Herzmuskel bei Blutvergiftung und bei Diphterie, die auf den Kehlkopf, die Nase und die Augen übergreift, Herzklappenfehlern, Herzschwäche, krankhafter Herzvergrößerung, anfallartig auftretenden Herzschmerzen (Angina pectoris) und anfallartig auftretenden Nervenschmerzen mit Herzklopfen sowie Eierstockentzündungen. Im übrigen wird das Gift der Brillenschlange wie das Gift des Buschmeisters angewendet. Eingesetzt werden die Verdünnungen D 8, D 10, D 12, D 15 und Ampullen mit den Verdünnungen D 8, D 10, D 12.

Arzneimittelbild: Die Leitsymptome des Arzneimittelbildes sind periodisch, meist linksseitig auftretende Kopfschmerzen, die vom Auge bis zum Hinterkopf ziehen, Herzschwäche mit Kollapsneigung, Herzanfälle mit Schmerzen, Störungen des

Herzmuskels, kleiner und beschleunigter Puls, kalte Arme und Beine, Wasseransammlungen in den Augenlidern, Blutvergiftungen, Diphterie, ziehende Schmerzen in den Eierstöcken sowie die Symptome, die auch durch das Gift der Buschmeisterschlange hervorgerufen werden. Die Beschwerden bessern sich durch Spazierengehen und durch Liegen auf der rechten Seite.

Naphthalium
Naphthalin

Vorkommen, Verwendung: Naphthalin wird in Erdöl und auch Steinkohlenteer gefunden.
Urtinktur: D 2 AG 1/100
Wirkung: Naphthalin wirkt auf die unteren Atemwege, die Augen und die Harnwege.
Anwendungsgebiete: Naphthalin dient zur Behandlung von Entzündungen der unteren Atemwege, die durch Lungenblähung oder Verengung der Atemwege durch Krämpfe der Atemwegsmuskulatur zustande kommen, Heufieber, grauem Star, Keuchhusten im Krampfstadium mit langdauernden Anfällen und starker Atemnot, Nierenentzündungen, Netzhautleiden, Linsentrübung und chronischen Lidrandentzündungen. Angewendet werden die Verdünnungen D 3, D 4, D 6 und Ampullen mit Verdünnungen ab D 6.
Arzneimittelbild: Typische Symptome des Arzneimittelbildes sind Reizung der Harnröhre, Entzündung der Eichel und der Vorhaut, ständiger Drang zum Wasserlassen, Unruhe, geringe Gelbfärbung der Haut, entzündliche Veränderungen am Sehnerv und am Glaskörper sowie eine Trübung der Linse.

Natrium carbonicum
Natriumcarbonat

Vorkommen, Verwendung: Natriumcarbonat (Soda), das Natriumsalz der Kohlensäure, ist eine farblose bis gelbliche Substanz, die zur Herstellung des homöopathischen Arzneimittels dient.
Urtinktur: D 1 AG 1/10
Wirkung: Natriumcarbonat wirkt auf das vegetative Nervensystem, die Schleimhaut der oberen Luftwege und den Magen-Darm-Kanal.
Anwendungsgebiete: Natriumcarbonat wird angewendet bei chronischen Kopfschmerzen, Nervenleiden, Witterungsbeschwerden, Entzündungen im hinteren Bereich der Nase und nervösen Verdauungsstörungen. Verwendung finden Tabletten in den Verdünnungen D 3, D 4, D 6 und Ampullen mit Verdünnungen ab D 4.
Arzneimittelbild: Das Arzneimittelbild von Natriumcarbonat zeigt folgende Symptome: Überempfindlichkeit gegen Geräusche, besonders gegen Musik, Depressionen, körperliche Schlaffheit, Apathie, Krankheitswahn, niedergeschlagene und reizbare Stimmung, besonders bei Gewitterschwüle und Sonnenhitze, Hautausschläge, Schlafsucht am Tage, Verdauungsstörungen, saures Aufstoßen, starke Blähungen, Schwäche und Hungergefühl am Vormittag, Milch- und Zuckerunverträglichkeit, trockener Husten und Räusperzwang beim Betreten eines warmen Zimmers, eitriger Auswurf mit ranzigem Geschmack und Kältegefühl bei starker Schweißabsonderung.

Natrium chloratum
Natriumchlorid

Vorkommen, Verwendung: Natriumchlorid (Kochsalz) ist eine lebensnotwendige Substanz. In der Natur kommt es als Steinsalz und im Meerwasser vor.

Urtinktur: D 1 AG 1/10

Wirkung: Kochsalz beeinflußt besonders das vegetative Nervensystem, die Schleimhaut der oberen Atemwege, das Herz, die Schilddrüse, die Leber, den Magen-Darm-Trakt, die Haut und die Geschlechtsorgane.

Anwendungsgebiete: Kochsalz dient zur Behandlung von Hauttuberkulose, chronischen Kopfschmerzen, Gichtanfällen mit Übelkeit, Drücken, Pressen und Stechen im Kopf, chronischem Schnupfen, Entzündung der unteren Atemwege mit nervösen Herzstörungen und Schilddrüsenüberfunktion, Leberleiden, chronischen Darmentzündungen, chronischer Verstopfung und zu schwacher Regelblutung. Angewendet werden die Verdünnungen D 3, D 4, D 6, D 12 und Ampullen mit der Verdünnung D 6 und höher. Zur konstitutionellen Umstimmungstherapie verwendet man die Verdünnungen D 6, D 12 und höher.

Arzneimittelbild: Charakteristische Symptome des Arzneimittelbildes von Kochsalz sind Mattigkeit und Schwäche, verminderter Ernährungs- und Kräftezustand, Traurigkeit, weinerliche Stimmung, pessimistische Lebenseinstellung, Müdigkeit und Abgespanntheit, Gleichgültigkeit gegen die eigene Familie, Schwerfälligkeit und Trägheit, vegetative Dystonie, Haut- und Lymphknotenerkrankungen, Neigung zu Gelenkentzündungen, chronische Augen- und Ohrenentzündungen, chronischer Schnupfen mit Nasenbluten, Geruchs- und Geschmacksverlust, Zahnfleischentzündungen, übler Mundgeruch, Rachen- und Kehlkopfentzündungen, Entzündungen der unteren Atemwege, entzündliche und pustulöse Ausschläge der Haut, Bildungen von Eiterbeulen, Nesselsucht, juckende Bläschen an den Handflächen, Fingerseiten, Fußsohlen und manchmal auch am Handrücken (Dyshidrosis sicca), Herpes an den Schamlippen, allgemeine Nervenschwäche, chronische Drüsenerkrankungen, Magenschwäche, Magenschmerzen, Magenkrämpfe, Verdauungsstörungen, Sodbrennen, Heißhunger mit raschem Völlegefühl, Schleimerbrechen, Leberstauung, Leberentzündung bei Gelbfärbung des Gesichts, Hämorrhoiden, Schwäche der Blasenmuskulatur, mangelnder Sexualtrieb, Weißfluß, Jucken an der weiblichen Scham sowie langwierige, hartnäckige Verstopfung. Die Symptome werden durch den kleinsten Luftzug oder durch eine Erkältung verschlimmert. Ebenso verschlimmern sie sich bei Sonne und Hitze, vor und bei Gewittern sowie morgens und nach dem Essen.

Natrium choleinicum
Natriumcholeinat

Vorkommen, Verwendung: Zur Herstellung von Natriumcholeinat werden die Natrium- und Kalisalze der Taurochol- und Glykocholsäure verwendet.

Urtinktur: D 1 AG 1/10

Wirkung: Natriumcholeinat wirkt auf die Nackenmuskulatur.

Anwendungsgebiete: Die Anwendung des Mittels erfolgt bei chronischen Magen-Darm-Entzündungen mit begleitendem Leberleiden, Gelbsucht, Leberkoliken, Leberschwund (Leberzirrhose) und Verstopfung. Verwendet werden die Verdünnungen D 3, D 4 und Ampullen mit Verdünnungen ab D 4.

Arzneimittelbild: Das Arzneimittelbild kann nicht beschrieben werden, da Natriumcholeinat noch nicht einer Arzneimittelprüfung nach homöopathischen Richtlinien unterzogen wurde.

Natrium phosphoricum
Natrium-monohydrogenphosphat

Vorkommen, Verwendung: Natriummo-nohydrogenphosphat, das sekundäre Salz der Orthophosphorsäure, ist eine weiße, wasserlösliche Substanz, die als Ausgangsmaterial zur Herstellung des homöopathischen Arzneimittels dient.

Urtinktur: D 1 AG 1/10

Anwendungsgebiete: Dieses Mittel wird angewendet bei Verdauungsschwäche, Sodbrennen, Überschuß von Magensäure und Störung der Kohlenhydratverdauung. Angewandt werden die Verdünnungen D 3, D 4, D 6 und Ampullen mit der Verdünnung D 6.

Arzneimittelbild: Typische Symptome sind vermehrte Produktion von Magensäure, Verdauungsschwäche, saures Aufstoßen, saures Erbrechen und Sodbrennen, Magenschmerzen, Blähungen, dick gelb belegte Zunge, Durchfall, grünliche und sauerriechende Stühle.

Natrium sulfuricum
Natriumsulfat

Vorkommen, Verwendung: Natriumsulfat wird in der Natur als Chenordit und Glaubersalz gefunden. Zur Herstellung des homöopathischen Arzneimittels wird entwässertes Natriumsulfat verwendet.

Urtinktur: D 1 AG 1/10

Wirkung: Natriumsulfat wirkt speziell auf die Leber, die Gallenblase und den Magen-Darm-Kanal.

Anwendungsgebiete: Natriumsulfat wird angewandt zur Behandlung einer gleichzeitig auftretenden Entzündung der Magenschleimhaut und der Schleimhaut des Zwölffingerdarms, zur Behandlung von Leberleiden, Erkrankungen der Gallenblase und der Gallenwege, Gelbsucht (Ikterus), leberbedingtem Durchfall, der sich mit Verstopfung abwechselt, sobald sich der Patient bewegt, und Neigung zu Gicht. Eingesetzt werden die Verdünnungen D 3, D 4, D 6 und Ampullen mit der Verdünnung D 6.

Arzneimittelbild: Charakteristisch für das Arzneimittelbild sind Symptome wie Launenhaftigkeit, Schwermütigkeit, Spannungsschmerz in der Lebergegend mit Drücken und Stechen, Blähungskoliken mit morgendlichen Durchfällen, galliges Erbrechen, brauner, bitterer Zungenbelag, Asthma, das sich bei Feuchtigkeit verschlimmert, Frösteln und Empfindlichkeit gegen Kälte sowie gußartige Durchfälle.

Nux moschata
Muskatnuß

Vorkommen, Verwendung: Die Muskatnuß (Myristica fragans Houtt.) wird in zahlreichen tropischen Gebieten kultiviert. Die Homöopathie verwendet den getrockneten Samen. Er enthält Pinen, Camphen, Dipenten, Myristicin, Myristinsäure und Geraniol.

Urtinktur: D 1 AG 1/10

Wirkung: Die Muskatnuß wirkt auf das Zentralnervensystem, das vegetative Nervensystem und den Magen-Darm-Kanal.

Anwendungsgebiete: Die Muskatnuß dient zur Behandlung von akuten Magenschleimhautentzündungen (auch in Verbindung mit einer Entzündung der Schleimhaut des Dünndarms), von Herzbeschwerden, die durch Erkrankungen des Magens verursacht sind, (Roemheld-Syndrom) und zur Behandlung von Nervenschwäche. Verwendet werden die Verdünnungen D 3, D 4 und Ampullen mit der Verdünnung D 4.

Arzneimittelbild: Zum Arzneimittelbild gehören folgende Symptome: körperliche und geistige Ermüdung, hysterische Anfälle, ständiger Stimmungsverfall, Benommenheit, körperliche und geistige

Erstarrung (Stupor), Delirien, Sinnestäuschungen, Kollaps, Doppelbilder, Lähmung der Schließmuskeln, Gedächtnisschwäche, Sommerdurchfall, Herzbeschwerden, starke Brustbeklemmung, Leberschwellung, aufgetriebener Leib, kolikartige Leibschmerzen, die auf das Herz drücken, Ekel und Übelkeit vor Speisen, Magengeschwüre, das Gefühl eines Klumpens im Magen, Verstopfung und Durchfall im Wechsel und trockene Schleimhäute. Die Symptome verschlimmern sich durch Nässe und Kälte und bessern sich durch Wärme.

Nux vomica

Brechnuß

Vorkommen, Verwendung: Die Brechnuß (Strychnos nux-vomica L.). auch Krähenauge genannt, ist in Asien, Kamerun, Ceylon und Nordaustralien zu finden. Zur Herstellung der Urtinktur wird der getrocknete, reife Samen verwendet. Er enthält die Alkaloide Strychnin, Brucin, Vomicin, Colubrin und andere. Ferner enthält er Chlorogensäure.

Urtinktur: D 1 AG 1/10 +

Hinweis: *Die Brechnuß ist verschreibungspflichtig bis einschließlich der Verdünnung D 3.* Sie sollten einen Arzt um Rat fragen. Die Brechnuß enthält das Krampfgift Strychnin. Es führt bei unsachgemäßer Anwendung in größeren Mengen zu Unruhe, Schreckhaftigkeit, Zittern, schweren Muskelkrämpfen und eventuell zum Tod durch Atemlähmung.

Wirkung: Die Brechnuß wirkt besonders auf das Zentralnervensystem, das vegetative Nervensystem (besonders die Gefäßnerven), den Magen-Darm-Trakt, die Leber, die Gebärmutter und die Blase.

Anwendungsgebiete: Die Brechnuß ist ein Mittel mit großer Wirkungsbreite und findet deshalb Anwendung bei verschiedenen Erkrankungen wie Neigung zu Krämpfen, durch Gefäßkrämpfe bedingten, anfallartig auftretenden Kopfschmerzen (besonders nach Gemütsbewegungen) mit Brechübelkeit, bei akuten und chronischen Magenschleimhautentzündungen, Entzündungen der Schleimhaut des Magens und des Zwölffingerdarms, alkoholbedingten Magenschleimhautentzündungen, Magen- und Zwölffingerdarmgeschwüren, krampfhafter, hartnäckiger Verstopfung, Hämorrhoidalbeschwerden mit schmerzhaften Knoten, schmerzhaften Regelblutungen, krankhaft gesteigertem Erbrechen, Hexenschuß, Ischias und anderen anfallweise auftretenden Nervenschmerzen sowie bei Leberschwellung. Angewendet werden die Verdünnungen D 2, D 3, D 4, D 6, D 12 und Ampullen mit den Verdünnungen D 3, D 4, D 6, D 12 und höher.

Arzneimittelbild: Die Brechnuß ist ein Konstitutionsmittel. Sie paßt zu Menschen im mittleren Lebensalter und zu Menschen, die einerseits eine sitzende Lebensweise, andererseits ein unruhiges Stadtleben führen. Sie sind nervös, reizbar, überarbeitet und an Reizmittelmißbrauch gewöhnt, aufbrausend im Temperament und unduldsam gegenüber Widersprüchen. Alles an ihnen ist verkrampft. Stumpfheit und Verwirrung beherrschen, besonders morgens, ihren Kopf. Zu den Symptomen des Arzneimittelbildes zählen Abmagerung und Auszehrung, Zerschlagenheitsschmerzen in den Armen und den Beinen sowie in den Gelenken, Überempfindlichkeit der Sinnesorgane, Überreiztheit des Nervensystems, morgendlicher Brechreiz mit Übelkeit, rauher, trockener Hals, Heiserkeit der Raucher, Appetitlosigkeit und Heißhunger im Wechsel als Vorläufer einer Magenschwäche, Magenschmerzen nach dem Essen mit Brechneigung, Magenkrämpfe mit Blähungen, saurem Aufstoßen und bitterem, fauligem Erbrechen, Leberschwellungen, Leberspannungsschmerz, besonders nach

Alkohol-, Kaffee-, Nikotin- und Medikamentenmißbrauch, anhaltender, aber vergeblicher Stuhldrang, blutende Hämorrhoiden, Zwang zum Wasserlassen, schmerzhaftes Wasserlassen, plötzlich einsetzende Harnflut (Urina spastica), Reizzustand der Geschlechtsorgane, Empfindungslosigkeit, Mißempfindungen (Taubheitsgefühl, Kribbeln, Ameisenlaufen) in den Beinen und Armen, unruhiger, von Aufwachen unterbrochener Schlaf, daraus resultierende morgendliche Müdigkeit und morgendliche Kopfschmerzen, Krampfbereitschaft und gesteigerte Reflexbereitschaft. Die Symptome verschlimmern sich durch Essen und Reizmittel. Außerdem verstärken sie sich frühmorgens; sie bessern sich durch Ruhe.

Rebendolde

Vorkommen, Verwendung: Die Rebendolde (Oenanthe crocata L.) ist in Südfrankreich, Spanien, Algerien und Marokko zu finden. Verwendet wird der frische Wurzelstock, der zur Zeit der Blüte gesammelt wird, um das homöopathische Arzneimittel zu gewinnen. Er enthält ätherische Öle, Oenanthin und Oenanthotoxin.
Urtinktur: AG 1/3
Hinweis: *Das Mittel ist gesondert aufzubewahren.*
Wirkung: Das Mittel wirkt auf das Zentralnervensystem, besonders auf die Großhirnrinde.
Anwendungsgebiete: Anwendung findet die Rebendolde bei Fallsucht, Delirien, Schwindelanfällen, Zuständen nach Hirnhautentzündung und bei Schlaganfällen. Eingesetzt werden die Urtinktur, die Verdünnung D 1, D 2 und Ampullen der Verdünnung D 3.
Arzneimittelbild: Einer homöopathischen Arzneimittelprüfung wurde die Rebendolde bis heute nicht unterzogen, aber

Ergebnisse aus der Toxikologie liegen vor. Zum Vergiftungsbild zählen epilepsieähnliche Zustände, tonische und klonische Krämpfe, die mit Übelkeit, Brechwürgen, Brennen im Mund, in der Speiseröhre, im Magen und in den Därmen einhergehen und in ein Koma einmünden können. Die Pupillen sind weit, blutiger Schaum steht vor dem Mund; es kommt zu Zungenbissen, schwerer Bewußtseinstrübung, Gedächtnisausfall, Vorbotenerscheinungen und zu Delirien. Die Wirkung setzt sehr schnell ein. Die Krämpfe und der Kreislaufkollaps können sehr plötzlich auftreten.

Okoubaka

Vorkommen, Verwendung: Die Pflanze Namens Okoubaka (Okoubaka aubrevillei Pelleg. et Nomand) ist in Westafrika beheimatet. Das homöopathische Arzneimittel wird aus dem getrockneten Holz der getrockneten Rinde hergestellt.
Urtinktur: AG 1/10
Wirkung: Das Mittel wirkt auf den Magen-Darm-Trakt.
Anwendungsgebiete: Die Einheimischen in Westafrika wenden die pulverisierte Rinde teelöffelweise gegen jegliche Art von Vergiftungen an. In der Homöopathie wurden – je nach Lage des Falles – die Verdünnungen D 1 bis D 4 erprobt, da es sich um ein neues homöopathisches Mittel handelt, für das noch keine genauen Anwendungsvorschriften existieren.
28 kurzgefaßte Krankenberichte geben Aufschluß über die Anwendungsmöglichkeiten dieses Arzneimittels. Man kann die Anwendungsmöglichkeiten in drei große Gruppen gliedern:
⇨ Lebensmittelvergiftungen und Vergiftungen durch Insektizide,
⇨ Zustände nach verschiedenen Infektionskrankheiten (Toxoplasmose, Grippe, Kinderkrankheiten, Darminfekte, Tropen-

O

krankheiten), die Vergiftungserscheinungen ähneln und Zustände nach Nikotinmißbrauch sowie

⇨ zur Vorbeugung bei Tropenreisen und gegen die drohende Vernachlässigung einer Diät.

Bei allen mit Okoubaka Behandelten wurde eine wesentliche objektive und subjektive Besserung erzielt.

Arzneimittelbild: Ein eigenständiges, exakt definiertes Arzneimittelbild liegt für dieses homöopathische Arzneimittel zur Zeit noch nicht vor.

Oleander

Vorkommen, Verwendung: Der Oleander (Nerium oleander L.) ist in Griechenland, Kleinasien und Südosteuropa zu finden. Verwendet werden die frischen, vor der Blüte gesammelten Blätter. Der Oleander enthält die digitalisartig wirkenden Glykoside Oleandrin, Neriantin und Adynerin sowie Neriin, Rutin, Neritalosid und Strospesid.

Urtinktur: AG 1/3
Hinweis: *Das Mittel ist gesondert aufzubewahren.*
Wirkung: Der Oleander wirkt speziell auf das Zentralnervensystem, den Herzmuskel, die Herzkranzgefäße, die peripheren Nerven und den Magen-Darm-Kanal.
Anwendungsgebiete: Bei folgenden Erkrankungen wird das Mittel angewendet: Herzversagen, anfallartig auftretenden Herzschmerzen (Angina pectoris), mangelhafter Durchblutung der Herzkranzgefäße, krankhaften Wasseransammlungen im Gewebe, Bluthochdruck, Störungen der Erregungsleitung im Herzmuskel, Herzmuskelschädigungen, gehäuftem Auftreten von außerplanmäßig auftretenden Herzschlägen (Extrasystolie), unvollständigen Lähmungen der Glieder und bei Lebensmittelvergiftungen, die unter dem Bild

eines akuten Brechdurchfalls verlaufen. Hierbei werden die Urtinktur, die Verdünnungen D 1, D 2, D 3, D 4 und Ampullen – wenn auch seltener – ab der Verdünnung D 3 angewandt.

Arzneimittelbild: Die Symptome des Arzneimittelbildes sind Herzbeklemmung, Herzstiche, Herzklopfen, Schlaflosigkeit mit Unruhe, Gefäßwallungen, Störungen der Erregungsleitung im Herzen, außerplanmäßige Herzschläge, Absinken des Blutdrucks, schmerzhafter Stuhl- und Harndrang sowie hartnäckige Verstopfung im Wechsel mit Durchfällen.

Opium

Vorkommen, Verwendung: Opium wird durch Anritzen der unreifen Kapseln des Schlafmohns (Papaver somniferum) gewonnen. Der austretende milchig-weiße Saft wird luftgetrocknet und verwandelt sich in eine braune Masse, die 37 verschiedene Alkaloide enthält. Die wichtigsten davon sind Morphin, Codein, Papaverin, Thebain und Narkotin. Der Schlafmohn ist im östlichen Mittelmeergebiet beheimatet.
Urtinktur: AG 1/10 +
Hinweis: *Opium ist nur gegen Vorlage eines Betäubungsmittelrezepts zu erhalten.* Verdünnungen bis D 5 unterliegen dieser Verschreibungspflicht (Gesetz zur Neuordnung des Betäubungsmittelrechts vom 28. 7. 1981). Opium kann zu schwerer Sucht und einer gefährlichen Vergiftung führen. Dabei kann es neben Kopfschmerzen, Erbrechen, Schläfrigkeit, Harn- und Stuhlverhaltung zu flacher Atmung, zum Kreislaufkollaps und später zum Tod durch Atemlähmung kommen.
Wirkung: Opium wirkt auf das Zentralnervensystem, das vegetative Nervensystem, die Hirnhäute, die Gefäßnerven sowie die willkürliche und unwillkürliche Muskulatur.

Anwendungsgebiete: Anwendung findet Opium bei Reiz- und Stauungszuständen des Zentralnervensystems, Zuständen nach Sonnenstich, Gehirnerschütterung, Schlaganfall und Schädelverletzungen, Neigung der unwillkürlichen Muskulatur zu Krämpfen, Altersschwachsinn, Altersbeschwerden, chronischer Verstopfung, Darmlähmungen nach Operationen, Depressionen, Gefäßverkalkung und Störungen des vegetativen Nervensystems als Folge von Schreck und Aufregung. Behandelt wird mit den Verdünnungen D 4, D 6 und mit Ampullen mit den Verdünnungen D 4, D 6 und höher. Zur Behandlung von Schmerzen wird Opium in schulmedizinischen Dosen angewandt.

Arzneimittelbild: Nach Einnahme von Opium kommt es bei Gesunden zu folgenden Erscheinungen: anfänglich Euphorie, Lebhaftigkeit, Delirien, Schlaflosigkeit, starke Erregung und Speichelfluß, später Depressionen, Schläfrigkeit, Betäubung, Reflexlosigkeit, aufgehobene Schmerzempfindung, Blutüberfüllung im Kopf, Blausucht, ein heißes, rotes und schweißiges Gesicht, Zuckungen, Krämpfe und Zittern der Arm- und Beinmuskulatur, Mundtrokkenheit, herabhängender Unterkiefer und Verstopfung.

Paeonia officinalis
Pfingstrose

Vorkommen, Verwendung: Die Pfingstrose (Paeonia officinalis L.) ist in Südeuropa und Zentralasien beheimatet. Verwendung finden die frischen, im Frühjahr gesammelten Wurzeln der Pflanze. Sie beinhalten Peregrinin und ätherisches Öl.
Urtinktur: AG 1/3
Wirkung: Die Pfingstrose beeinflußt das Zentralnervensystem, die unteren Atemwege, den Enddarm und die Blase.
Anwendungsgebiete: Die Anwendungsgebiete der Pfingstrose sind Krampfneigung bei Kindern, Hämorrhoiden, Spalten im After und Entzündungen des Afters und der Blase. Eingesetzt werden die Verdünnungen D 2, D 3 und Ampullen mit der Verdünnung D 3. Äußerlich wird Pfingstrosensalbe angewendet.
Arzneimittelbild: Folgende Symptome sind typisch für das Arzneimittelbild der Pfingstrose: depressive Stimmung, Alpträume, Blutandrang zum Kopf, trockene Entzündung der unteren Atemwege, Stiche in der Brust, Übelkeit, Erbrechen, schmerzhafter Durchfall, Brennen, Schmerzen und Jucken am After Hämorrhoiden, Afterspalten und Blasenkrämpfe mit Harnzwang.

Pareira brava
Grieswurzel

Vorkommen, Verwendung: Die Grieswurzel (Chondodendron tomentosum Ruiz et Pav.) ist in Brasilien und Peru beheimatet. Die Homöopathie verwendete die getrocknete Wurzel. Sie enthält Tubocurarin, Curin, Chondocurin und andere Alkaloide sowie Gerbstoff und Bitterstoff.
Urtinktur: D 1 AG 1/10
Wirkung: Die Grieswurzel wirkt speziell auf die Blase, die Nieren und die ableitenden Harnwege.
Anwendungsgebiete: Anwendung findet das Mittel bei Blasenentzündungen, gleichzeitiger Entzündung von Blase und Nierenbecken (Cystopyelitis), Entzündungen der Harnröhre, Vergrößerung der Vorsteherdrüse und Neigung zur Bildung von Nieren- und Blasensteinen. Behandelt wird mit den Verdünnungen D 3, D 4 und mit Ampullen mit Verdünnungen ab D 4.
Arzneimittelbild: Charakteristisch für das Arzneimittelbild sind heftige Schmerzen in der Harnröhre und der Eichel beim Wasserlassen, ständiger Harndrang, Harnzwang sowie dunkler, blutiger, dicker, schleimiger und eitriger Urin.

Fleischfarbene Passionsblume

Vorkommen, Verwendung: Die Fleisch-farbene Passionsblume (Passiflora incarnata L.) findet man im südlichen Nord-amerika. Verwendet wird das frische Kraut. Es enthält Hormon-Alkaloide, den Alkohol Nonakosan, Sito- und Stigmaste-rin sowie mehrere Flavonglykoside.

Urtinktur: AG 1/3

Wirkung: Die Fleischfarbene Passions-blume wirkt nach klinischen Erfahrungen auf das Zentralnervensystem.

Anwendungsgebiete: Das Mittel dient zur Behandlung von Schlaflosigkeit, Folge-zuständen nach Morphinmißbrauch, Ner-venschwäche und Nervosität. Anwendung finden die Urtinktur, die Verdünnung D 2 und Ampullen mit Verdünnungen ab D 3. Die Fleischfarbene Passionsblume hat in der Urtinktur eine stark beruhigende und einschläfernde Wirkung. Sie wird erfolg-reich als pflanzliches Einschlafmittel (abends 5 bis 20 Tropfen der Urtinktur) eingesetzt. In kleineren, über den Tag ver-teilten Dosen wirkt sie beruhigend bei Nervosität.

Arzneimittelbild: Ein exakt definiertes Arzneimittelbild von der Passionsblume liegt zur Zeit noch nicht vor.

Schwarznessel

Vorkommen, Verwendung: Die Schwarznessel (Perilla ocymoides L.), ursprünglich in Indien beheimatet, wird mittlerweile in den USA kultiviert. Das homöopathische Arzneimittel wird aus dem frischen Kraut gewonnen, das ätheri-sches Öl und ein Aldehyd enthält.

Urtinktur: AG 1/3

Wirkung: Die indische Literatur schreibt der Schwarznessel einen beruhigenden und keimabtötenden Einfluß zu. Außer-dem vermag sie nach neueren Erkenntnis-sen auch den Harnsäurespiegel im Blut zu senken.

Anwendungsgebiete: Die Schwarznessel ist ein neues Mittel in der Homöopathie, in der indischen Volksmedizin (Ayurveda) wird sie jedoch schon seit langer Zeit als Heilpflanze (aus der Familie der Lippen-blüten) geschätzt. Sie wird – wie die mei-sten indischen Heilpflanzen – vorwiegend in Kombination mit mehreren anderen Heilpflanzen verwendet. Erste orientie-rende Untersuchungen in der Homöopa-thie lassen erkennen, daß der Schwarznes-sel vor allem bei erhöhten Harnsäurewer-ten im Blut eine besondere therapeutische Bedeutung zukommt. Dementsprechend wird die Schwarznessel bei Veranlagung zu Gicht, erhöhten Harnsäurewerten im Blut und manifester Gicht eingesetzt. Bis jetzt beschränkt man sich bei der Behand-lung auf die Verdünnungen D 2 und D 3, die in jedem Fall über längere Zeit (vier bis sechs oder sogar acht Wochen lang) einge-nommen werden sollten. Ampullen, wel-che die Verdünnung D 3 enthalten, stehen auch schon zur Verfügung.

Arzneimittelbild: Da die Arzneimittel-prüfung in der Homöopathie noch nicht abgeschlossen ist, kann auch das Arznei-mittelbild nicht beschrieben werden.

Petroleum

Vorkommen, Verwendung: Petroleum, auch Steinöl genannt, ist ein Gemenge von Kohlenwasserstoffen der Methanreihe, aromatischen Kohlenwasserstoffen, klei-nen Mengen Erdharz und anderen Sub-stanzen. Benzin, Petroläther, Paraffin und Vaselin werden bei dem arzneilich verwen-deten Petroleum entfernt.

Urtinktur: D 2 AG 1/100

Wirkung: Die Wirkung von Petroleum erstreckt sich auf das Zentralnervensystem, das vegetative Nervensystem, die Haut, die Schleimhäute, den Magen-Darm-Kanal, die Atemwege und die Harnorgane.

Anwendungsgebiete: Die Anwendungsgebiete für Petroleum sind Entzündungen der Haut, Hautschrunden, Hautspalten, Augen- und Lidrandentzündungen, chronischer Schnupfen mit Schwund der Nasenschleimhaut (Rhinitis atrophicans), Brechdurchfall, übermäßiges Erbrechen, Übelkeit, Reisekrankheit (hier soll es eines der besten Mittel in der Verdünnung D 3 sein) und Reizungen des Zentralnervensystems. Die Behandlung wird mit den Verdünnungen D 3, D 4, D 6 und Ampullen mit Verdünnungen ab D 6 durchgeführt.

Arzneimittelbild: Zum Arzneimittelbild des Petroleums gehören folgende Symptome: Blutandrang zum Kopf, Schwindel, Gedächtnisschwäche, Wahnvorstellungen, Übelkeit beim Autofahren oder bei Schiffsreisen, Übelkeit und Erbrechen während der Schwangerschaft, schlechter Mundgeschmack, übler Mundgeruch, belegte Zunge, Verdauungsstörungen, Neigung zu Durchfällen mit Abgang von Schleim und Blut, Erkrankung an Morbus Crohn, Heißhunger nach dem Stuhlgang und in der Nacht, Kratzen und Trockenheit der Nasen-, Rachen- und Kehlkopfschleimhaut, Anschwellung der Nase, Stinknase (Ozaena), wunde und eitrige Nase, chronische Augenlidrandentzündung, Weitsichtigkeit, Doppeltsehen, schwarze Punkte vor den Augen, trockene und rissige Haut, Schrunden oder kleine Risse an den Mundwinkeln, den Ohrmuschelansätzen, den Nasenflügelansätzen, den Brustwarzen und am After, rheumatisch bedingte Schwerhörigkeit und chronische Entzündung der Gehörgänge, Ekzem im inneren und äußeren Ohr, Singen, Klingen, Brausen und Knacken in den Ohren und trockene, schmerzhafte Hautentzündungen auf dem behaarten Kopf, an den Ohrmuscheln, am After und am Hodensack, seltener auch am übrigen Körper.

Petroselinum
Krause Blattpetersilie

Vorkommen, Verwendung: Die Krause Blattpetersilie (Petroselinum crispum [Mill.] ex A. W. Hill) findet man fast überall in Europa. Zur Herstellung des homöopathischen Mittels wird die ganze Pflanze in noch frischem Zustand verwendet. Sie muß allerdings vor Beginn der Blüte gesammelt werden. Die Krause Blattpetersilie enthält ätherisches Öl, Apiin, Oxyapiinmethyläther, Vitamin C und Bergapten.

Urtinktur: AG 1/3

Wirkung: Die spezielle Wirkung des Mittels betrifft die Harnorgane und die Leber.

Anwendungsgebiete: Anwendung findet die Blattpetersilie bei Leberleiden, Entzündung der Harnröhre, Reizblase und plötzlich einsetzender Harnflut (Urina spastica). Die Behandlung erfolgt mit den Verdünnungen D 2, D 3, D 4 und mit Ampullen ab der Verdünnung D 4.

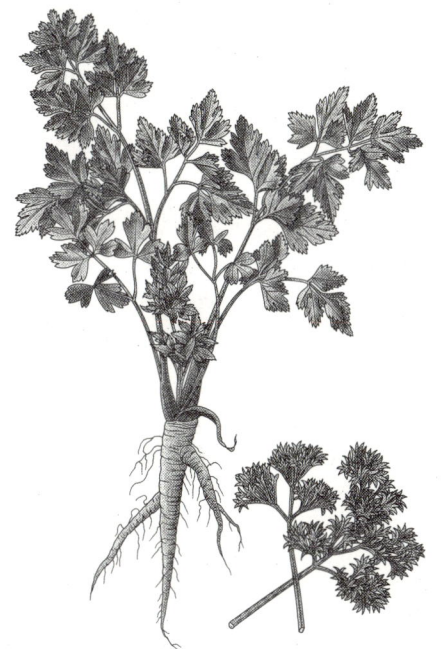

Krause Blattpetersilie

Arzneimittelbild: Typische Symptome für das Arzneimittelbild sind häufiger Harndrang, der heftig und plötzlich auftritt, wobei der Harn scharf und brennend ist, Reizzustände der Harnröhre und des Blasenhalses und eine unspezifische Entzündung der Harnröhre.

Phellandrium

Wasserfenchel

Vorkommen, Verwendung: Der Wasserfenchel (Oenanthe aquatica [L.] Poi.) ist über Europa, Sibirien und Westasien verbreitet. Verwendet werden die reifen, getrockneten Früchte. Sie enthalten ätherisches Öl mit Phellandren, Phellandral, Alkohol und Androl.

Urtinktur: D 1 AG 1/10

Wirkung: Besonderen Einfluß hat der Wasserfenchel auf die Atemwege, die Lungen und die Brustdrüsen.

Anwendungsgebiete: Die Anwendungsgebiete des Mittels sind Magenschleimhautentzündungen, Verdauungsstörungen, chronische, übelriechende Entzündungen der unteren Atemwege und Tuberkulose (Zusatzmittel). Eingesetzt werden die Verdünnungen D 2, D 3 und Ampullen mit Verdünnungen ab D 4.

Arzneimittelbild: Das Mittel ist nur unvollkommen geprüft und wird relativ wenig verwendet. Das Arzneimittelbild umfaßt folgende Symptome: schwerer Kopf, Schwindelgefühle, Reizung der Nasenschleimhaut und der Augenbindehaut, Schnupfen, rauhe, heisere Stimme, Speichelfluß, Bläschen auf der Zunge, Abneigung gegen Speisen, schlechter Mundgeschmack, Übelkeit und Erbrechen, Magenbeschwerden mit Blähungen und Durchfällen, Husten mit Atemnot, Räusperzwang, Verschleimung der Atemwege, starker morgendlicher Schleimauswurf, Schmerzen und Stiche in den Brüsten, Nachtschweiße und Schwäche.

Phosphorus

Phosphor

Vorkommen, Verwendung: In der Natur wird Phosphor als Mineral (Apatit, Phosphorit, Guano) gefunden. Auch in den meisten Lebewesen ist er vorhanden. Phosphor kann als gelber, weißer oder farbloser Phosphor auftreten. In der Homöopathie wird gelber Phosphor verwendet.

Urtinktur: D 3 AG 1/1000 +

Hinweis: *Gelber Phosphor ist verschreibungspflichtig bis einschließlich der Verdünnung D 3.* Übermäßige Einnahme von Phosphor führt zu Übelkeit, Erbrechen, Durchfall, Schäden an der Leber und am Zentralnervensystem, körperlichem Verfall, Koma und unter Umständen zum Tod.

Wirkung: Phosphor wirkt auf das Zentralnervensystem, die Knochen, die Gefäßnerven, die Haargefäße und die Schleimhäute.

Anwendungsgebiete: Die Anwendungsgebiete des gelben Phosphors sind allgemeine Nervenschwäche, Erschöpfungszustände nach Infektionskrankheiten, Neigung zur Hauttuberkulose, fieberhafte Lungen- und Atemwegserkrankungen, Lungentuberkulose, Entzündungen der unteren Atemwege, Asthma bronchiale, Rachitis, Knochenerweichung, Entkalkung des Knochengewebes und Schwund der Weichteile an Gliedern nach Verletzungen (Sudeck-Dystrophie), Knochenentzündungen, Blutungsneigung, Entzündungen des Herzmuskels, Herzangst, Schilddrüsenüberfunktion, Zahnkaries, Magenschleimhautentzündungen, Magengeschwüre, Leberentzündungen, Darmtuberkulose, Nervenschmerzen, Nervenentzündungen, entzündliche und degenerative Sehnenveränderungen sowie Nierenentzündungen. Die Behandlung erfolgt mit den Verdünnungen D 4, D 5, D 6, D 12 und mit Ampullen mit den Verdünnungen D 6, D 8, D 10, D 12 und noch höher.

Arzneimittelbild: Das Arzneimittelbild des gelben Phosphors zeigt ausgeprägte Symptome, denn Phosphor ist ein tief in die Abläufe des Organismus eingreifendes Mittel. Bei schmalleibigen, schmächtigen Personen ruft Phosphor besonders starke Symptome hervor. Dazu zählen große, nervöse Unruhe, Schreckhaftigkeit, Übererregbarkeit, Furcht, Angst vor der Zukunft, Traurigkeit, Krankheitswahn, Delirien, Depressionen, Teilnahmelosigkeit, Beußtseinsstörungen, Kopfschmerzen beim Nachdenken, Sehstörungen, Lichtscheu, leicht tränende Augen, Netzhautblutungen, leicht blutendes Zahnfleisch, Absterben des Unterkiefers, langwierige Heiserkeit mit Stimmlosigkeit, Geschwüre und Verstopfung in der Nase, trockener Husten, der sich beim Sprechen verschlimmert, Reiz und Kitzel in der Luftröhre, was beim Verlassen des warmen Zimmers und in kalter Luft schlimmer wird, Beklemmungsgefühl auf der Brust, Herzklopfen mit Angst, Blutandrang zum Kopf mit pulsierenden Gefäßen, weißschleimige Zunge, Heißhunger, Appetit auf Kaltes, das aber erbrochen wird, Verdauungs- und Magenschwäche, Magenbrennen, Magenblutungen nach dem Trinken von kaltem Wasser, Magenschmerzen, zittrige Schwäche, Leberschwellung, Gelbsucht, Milzschwellung, Blähungen, teilweise mit Verstopfung, teilweise mit Durchfällen in Form sogenannter Bleistiftstühle, Entkräftung nach den Durchfällen, Nierenentzündung mit blutigem Urin, Schleimhaut- und Unterhautblutungen, schwächendes, schleichendes Fieber mit Durstlosigkeit, das meist in gewissen Abständen auftritt, starke, brennende Schmerzen auf dem Rücken zwischen den Schulterblättern, Neigung zu Blutungen, Furcht vor dem Alleinsein, Teilnahmelosigkeit, langsames Sprechen, Schwindelzustände, Blutungen beim Schneuzen, Erbrechen verschluckter Speisen, intensives, den Rücken aufsteigendes Hitzegefühl und Brennen der Hände. Typisch ist, daß alle Beschwerden mit dem Gefühl von Brennen einhergehen. Sie verschlimmern sich abends und nachts und bessern sich in Ruhe und im Schlaf. Kälte und frische Luft hingegen können die Beschwerden nicht bessern.

Phytolacca

Kermesbeere

Vorkommen, Verwendung: Die Kermesbeere (Phytolacca americana L.) ist in Nordamerika beheimatet, mittlerweile auch in Südeuropa und Nordafrika eingebürgert. In Deutschland wird sie angebaut. Die frische Wurzel, die im Herbst gesammelt wird, dient zur Herstellung des homöopathischen Arzneimittels. Sie enthält das Alkaloid Phytolaccin, ein Saponin, Phytolaccasäure, Ameisensäure, fettes Öl und Gerbstoff.

Urtinktur: AG 1/3

Hinweis: *Dieses Mittel ist gesondert aufzubewahren.*

Wirkung: Die Kermesbeere wirkt besonders auf die Mandeln, das faserige Bindegewebe, die Muskeln, die Gelenke und die Nieren.

Anwendungsgebiete: Es handelt sich um ein wichtiges Mittel bei Halsentzündungen und rheumatischen Beschwerden, Muskel- und Gelenkrheumatismus, hervorgerufen durch lokal begrenzte Infektionsherde, grippalen Infekten, mäßig akuten und chronischen Mandelentzündungen und durch Infektionsherde hervorgerufenen Nierenreizungen. Aus Erfahrung kann man die Kermesbeere auch bei Milchstauung anwenden. Die Behandlung erfolgt mit den Verdünnungen D 2, D 3 und Ampullen mit den Verdünnungen D 3, D 6.

Arzneimittelbild: Die Symptome des Arzneimittelbildes der Kermesbeere sind Zerschlagenheitsgefühl in allen Gliedern, Abmagerung, Abgeschlagenheit, Teilnahmelosigkeit, Blutandrang zum Kopf, Stirnkopfschmerz, Schnupfen, Augenbindehautentzündung, Hals- und Ohrenschmerzen wie bei Grippe, Lippenschrunden und -risse sowie Schmerzen in der Nierengegend und Schweißausbrüche.

Picrorhiza
Picrorhiza

Vorkommen, Verwendung: Die Picrorhiza (Picrorhiza kurroa Royle ex Benth.) ist im westlichen Himalayagebirge zu finden. Verwendet wird der getrocknete Wurzelstock, um das homöopathische Arzneimittel zu gewinnen.
Urtinktur: AG 1/10
Wirkung: Das Mittel wirkt hauptsächlich auf die Leber.
Anwendungsgebiete: Dieses Arzneimittel dient zur Behandlung von chronischen Leberleiden und Leberschäden, die durch Stoffwechselstörungen oder Gifte bedingt sind. Angewendet werden die Verdünnung D 3 (3 bis 5mal täglich 10 Tropfen) und Ampullen mit Verdünnungen ab D 3. Die Auswahl der Anwendungsgebiete und die Festlegung der anzuwendenden Verdünnung beruhen vorerst ausschließlich auf Erfahrungen, die im Umgang mit diesem Arzneimittel gewonnen wurden. Eine Reihe von Patienten berichtete, daß es zu einer wesentlichen Besserung, beziehungsweise Beseitigung ihrer Beschwerden, zum Beispiel Müdigkeit, Oberbauchschmerzen, Völlegefühl, Appetitlosigkeit, Verstopfung, Fett- und Alkoholunverträglichkeit, Juckreiz und entzündlichem Hautausschlag kam, nachdem sie dieses homöopathische Arzneimittel eingenommen hatten.
Arzneimittelbild: Da es sich um ein neues homöopathisches Mittel handelt, das noch keiner Arzneimittelprüfung nach homöopathischen Gesichtspunkten unterzogen wurde, kann auch das Arzneimittelbild nicht beschrieben werden.

Plantago major
Breitblättriger Wegerich

Vorkommen, Verwendung: Der Breitblättrige Wegerich (Plantago major L.) ist in Europa, Asien und Nordamerika zu finden. Verwendet wird das frische Kraut, das die Iridoide Aucubin und Catapol sowie Loliolid, Tyrosol und zahlreiche Phenolsäuren enthält.
Urtinktur: AG 1/2
Wirkung: Besondere Wirksamkeit entfaltet der Breitblättrige Wegerich auf einige Nerven im Gesichtsbereich (Nervus Trigeminus, Nervus alveolaris superior und Nervus alveolaris inferior) und die Blase.
Anwendungsgebiete: Bei Zahnschmerzen, Nervenschmerzen im Gesichtsbereich und nächtlichem Bettnässen ist dieses Mittel angezeigt. Verwendet werden die Urtinktur, die Verdünnung D 2 und Ampullen der Verdünnung D 3.
Arzneimittelbild: Zum Arzneimittelbild des Breitblättrigen Wegerichs gehören folgende Symptome: heftige Zahnschmerzen mit Speichelfluß, Ohrenschmerzen, anfall-

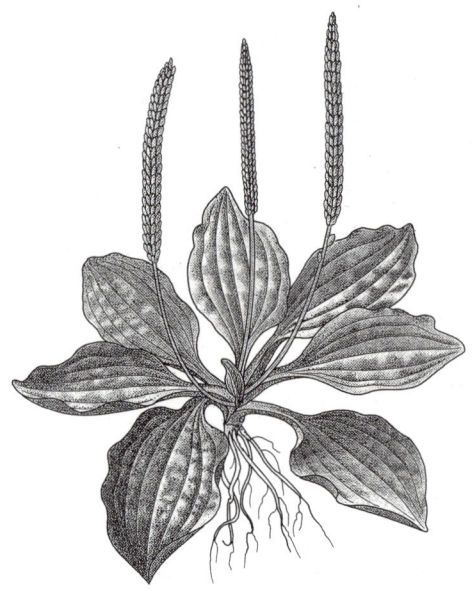

Breitblättriger Wegerich

weise auftretende, heftige Nervenschmerzen im Gesichtsbereich, heftige Kopfschmerzen, Drang zum häufigen Blasenentleeren, plötzlich einsetzende Harnflut (Urina spastica), Schwäche der Blasenschließmuskulatur und nächtliches Einnässen. Der Breitblättrige Wegerich wird auch äußerlich angewendet. Man mischt die Urtinktur mit Glycerin und träufelt sich diese Mischung bei Mittelohrentzündungen in den Gehörgang oder nutzt sie zum Aufpinseln bei Zahnschmerzen. Außerdem soll der Breitblättrige Wegerich Widerwillen gegen Tabak hervorrufen (Urtinktur oder Verdünnung D 1). Ferner soll er auch gegen die beim Entwöhnen von Tabak auftretenden Schlafstörungen wirksam sein.

Platinum
Platin

Vorkommen, Verwendung: Platin ist ein silbergrau glänzendes, sehr schweres Metall, das in der Natur fast nur gediegen vorkommt.

Urtinktur: AG 1/10

Wirkung: Platin wirkt auf das Zentralnervensystem, die weiblichen Geschlechtsorgane, die peripheren Nerven und den Magen-Darm-Kanal.

Anwendungsgebiete: Die Indikationen für Platin sind reizbare Schwäche, Fremdkörpergefühl im Hals (Globus hystericus), hysterieähnliche Zustände, Depressionen und Manien im Wochenbett, Krampfbereitschaft bei Kindern und Frauen, Verstopfung, Blutungen aus gutartigen Geschwülsten der Gebärmutter, verlängerte Regelblutungen, schmerzhafte Regelblutungen, Weißfluß, Scheidenkrampf (Vaginismus), Gebärmutterentzündungen, Juckreiz am Scheideneingang, anfallartig auftretende, heftige Nervenschmerzen, Nervenentzündungen sowie Ischias. Anwendung finden Tabletten mit den Ver-

dünnungen D 4, D 6 und Ampullen mit Verdünnungen ab D 8 und höher.

Arzneimittelbild: Das Arzneimittelbild von Platin zeigt folgende Leitsymptome: hochfahrendes, hochmütiges, überhebliches, stolzes, herablassendes Auftreten, das mit Angstzuständen wechselt, Herzangst, Furcht vor dem Tod mit Niedergeschlagenheit, die plötzlich in Ausgelassenheit umschlägt, verärgerte, zornige, reizbare Stimmung, Neigung zur Traurigkeit und zum Weinen (besonders am Abend), Verdrossenheit, depressive Verstimmung vor der Monatsblutung, Schmerzen in der Schläfe oder in der Stirn, allgemeine Kopfschmerzen, die langsam zu- und wieder abnehmen und mit einem Kältegefühl und Mißempfindungen wie Kribbeln, Taubsein oder Ameisenlaufen verbunden sind, schmerzhafte Empfindlichkeit der weiblichen Geschlechtsteile mit Jucken und Kitzeln, Weißfluß, zu früh einsetzende, zu starke und zu lang anhaltende Regelblutung, Stuhlverstopfung mit vergeblichem Stuhldrang und mühsamem Stuhlabgang, Schwächegefühl im Leib nach dem Stuhlabgang, Koliken im Bauch, gutartige Gebärmuttergeschwülste mit starker Blutungsneigung, rheumatische Beschwerden und heftige, anfallartige Nervenschmerzen in den Gliedern mit Taubheitsgefühl. Typisch für die Beschwerden ist, daß sie langsam zunehmen und langsam wieder abnehmen. Die Gemütssymptome und die Kopfschmerzen bessern sich im Freien. Alle Schmerzen haben krampfartigen, zusammenschnürenden Charakter.

Blei(II)-acetat

Vorkommen, Verwendung: Blei(II)-acetat ist ein weißes, in Wasser lösliches Pulver, das wegen seines metallisch-süßlichen Geschmacks auch als Bleizucker bezeichnet wird. Zur Herstellung des homöopathischen Arzneimittels löst man Blei(II)-oxid in Essigsäure.

Urtinktur: D 2 AG 1/100 +

Hinweis: *Blei(II)-acetat ist verschreibungspflichtig bis einschließlich der Verdünnung D 3.* Bei niedrigeren Verdünnungen besteht die Gefahr einer Schädigung des Nervensystems, der Blutbildung, des Magen-Darm-Traktes, der Nieren und der Blutgefäße.

Wirkung: Blei(II)-acetat wirkt besonders auf das Zentralnervensystem, die peripheren Nerven (besonders die Gefäßnerven), die Gefäßinnenwände, die unwillkürliche Muskulatur, die Nieren, die Ohrspeicheldrüsen und den Magen-Darm-Kanal.

Anwendungsgebiete: Anwendungsgebiete für Blei(II)-acetat sind Arterienverkalkung mit blassem Bluthochdruck, unvollständige Lähmungen (Paresen), anfallartig, heftig auftretende Nervenschmerzen, Ischias, Nervenentzündungen, fortschreitender Muskelschwund, Mumps, Verstopfung, Nabelkoliken, fortschreitender Verschluß der kleinen Nierenarterien (Nephrosklerose), Nierenentzündungen, Gefäßkrämpfe, Entzündungen der innersten Arterienwände und in Abständen auftretendes Hinken. Verwendet werden Tabletten der Verdünnungen D 4, D 6 und Ampullen mit den Verdünnungen D 4, D 6, D 10 und höher. Bei einer chronischen Bleivergiftung kann eine Entgiftung mit hohen Verdünnungen nach dem isopathischen Prinzip versucht werden.

Arzneimittelbild: Das Arzneimittelbild von Blei(II)-acetat zeigt folgende Symptome: Überempfindlichkeit der Haut, gesteigerte Erregbarkeit des Gefühls und der Sinnesnerven, besonders gesteigerte Empfindlichkeit für Berührungsreize, Mißempfindungen wie Kribbeln, Taubsein und Ameisenlaufen, Berührungsunempfindlichkeit, anfallartig auftretende Nervenschmerzen, Nervenentzündungen, blitzartig auftretende, stechende Schmerzen, Krampfkoliken, unvollständige Lähmungen der Streckmuskulatur der Hände, Verminderung der Muskelmasse, schmutziggelbfahle Haut, Nachlassen aller Kräfte, Abmagerung, Auszehrung, Erbrechen, Speichelfluß, entzündetes und geschwollenes Zahnfleisch, Leberschädigung, Koliken im Leib mit Kahnbauch, ständiger Harndrang und Harnzwang, schmerzhaftes Wasserlassen, manchmal auch fehlende Harnproduktion, Bluthochdruck, Schwellung der Hoden, Entzündung der Ohrspeicheldrüse, Neigung zu Fehl- und Frühgeburten, Schädigung der Frucht, allgemeine, verhärtende Schädigungen der Innenwände kleiner Arterien, grüblerische und melancholische Stimmung, Gedächtnisschwäche, Verwirrtheit, Gliederzittern, geistiger Zerfall und epilepsieähnliche Zustände. Die Überempfindlichkeit der Haut bessert sich durch festen Druck und die Koliken durch Zusammenkrümmen. In Kälte und nachts werden die Beschwerden schlimmer.

Blei

Reines Blei wird in der Homöopathie wie Blei(II)-acetat verwendet, das die gleichen Wirkungen und Anwendungsgebiete hat. Anwendung finden Tabletten der Verdünnungen D 4, D 6 und höher sowie Ampullen mit den Verdünnungen D 8, D 10, D 12 und höher.

Podophyllum
Schildförmiges Fußblatt

Vorkommen, Verwendung: Das Schild-förmige Fußblatt (Podophyllum peltatum L.), auch Maiapfel oder Entenfuß genannt, ist in Nordamerika beheimatet. Die Homöopathie verwendet den im Spät-herbst nach der Reifung der Früchte gesammelten Wurzelstock samt Wurzeln. Wirksam ist das Harz »Podophyllin« mit den Substanzen Pikropodophyllin, Podo-phyllotoxin und α- und β–Peltatin.
Urtinktur: AG 1/3 +
Hinweis: *Dieses Mittel ist bis einschließlich der Verdünnung D 3 verschreibungspflichtig.*
Wirkung: Das Schildförmige Fußblatt wirkt auf den gesamten Verdauungskanal und dessen Drüsen, einschließlich der Gal-lenblase.
Anwendungsgebiete: Das Schildförmige Fußblatt dient zur Behandlung von Leber-leiden, Gelbsucht, Erkrankungen der Gal-lenwege, Leberentzündungen, akuten Ent-zündungen des Magens, des Dünndarms und des Mastdarms, chronischen Verstop-fungen, Blähungen, Bauchspeicheldrüsen- und Milzerkrankungen sowie zur Behand-lung von Hämorrhoiden. Verwendet wer-den die Verdünnungen D 2, D 3, D 4, D 6 und Ampullen mit der Verdünnung D 6.
Arzneimittelbild: Typisch für das Arznei-mittelbild sind nachstehende Symptome: starke, gußartige Durchfälle (sogenannte Hydrantenstühle), meistens im Wechsel mit Verstopfungen, Blähungen, vom Leib ausgehendes Leere- und Elendsgefühl, belegte Zunge, starker Durst, übler Mund-geschmack, saures Aufstoßen, massenhaft galliges Erbrechen, chronische, gallige und stinkende Durchfälle mit Brennen im Mastdarm nach der Stuhlentleerung, Magenschwäche, heftige Magenkoliken, Druckempfindlichkeit des Magens, durch den Magen ausgelöste Herzbeschwerden, geschwollene Hämorrhoiden und Neigung zum Mastdarmvorfall.

Populus tremuloides
Amerikanische Zitterpappel

P

Vorkommen, Verwendung: Die Ameri-kanische Zitterpappel (Populus tremuloi-des Michx.) wird bei uns angebaut. Ihre Heimat ist Nordamerika. Von ihr wird die frische, innere Rinde der jungen Zweige und der Blätter zu gleichen Teilen verwen-det. Ihre Wirkstoffe sind Salicin, Populin, Tremuloidin und noch einige andere Phenolglykoside.
Urtinktur: AG 1/3
Wirkung: Dieses Mittel wirkt besonders auf die Blase und die ableitenden Harn-wege.
Anwendungsgebiete: Anwendung findet die Amerikanische Zitterpappel bei akuten und chronischen Blasenentzündungen, Folgen einer Vergrößerung der Vorsteher-drüse, Harnröhrenentzündungen und Harnwegsbeschwerden in der Schwanger-schaft. Verwendet werden die Verdünnun-gen D 1, D 2 und Ampullen (allerdings sel-tener) ab der Verdünnung D 3.
Arzneimittelbild: Das Arzneimittelbild der Zitterpappel liegt noch nicht vollstän-dig vor, zwei typische Symptome sind aber Brennen beim Wasserlassen und Zurück-halten des Harns.

Potentilla anserina
Gänsefingerkraut

Vorkommen, Verwendung: Das Gänse-fingerkraut (Potentilla anserina L.) ist in den gemäßigten Zonen der nördlichen Halbkugel beheimatet. Die Homöopathie verwendet das frische, blühende Kraut, das Flavone (Quercitrin, Queretin), Ellagen-Gerbstoff, Glykokollbetain und Cholin enthält.
Urtinktur: AG 1/3
Wirkung: Es wirkt hauptsächlich auf die willkürliche Muskulatur und die Schleim-häute.

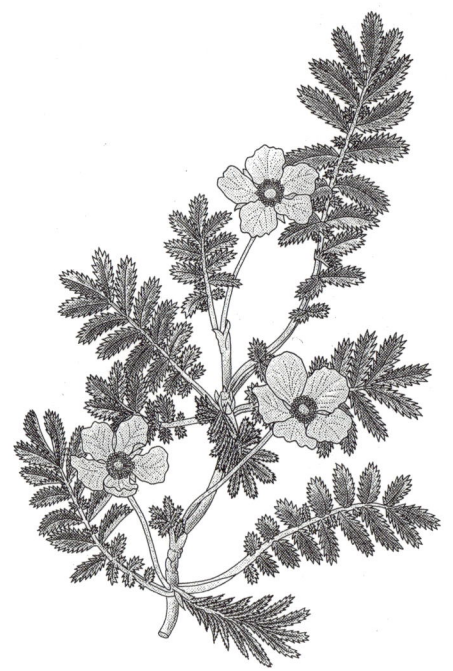

Gänsefingerkraut

Anwendungsgebiete: Anwendung findet das Gänsefingerkraut bei schmerzhafter Regelblutung, Stauung des Wochenflusses in der Gebärmutter, Entzündungen des Dünn- und Dickdarms, Entzündungen der Magenschleimhaut, Magen-Darm-Krämpfen, schmerzhafter Dickdarmerkrankung mit blutig-schleimigen Darmentleerungen (Colica mucosa) und bei Muskelkrämpfen. Hierbei werden die Urtinktur, die Verdünnungen D 1, D 2 und Ampullen (wenn auch seltener) mit Verdünnungen ab D 3 angewendet.

Arzneimittelbild: Eine Arzneimittelprüfung des Gänsefingerkrauts liegt bis jetzt nicht vor.

Prunus spinosa
Schlehdorn

Vorkommen, Verwendung: Der Schlehdorn (Prunus spinosa L.) ist über ganz Europa und Asien verbreitet. Verwendet werden frische, im Aufblühen begriffene Blüten (»Flores Acaciae«), die Benzaldehyd, Spuren von Blausäure, Flavone und Lactone enthalten, um das homöopathische Arzneimittel zu gewinnen.

Urtinktur: AG 1/3

Wirkung: Der Schlehdorn wirkt auf das Herz und den Kreislauf, den Magen-Darm-Kanal, die Nieren, die Gebärmutter und die Augen. Seine Wirkung ist ähnlich wie die Wirkung des Weißdorns. Für akute Herzerkrankungen ist der Schlehdorn nicht geeignet.

Anwendungsgebiete: Angewandt wird das Mittel bei Herzschwäche leichteren Grades, Neigung zu Wasseransammlungen im Gewebe und anfallweise auftretenden Schmerzen im Augapfel, in der Augenhöhle und in den Schläfen (Ciliarneuralgie). Verwendet werden die Urtinktur und die Verdünnung D 2. Ampullen werden

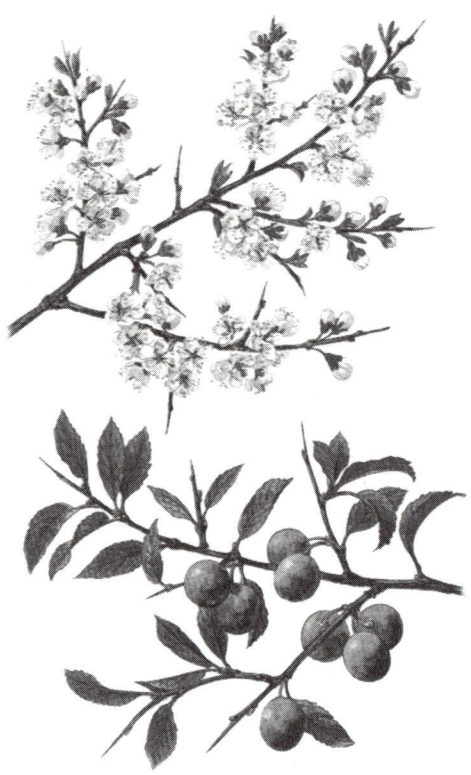

Schlehdorn

normalerweise nicht eingesetzt, sind aber lieferbar ab der Verdünnung D 3.

Arzneimittelbild: Charakteristisch für das Arzneimittelbild des Schlehdorns sind folgende Symptome: allgemeines Zittern, Unruhe, Kopfschmerzen, stechende Schmerzen im rechten Augapfel, Blähungskoliken, Pfortaderstauung, Wassersucht infolge einer Herzerkrankung und Blutstauungen in der Gebärmutter.

Pulsatilla
Wiesenküchenschelle

Vorkommen, Verwendung: Die Wiesenküchenschelle (Pulsatilla pratensis [L.] Mill.) ist in Europa beheimatet. Verwendet wird die frische, zur Zeit der Blüte gesammelte Pflanze. Sie enthält Anemonencampher, Isoanemonsäure, Anemonsäure und Saponine.

Urtinktur: AG 1/3 +

Hinweis: *Das Mittel ist verschreibungspflichtig bis einschließlich der Verdünnung D 3.* Bei Anwendung unter der Verdünnung D 4 sollten Sie vorher einen Arzt um Rat fragen.

Wirkung: Die Wiesenküchenschelle wirkt besonders auf das Zentralnervensystem, die Hirnanhangdrüse, die Gebärmutter, die Eileiter und die Eierstöcke, den Magen-Darm-Kanal, die Leber und die Gallenblase, die Schleimhäute, die Pfortader und das periphere Venensystem sowie die Muskeln und die Gelenke.

Anwendungsgebiete: Anwendung findet die Wiesenküchenschelle bei Ausbleiben der monatlichen Regelblutung, zu schwacher Regelblutung, schmerzhafter Regelblutung, Stehenbleiben auf einer kindlicher Entwicklungsstufe (Infantilismus), Unfruchtbarkeit, Beschwerden in den Wechseljahren, Weißfluß, Wehenschwäche, Magenschleimhautentzündungen, Leberleiden, Gallenleiden, akutem Brechdurchfall, Venenstauungen, Krampfader-

beschwerden, Entzündungen der Augenbindehaut und des Augenlidrandes, Gerstenkörnern, chronischen Mittelohrentzündungen, akutem und chronischem Schnupfen sowie Muskel- und Gelenkrheumatismus. Angewendet werden die Urtinktur, die Verdünnungen D 1, D 2, D 3, D 4, D 6, D 12, D 30 und Ampullen mit den Verdünnungen D 4, D 6, D 10 und höher.

Arzneimittelbild: Das Arzneimittelbild der Wiesenküchenschelle ist bei sanften, verzagten, nachgiebigen, gutmütigen, überempfindlichen, zu Depressionen und Weinerlichkeit neigenden Frauen, die manchmal auch von Krankheitswahn befallen werden, und blonden, hellhäutigen und blauäugigen Menschen besonders ausgeprägt. Auch bei Frauen, die viel frieren und bei denen die Regel zu früh oder zu spät kommt, zu schwach ist oder gar aussetzt, ist das Arzneimittelbild sehr ausgeprägt. Folgende Symptome sind zu beobachten: Weißfluß und andere entzündliche Schleimhautabsonderungen, Schmerzen und Krämpfe im Unterleib vor oder während der Regel, Empfindlichkeit gegen Fett und fettes Fleisch, Magendrücken, Magenverstimmung, Neigung zu Magenschleimhautentzündungen, Blähungen, Völlegefühl im Oberbauch, Druck im Oberbauch, Brechneigung längere Zeit nach dem Essen, trockene und belegte Zunge, pappiger Mundgeschmack, Durstlosigkeit, Verstopfung, allgemeine Venenstauung der Beckenorgane und der Beine, Krampfadern, Anschwellen der Unterschenkel und Füße, Neigung zu kalten Füßen, Erkrankungen nach nassen Füßen, Frösteln und Hitzewallungen wechseln ab, Blasenentzündung und reißender, spannender, stechender Gelenkrheumatismus, der oft den Ort wechselt. Alle Beschwerden werden bei Bewegung und im Freien besser, dagegen in Ruhe und in Wärme schlimmer.

Fiebererzeugender Eiweißextrakt

Vorkommen, Verwendung: Dieser Extrakt wird aus Ochsenfleisch gewonnen, das nicht mehr frisch ist. Es enthält Kadaverin, Putrescin und andere Hexonbasen.
Urtinktur: D 5 AG 1/100 000
Wirkung: Der Eiweißextrakt wirkt auf das Blut und bei Eiterungen. Erfahrungsmedizinisch hat er sich bei septischen Zuständen mit Schüttelfrost, Ruhelosigkeit und üblem Geruch von Absonderungen bewährt. Frieren bei ansteigendem Fieber ist ein wichtiges Symptom. In dieser Phase wirkt es am besten. Pyrogenium hat ähnliche Wirkung und Indikationen wie Lachesis; letzteres kommt aber im Gegensatz zu Pyrogenium mehr bei fieberlosen Prozessen in Frage.
Anwendungsgebiete: Der Eiweißextrakt wird eingesetzt zur Behandlung von fieberhaften Erkrankungen, die durch das Eindringen von Erregern in die Blutbahn zustande kommen, bei schwerer Grippe und Lungenentzündungen, brandigen Geschwüren am Unterschenkel, Typhus und Paratyphus, Brechdurchfall mit Kollapsneigung und Kindbettfieber. Der Eiweißextrakt wirkt ähnlich wie das Gift der Buschmeisterschlange. Eingesetzt werden die Verdünnungen D 6, D 15 und Ampullen mit den Verdünnungen D 8, D 10, D 15 und höher.
Arzneimittelbild: Ein Arzneimittelbild dieses Mittels existiert noch nicht. Die Anwendung beruht auf reiner Erfahrung.

Bitterholz

Vorkommen, Verwendung: Pflanzen dieser Art (Quassia amara L., Picrasma exelsa [Swartz.] Planchon) werden vor allem in Jamaika, Antigua und St. Vincent sowie in Brasilien und Ostindien gefunden. Verwendet wird das getrocknete Holz, das die Bitterstoffe Quassiin und Picrasmin sowie den Alkohol Neoquassiin und das Keton Isoquassiin enthält.
Urtinktur: D 1 AG 1/10
Wirkung: Bitterholz wirkt auf die Leber und die Gallenwege.
Anwendungsgebiete: Anwendung findet das Bitterholz bei Leberleiden, Entzündungen der Gallenwege, Gelbsucht, Leberzirrhose, Pfortaderstauung und Bauchwassersucht. Bei Bauchwassersucht benötigt man 3mal täglich 5 Tropfen der Urtinktur, eventuell kombiniert mit der Kanadischen Hanfwurzel. Gute Anwendung findet Bitterholz bei allen auf Infektionen folgenden Leberstörungen. Normalerweise werden die Verdünnungen D 2, D 3 und Ampullen ab D 4 angewendet.
Arzneimittelbild: Das Bitterholz wurde noch keiner Arzneimittelprüfung nach homöopathischen Richtlinien unterzogen. Die Anwendung erfolgt rein empirisch.

Knolliger Hahnenfuß

Vorkommen, Verwendung: Der Knollige Hahnenfuß (Ranunculus bulbosus L.) ist in ganz Europa und Nordamerika beheimatet. Im Juni, wenn die Pflanze blüht, werden sie gesammelt und frisch verwendet. Ihre Wirkstoffe sind Protoanemonin und Labenzym. Das homöopathische Arzneimittel wird aus der ganzen Pflanze hergestellt.
Urtinktur: AG 1/3
Hinweis: *Das Mittel ist gesondert aufzubewahren.*
Wirkung: Der Knollige Hahnenfuß wirkt hauptsächlich auf das Zentralnervensystem, die peripheren Nerven, die Haut sowie das Brustfell.
Anwendungsgebiete: Anwendung findet das Mittel bei Zwischenrippenschmerzen,

feuchter und trockener Entzündung des Brustfells, Gürtelrose, blasenartigen Hautausschlägen (pemphiginöse Exantheme), Schreibkrämpfen, schmerzhaftem Schulter-Arm-Syndrom bei degenerativen Halswirbelsäulenveränderungen und Hirnhautreizungen. Behandelt wird mit den Verdünnungen D 2, D 3, D 4, D 6 und Ampullen mit den Verdünnungen D 4 und D 6.

Arzneimittelbild: Zum Arzneimittelbild des Knolligen Hahnenfußes gehören folgende Symptome: krampfhafte oder lähmungsartige Erscheinungen, Beschwerden bei Wetterwechsel, Muskelzucken, epileptische Krämpfe, rheumatische Beschwerden mit Reißen, Stechen und Zerschlagenheitsgefühl, ziehende Schmerzen im Unterarm und in den Fingern (besonders beim Schreiben), Schmerzen bei der Atmung, stechende Brustschmerzen, Entzündungen von Organhäuten, Blasenausschläge und Flechten am ganzen Körper sowie Hautausschläge ähnlich der Gürtelrose mit Brennen, Jucken und Schorfbildung. Die Beschwerden verschlimmern sich durch Temperaturveränderungen, Berührung und Veränderung der Körperstellung. Außerdem werden sie morgens und abends schlimmer. Sie bessern sich hingegen beim Schlafen und Schwitzen.

Rauvolfia serpentina
Indische Schlangenwurzel

Vorkommen, Verwendung: Die Indische Schlangenwurzel (Rauvolfia serpentina [L.] Benth.) ist in Indien, Ceylon und Indonesien beheimatet. Verwendet wird die getrocknete Wurzel, deren wirksame Substanzen die Alkaloide Reserpin, Ajmalin, Serpentin, Ajmalicin, Yohimbin und Sarpagin sind.

Urtinktur: D 1 AG 1/10 +

Hinweis: *Das Mittel ist verschreibungspflichtig bis einschließlich der Verdünnung*

D 3. Sollte es in geringeren Verdünnungen angewendet werden, ist ärztlicher Rat angezeigt, da die verschiedenen Alkaloide erheblich das Tempo des Herzschlags, die Höhe des Blutdrucks und den Erregungszustand des Zentralnervensystems beeinflussen können.

Wirkung: Die Indische Schlangenwurzel wirkt besonders auf das Zentralnervensystem, die peripheren Nerven, die Herz- und Gefäßmuskulatur, die Schleimhäute der oberen Atemwege und den Magen-Darm-Trakt.

Anwendungsgebiete: Anwendung findet das Mittel zur Behandlung von Kopfschmerzen durch Blutandrang im Kopf, Bluthochdruck, Hitzewallungen, Herzangst, plötzlich einsetzender Harnflut (Urina spastica), Magen-Darm-Entzündungen, Neigung zum Schlaganfall und blutigen Schleimhautentzündungen bei Bluthochdruck. Eingesetzt werden die Urtinktur, die Verdünnungen D 1 bis D 4 und selten Ampullen mit Verdünnungen ab D 3.

Arzneimittelbild: Das Arzneimittelbild der Indischen Schlangenwurzel zeigt folgende Symptome: Blutandrang zum Kopf mit starken Kopfschmerzen (besonders an Stirn und Schläfe), die sich beim Bücken und in Wärme verschlimmern, Schwindelzustände, Konzentrationsschwäche, geistige Erschöpfung, Depressionen, Hitzewallungen zum Kopf, begleitet von kalten Füßen, Blutdruckerhöhung, Nasenbluten bei aktiver Blutgefäßüberfüllung, Herzstiche, Herzklopfen, Herzkrämpfe und Herzstolpern mit Herzbeklemmung, gefolgt von einer plötzlich einsetzenden Harnflut (Urina spastica), kreislaufbedingte Atemnot, Hitzegefühl am ganzen Körper mit Schweißausbrüchen an den Händen, in den Achselhöhlen und an den Füßen, Schlaflosigkeit, die in hellwachen Zuständen gipfelt, Magenschwäche, Sodbrennen, Magendruck und Aufstoßen nach dem Essen, Appetitlosigkeit, Magen- und Darmkrämpfe mit Durchfällen und

Gesichtsblässe, Blutungen aus den Hämorrhoiden, Trockenheit der Schleimhäute im Mund- und im Rachenraum, Reiz- und Krampfhusten, Schnupfen mit Neigung zu Blutungen, heftige, einschießende Nervenschmerzen im Kopfgebiet, ebensolche Schmerzen in den Gliedern und ein Gefühl der Unruhe im Blutgefäßsystem. Alle Symptome werden durch Wärme verschlimmert und durch kühle Umschläge und Bewegung an frischer Luft gebessert.

Rheum

Chinesischer Rhabarber

Vorkommen, Verwendung: Der Chinesische Rhabarber (Rheum palmatum L.) ist vor allem in den Höhenlagen Nordwest- bis Nordchinas und Osttibets zu finden. Verwendet wird der geschälte, getrocknete Wurzelstock, der zahlreiche Anthrachinonglykoside und freie Anthrachinone sowie Gerbstoffe enthält.
Urtinktur: D 1 AG 1/10
Wirkung: Spezielle Wirkung entfaltet der Chinesische Rhabarber auf den Magen-Darm-Kanal, das Zentralnervensystem, die Leber und die Gallenblase.
Anwendungsgebiete: Angewendet wird der Chinesische Rhabarber bei Kinder- und Säuglingsdurchfällen, Zahnungsdurchfall, Sommerdurchfall, Darmkoliken und Verdauungsstörungen. Üblicherweise werden die Verdünnungen D 2 und D 3 eingesetzt. Ampullen werden weniger verwendet, sind aber lieferbar ab der Verdünnung D 4.
Arzneimittelbild: Typisch für das Arzneimittelbild sind schaumige, schleimige, bräunliche, breiartige, grüngefärbte, sauerriechende Stühle (besonders bei Wöchnerinnen und Kindern), heftiger Stuhldrang, vor und nach dem Stuhldrang zusammenziehendes Kneifen im Magen und in den Därmen und Bauchschmerzen, die nach der Stuhlentleerung nachlassen.

Rhododendron

Goldgelbe Alpenrose

Vorkommen, Verwendung: Das Hauptverbreitungsgebiet der Goldgelben Alpenrose (Rhododendron campylocarpum Hook, Rhododendron chrysanthum Pall.) sind die Gebirge Zentral- und Ostasiens. Die Homöopathie verwendet getrocknete Blätter und Zweige. Sie enthalten Andromedotoxin, Ericolin, Rhododendrol und Rhododendrin.
Urtinktur: D 1 AG 1/10
Wirkung: Die Goldgelbe Alpenrose wirkt hauptsächlich auf die peripheren Nerven, die Muskeln, die Knochen, die Gelenke sowie die Hoden.
Anwendungsgebiete: Die Anwendungsgebiete für das Mittel sind Rheumatismus der kleinen Gelenke, Gicht, Muskelrheumatismus, Trigeminusneuralgien, Hodenentzündungen und der Wasserbruch (Hydrozele). Behandelt wird mit den Verdünnungen D 2, D 3, D 4 und mit Ampullen mit den Verdünnungen D 4, D 6.
Arzneimittelbild: Die Leitsymptome für die Goldgelbe Alpenrose sind rheumatische Schmerzen des Muskel-, Knochen- und Bindegewebes (besonders der Glieder und der Hals- und Brustmuskulatur), leichtes Einschlafen der Glieder, Ameisenlaufen, Anschwellen der Hände mit ziehenden Schmerzen (befallen sind meistens die kleinen Gelenke), Ohrenschmerzen, Gesichts- und Zahnschmerzen, Schmerzen des Trigeminusnervs, Hoden und Nebenhodenentzündung, Schmerzen in den Hoden, als ob der Hoden gequetscht werde, Berührungsempfindlichkeit des Hodens und Stechen und Ziehen in den Nebenhoden. Die Schmerzen sind schlimmer in Ruhe und beim Herannahen eines Gewitters, Bewegung hingegen verschafft sofort Besserung.

Rhus toxicodendron

Giftsumach

Vorkommen, Verwendung: Der Giftsumach (Rhus toxicodendron L.) wird in Deutschland angebaut, ist aber in Nordamerika beheimatet. Verwendet werden die frischen Triebe und Blätter, die Urushiol, Fisetin, Gallusgerbsäure und Rhamnose enthalten, um das homöopathische Arzneimittel herzustellen.

Urtinktur: AG 1/2

Hinweis: *Das Mittel ist gesondert aufzubewahren.*

Wirkung: Die spezielle Wirkung des Giftsumachs erstreckt sich auf die Muskeln, die Gelenke, die Haut, die peripheren Nerven, die Schleimhäute, den Magen-Darm-Kanal, das Bindegewebe und das Zentralnervensystem.

Anwendungsgebiete: Die Anwendungsgebiete für das Mittel sind akuter und weniger akuter Gelenkrheumatismus, Schiefhals, Hexenschuß, Nervenentzündungen, Nervenschwäche, ganz besonders Ischiasschmerzen, Hautentzündungen mit starker Blasenbildung oder Eiterbläschen, Eiterausschläge, Verstauchungen, Verdrehungen und Verrenkungen. Eingesetzt werden die Verdünnungen D 2, D 3, D 4, D 5, D 6, D 12 und Ampullen mit den Verdünnungen D 4, D 6, D 8, D 10 und höher.

Arzneimittelbild: Charakteristische Symptome des Arzneimittelbildes des Giftsumachs sind große Unruhe, Depressionen, unaussprechliche Angst, besonders abends und nachts, Hang zum Alleinsein und zum Weinen, Niedergeschlagenheit mit schlimmen Befürchtungen für die Zukunft, Gereiztheit des gesamten Nervensystems, Ablagerungen im Bindegewebe, Eiterungen in der Unterhaut, rheumatische Schmerzen in den Bändern, Sehnen und Muskeln, die sich bei Durchnässung verschlimmern, Gelenksteifigkeit mit ziehenden, spannenden, reißenden rheumatischen Schmerzen, besonders Nackensteife und Rückenschmerzen (überwiegend in der Lendenregion), Hautausschläge mit Quaddeln und Eiterbläschen, die brennen und jucken und – da sie sehr hartnäckig sind – häufig wiederkehren, entzündliche Schwellungen der Schleimhäute des Magen-Darm-Kanals mit Koliken und blutigen, jedoch schmerzlosen Durchfällen und fieberhafte Herzbeschwerden. Typisch für alle Symptome ist, daß sie mit einer erregbaren, reizbaren Unruhe einhergehen, daß sie sich in Ruhe verschlimmern und durch Bewegung bessern. Dies gilt besonders für die Gelenke. Nässe und Kälte sind weitere Faktoren, die zur Verschlimmerung der Symptome beitragen.

Robinia

Robinie

Vorkommen, Verwendung: Die Robinie (Robinia pseudoacacia L.), auch Falsche Akazie genannt, ist in Nordamerika und Mexiko beheimatet. In Deutschland wird sie angebaut, manchmal findet man sie auch wild. Verwendet wird die frische Rinde der jungen Zweige, die Robin, Phosin, Syringin, Gerbstoff, Sitosterin und Stigmasterin enthält.

Urtinktur: AG 1/3

Wirkung: Die Robinie wirkt auf das Zentralnervensystem, das vegetative Nervensystem und den Magen-Darm-Kanal.

Anwendungsgebiete: Anwendung findet die Robinie bei Magenübersäuerung, Sodbrennen und Migräne. Behandelt wird mit den Verdünnungen D 2, D 3, D 4 und mit Ampullen, wenn auch selten, der Verdünnung D 3.

Arzneimittelbild: Die typischen Symptome des Arzneimittelbildes der Robinie sind aufgeblähter Magen und aufgeblähte Därme, saures Aufstoßen, saures Erbrechen, Sodbrennen, Blähungskoliken, Verdauungsstörung mit sauren Stühlen, übermäßige Magensäure, Kopfschmerzen mit saurem Erbrechen, anfallartig auftretende Nervenschwäche im Gesicht, Reizung des Zentralnervensystems mit Delirien, Krämpfen, Betäubung und eine Erweiterung der Pupillen. Typisch ist, daß sich die Beschwerden nach dem Essen bessern.

Rubia tinctorum
Färberröte

Vorkommen, Verwendung: Die Färberröte (Rubia tinctorum L.), auch Krapp genannt, kommt in Südosteuropa, Cypern, Kleinasien, China, Japan, Nordamerika und Südamerika vor. Verwendet wird der getrocknete Wurzelstock, der die Wirkstoffe Ruberythrinsäure, Galiosin, Purpurin, Purpuroxanthin, Rubiadinglykosid und Alizarin enthält.
Urtinktur: D 1 AG 1/10

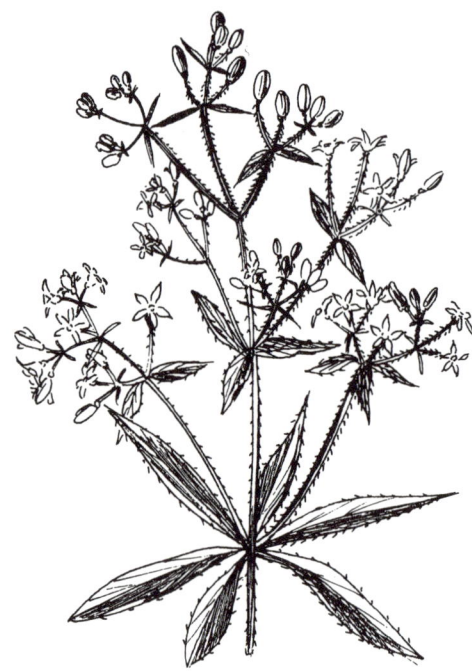

Wirkung: Das Mittel wirkt auf die Harnorgane.
Anwendungsgebiete: Die Färberröte dient zur Behandlung von Nieren- und Blasensteinleiden sowie zur Behandlung von Harngrieß. Verwendet werden die Urtinktur, die Verdünnung D 2 und Ampullen mit den Verdünnungen D 4, D 6. Man sollte daran denken, daß zur Behandlung von Harnsteinen mehrmals täglich 15 bis 20 Tropfen eingenommen werden müssen. Bei einer Kur sollte der Harn immer rötlich gefärbt sein und möglichst sauren Charakter haben. Calcium-Magnesium-Phosphat- und Calcium-Magnesium-Carbonatsteine, aber auch Oxalatsteine, werden von der Färberröte am besten aufgelöst. Eine Kur dauert 8 bis 14 Tage, dann erfolgt eine Woche Pause und eine Wiederholung der Kur.
Arzneimittelbild: Die Behandlung mit der Färberröte beruht auf reiner Erfahrung. Ein durch eine Arzneimittelprüfung gewonnenes Arzneimittelbild liegt zur Zeit noch nicht vor.

Rumex
Krauser Ampfer

Vorkommen, Verwendung: Der Krause Ampfer (Rumex crispus L.) ist in Europa, Asien, Nordamerika und Westafrika zu finden. Zur Herstellung des Mittels wird im Frühjahr die frische Wurzel ausgegraben. Sie enthält die Wirkstoffe Chrysophansäure, Emodin, Lapathinsäure, Oxalsäure und Vitamin C.
Urtinktur: AG 1/2
Wirkung: Die spezielle Wirkung des Krausen Ampfers erstreckt sich auf das Zentralnervensystem, die Atemwege, die Haut und den Magen-Darm-Trakt.
Anwendungsgebiete: Der Krause Ampfer wird angewendet bei Entzündungen der Luftröhre und der Bronchien, Schnupfen, hartnäckigen Erkältungen, Grippehusten

und Heiserkeit. Verwendung finden die Verdünnungen D 1, D 2, D 3 und Ampullen mit der Verdünnung D 3.

Arzneimittelbild: Die Arzneimittelsymptome sind Blutwallungen zum Kopf, Stirnkopfschmerzen, stechende Schmerzen in der Lunge, Entzündung des Kehlkopfs und der Luftröhre mit starker Reizung der Schleimhäute und heftig anhaltendem, trockenem, ermüdenden Husten mit wenig Auswurf, unwillkürlicher Urinabgang beim Husten, trockener Nachthusten, Trockenheit im Nasen-Rachen-Raum, durch Ansammlung von zähem Schleim im Rachen bestehender Räusperzwang, Luftröhrenentzündung, Kitzelhusten bei kalter Luft im Winter, Asthmaanfälle bei Schwindsüchtigen, morgendliche Durchfälle, die nachts durch Kälte und beim Liegen auf der linken Seite gewöhnlich schlimmer werden.

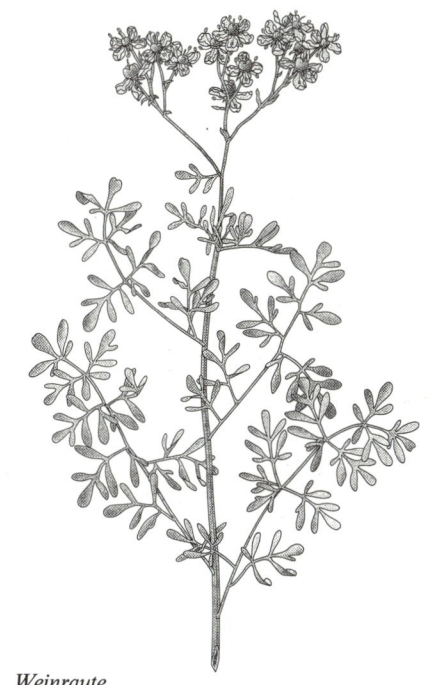

Weinraute

Ruta
Weinraute

Vorkommen, Verwendung: Die Weinraute (Ruta graveolens L.), auch Edelraute genannt, ist in den Mittelmeerländern beheimatet, wird aber mittlerweile in Deutschland angebaut. Verwendet wird das frische Kraut, das zu Beginn der Blüte gesammelt wird, um das homöopathische Arzneimittel herzustellen. Die Weinraute enthält Phenole, Terpene, freie Alkohole und Ester.

Urtinktur: AG 1/3

Wirkung: Die Weinraute wirkt besonders auf die Augen, die Venen, die Muskeln, die Knochen, die Gelenke und die peripheren Nerven.

Anwendungsgebiete: Die Anwendungsgebiete für die Weinraute sind Folgezustände nach Quetschungen, Verstauchungen, Zerrungen und Verletzungen der Knochen und Knochenhaut sowie Verrenkungen der Hand- und Fußgelenke, Krampfadern, venöse Blutstauungen, Sehschwäche durch zuviel Lesen und Mastdarmvorfall. Anwendung finden die Verdünnungen D 1, D 2, D 3 und Ampullen mit der Verdünnung D 4. Äußerlich wird die Weinraute als Tinktur angewendet.

Arzneimittelbild: Zum Arzneimittelbild der Weinraute gehören folgende Symptome: fliegende Hitze, Kopfschmerzen, Sehschwäche durch Überanstrengung der Augen, Depressionen, niedergeschlagene Stimmung, Zerschlagenheitsschmerzen am ganzen Körper wie nach einem Fall, Stoß oder Schlag; Schwäche, Übermüdung, Zittern in allen Gliedern, hauptsächlich aber in den Beinen, allseitig auftretende Nervenschmerzen, Zahnfleischblutungen, Gebärmutterblutungen, Neigung zum Mastdarmvorfall bei Hämorrhoiden und schlaffer Verstopfung. Typisch ist, daß sich die Beschwerden bei Nässe, Kälte, in Ruhe und nachts verschlimmern.

Sabadilla
Läusesamen

Vorkommen, Verwendung: Der Samen der Sabadilla (Schoenocaulon officinale [Schlechtendahl et Chamisso] A. Gray), die in Venezuela, Guatemala und Mexiko vorkommt, wird getrocknet und kommt als Läusesamen in den Handel. Er enthält Levadin, Veratrin, Sabatin, Sabin, Levacin, Sabadillin, Phytosterine und fettes Öl.

Urtinktur: D 1 AG 1/10

Hinweis: *Das Mittel ist gesondert aufzubewahren.*

Wirkung: Der Läusesamen wirkt speziell auf das Zentralnervensystem, das vegetative Nervensystem, die Haut, die Schleimhäute, das Herz, die Blutgefäße, den Magen-Darm-Kanal und die Muskeln.

Anwendungsgebiete: Die Homöopathie nutzt den Läusesamen zur Behandlung von Geisteskrankheiten, Hysterie, Migräne, Magen-Darm-Entzündungen, Kreislaufschwäche, Kollapsneigung, Grippe, Heufieber, Fließschnupfen, Rheumatismus, Muskelschmerzen und Nervenschmerzen. Verwendet werden die Verdünnungen D 3, D 4, D 6, D 12 und seltener Ampullen mit Verdünnungen ab D 4.

Arzneimittelbild: Das Arzneimittelbild des Läusesamens zeigt eine gewisse Ähnlichkeit mit dem der Nieswurz. Im einzelnen sind folgende Symptome zu beobachten: Unruhe, Angst, Krankheitswahn, schlimme Befürchtungen, schwere körperliche Abgeschlagenheit, geistesgestörte und hysterische Empfindungen, Druck auf den Augäpfeln, Tränen der Augen im Freien oder beim Blick ins Licht, Fließschnupfen, Niesattacken, Fremdkörpergefühl im Hals, das sich durch ein warmes Getränk bessert, in gewissen Abständen auftretende Muskel-, Knochen-, Gelenk- und Nervenschmerzen, schmerzhaftes, lähmendes Ziehen in den Gliedern, Schwäche (überwiegend in den Beinen), Krämpfe und Zittern der Hände, Zuckungen und Lähmungs-

erscheinungen am ganzen Körper, Kopfschmerzen mit starkem Druck auf Stirn und Schläfe, Unfähigkeit, nach geistiger Überanstrengung zu denken, Schwindel und Ohnmacht, Sehstörungen, Schwerhörigkeit, Entzündungen des Gaumens und des Schlundes, Schlingkrämpfe, Sodbrennen, Brechwürgen, Magenschmerzen, Durchfall, Harndrang, Wurmbefall und Wurmfieber. Typisch ist, daß die Beschwerden von einer Seite zur anderen wandern und periodischen Charakter zeigen. Eine Verschlimmerung tritt durch kühle Luft, Nässe, Kälte, Ruhe und nachts ein. Wärme lindert die Beschwerden.

Sabal serrulatum
Zwergpalme

Vorkommen, Verwendung: Die Zwergpalme (Serenoa repens [Bartr.] Small.) ist in den Vereinigten Staaten verbreitet. Verwendet werden die frischen, reifen Früchte, die Anthranilsäure, fettes und ätherisches Öl, Carotin und Gerbstoffe enthalten, um das homöopathische Arzneimittel zu gewinnen.

Urtinktur: D 1 AG 1/10

Wirkung: Die Zwergpalme wirkt auf die Harn- und Geschlechtsorgane (überwiegend auf die Vorsteherdrüse), die Blase, die Nebenhoden, die Eierstöcke und die Gebärmutter.

Anwendungsgebiete: Die Anwendungsgebiete für das Mittel sind Vergrößerung der Vorsteherdrüse, Entzündung der Vorsteherdrüse, Blasenentzündung und Entzündung der Nebenhoden, die sehr oft durch einen Dauerkatheter hervorgerufen werden. Anwendung finden die Urtinktur, die Verdünnung D 3 und Ampullen in den Verdünnungen D 4, D 6.

Arzneimittelbild: Die Zwergpalme ruft beim Gesunden folgende Symptome hervor: Harndrang, Schmerzen beim Wasserlassen und eine schmerzhafte Blasenentzündung, die in den Oberbauch und in die Nieren ausstrahlt. Beim Mann erzeugt die Zwergpalme das subjektive Gefühl einer Vergrößerung der Vorsteherdrüse und das Gefühl von Kälte an den Geschlechtsteilen. Bei der Frau kommt es zu entzündlichen Anschwellungen der Eierstöcke. Die übliche Bezeichnung als »homöopathischer Katheter« kennzeichnet die Wirkung der Zwergpalme recht zutreffend.

Sabina
Sadebaum

Vorkommen, Verwendung: Sadebaum (Juniperus sabina L.) ist in den Bergländern von Westsibirien, Asien und Südeuropa beheimatet. Verwendet werden die frischen Zweigspitzen und Blätter, die ätherisches Öl (Sabinol, Cadinen, Pinen), Podophyllotoxin, Harz, Gerbstoff und Gallussäure enthalten.
Urtinktur: AG 1/3 +
Hinweis: *Das Mittel ist verschreibungspflichtig bis einschließlich der Verdünnung D 3.* Da der Sadebaum ein wirksames Zellgift enthält, ist bei geringeren Verdünnungen ärztlicher Rat angezeigt.
Wirkung: Der Sadebaum wirkt besonders auf die Beckenorgane (hauptsächlich die Gebärmutter), die Muskeln und Gelenke.
Anwendungsgebiete: Die Homöopathie nutzt den Sadebaum zur Behandlung von verlängerten Regelblutungen, drohenden Fehlgeburten, schmerzhaften Regelblutungen, Feuchtwarzen (Condylomata lata) im Bereich des Afters und der Geschlechtsorgane, Weißfluß, Nieren- und Blasenentzündungen, Entzündungen der Eileiter und der Eierstöcke sowie Gicht und Gelenkrheumatismus. Anwendung finden die Verdünnungen D 3, D 4, D 6 und Ampullen, wenn auch seltener, ab der Verdünnung D 4.
Arzneimittelbild: Die typischen Symptome des Arzneimittelbildes sind Blut-

stauungen in den Beckenorganen mit Wallungen, zu früh einsetzende und zu starke Regelblutungen mit Abgang von Blutklumpen, anfallweise auftretende, hellrote, starke Gebärmutterblutungen, die durch jede Bewegung schlimmer werden und mit krampfartigen Schmerzen einhergehen, scharfer, eitriger Weißfluß, starke sexuelle Reizbarkeit, tropfenweise auftretender blutiger und eitriger Urin, ziehende Rückenschmerzen, drohende Fehlgeburt sowie akute und chronische Gichtbeschwerden. Die Symptome bessern sich in kühler, frischer Luft und verschlimmern sich in Wärme.

Sambucus nigra
Schwarzer Holunder

Vorkommen, Verwendung: Der Schwarze Holunder (Sambucus nigra L.) ist in ganz Europa und Mittelasien beheimatet. Verwendet werden zu gleichen Teilen die frischen Blätter und Blüten, die als Wirkstoffe ätherisches Öl, Flavonoide, Vitamine, Sambucin, Sambunigrin, Bitterstoffe und Gerbstoffe enthalten.
Urtinktur: AG 1/3
Wirkung: Der Schwarze Holunder wirkt im einzelnen besonders auf die Schleimhaut der Atemwege, die Muskeln, die Gelenke, die Nieren und die Schweißdrüsen. Insgesamt wirkt der Schwarze Holunder wasser- und schweißtreibend.
Anwendungsgebiete: Die Homöopathie wendet den Schwarzen Holunder bei Muskel- und Gelenkrheumatismus, Entzündungen der oberen Luftwege, fieberhaften Erkältungskrankheiten und anfallweise auftretender Atemnot (Asthma bronchiale) an. Eingesetzt werden die Urtinktur, die Verdünnungen D 1 bis D 4 und Ampullen mit Verdünnungen ab D 3.
Arzneimittelbild: Charakteristisch für das Arzneimittelbild des Schwarzen Holunders sind heftige Schweißausbrüche, besonders

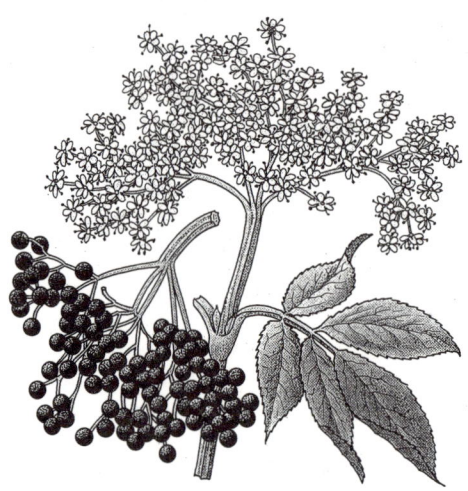

Schwarzer Holunder

beim Aufwachen, akute rheumatische Schmerzen der Muskeln und Gelenke mit Fieber und Nierenreizung, übermäßige Harnausscheidung, Heiserkeit, anfallweise auftretende Atemnot (Asthma bronchiale), zähe Verschleimung der Luftröhre, Brustbeklemmung, Krampf der Kehlkopfmuskulatur, akuter Schnupfen und trockene Nasenschleimhaut durch hormonell-vegetative Störungen.

Sanguinaria
Kanadische Blutwurzel

Vorkommen, Verwendung: Die Kanadische Blutwurzel (Sanguinaria canadensis L.) ist in den Waldgebieten von Kanada und der Vereinigten Staaten zu finden. Verwendet wird der im Herbst gesammelte und getrocknete Wurzelstock mitsamt den Wurzeln. Er enthält verschiedene Alkaloide, wie zum Beispiel Sanguinarin, Protopin, Chelerythrin und Alloeryptopin.
Urtinktur: D 1 AG 1/10
Wirkung: Besonders gut wirkt die Kanadische Blutwurzel auf die Gefäßnerven, die Gebärmutter, die Schleimhaut der oberen Luftwege und auf die Muskeln und die Gelenke.

Anwendungsgebiete: Anwendung findet die Kanadische Blutwurzel bei Hitzewallungen während der Wechseljahre, Migräne, Erkältungen, Kehlkopfentzündung mit Krampfhusten und Rheumatismus der Gelenke und Muskeln. Verwendet werden die Verdünnungen D 2, D 3, D 4, D 6 und Ampullen mit den Verdünnungen D 4, D 6.
Arzneimittelbild: Zum Arzneimittelbild der Kanadischen Blutwurzel gehören folgende Symptome: Blutandrang zum Kopf, zur Lunge und zu den Beckenorganen der Frau, fliegende Hitze, trockene, brennende Haut, hochrotes Gesicht und hochrote Ohren, Brennen an den Händen und Füßen, Beschwerden wie in den Wechseljahren, ständig geröteter Kopf, Speichelfluß, Erbrechen, Kopfschmerzen, die im Nacken beginnen und über dem rechten Auge enden, rheumatische Muskel- und Gliederschmerzen in der rechten Schulter und im rechten Oberarm (Schulter-Arm-Syndrom rechts) und Muskelsteifigkeit im rechten Deltamuskel. Besonders typisch aber für das Mittel sind die Gefäßwallungen (fliegende Hitze) mit Hautrötung.

Sarothamnus scoparius
Besenginster

Vorkommen, Verwendung: Der Besenginster (Cytisus scoparius [L.] Link) ist in West- und Südwesteuropa beheimatet. Verwendung finden die frischen, gelben Blüten, die eine Vielzahl von Wirkstoffen enthalten. Dazu zählen Spartein, Scoparin, Tyramin und Oxytyramin, Terephthalsäuredimethylester, Carotine, Genistin und Flavonglykoside.
Urtinktur: AG 1/3
Wirkung: Der Besenginster wirkt auf das Zentralnervensystem, den Herzmuskel, das Reizleitungssystem des Herzens und die Nieren. In größeren Mengen wirkt der Besenginster wassertreibend.

Anwendungsgebiete: Mit dem Mittel werden behandelt Herzmuskelschäden mit Störungen des Herzrhythmus, außerplanmäßige Herzschläge (Extrasystolen), zu schnelle Herzschlagfolgen und einige Formen der Herzschwäche. Angewendet werden die Urtinktur, die Verdünnung D 2 und Ampullen ab der Verdünnung D 3.

Arzneimittelbild: Zum Arzneimittelbild des Besenginsters gehören folgende Symptome: Blutandrang zum Kopf und dadurch entstehende Beschwerden, wie zum Beispiel Schwindel, Benommenheit und Reizbarkeit; Herzbeklemmung, Herzklopfen, nächtliche Herzangst, beschleunigter und unregelmäßiger Puls, Atemnot, starkes Pulsieren in den großen Blutgefäßen, starker Harndrang und leichte rheumatische Beschwerden.

Arzneimittelbild: Charakteristisch für das Arzneimittelbild sind heftig juckende Hautausschläge mit der Bildung von Quaddeln, Eiterbläschen und Knötchen, Bläschen am Kopf und an den Fingern sowie an den Geschlechtsorganen, die nässen, eitern und dann Krusten bilden, Hautveränderungen ähnlich wie bei der Schuppenflechte, Nierenkoliken mit starkem Harndrang, übermäßige Ausscheidung von Harn, der viel Schleim, Eiter und Blut enthält, und andauernder, schmerzhafter Harndrang, wobei nur im Stehen Wasserlassen möglich ist. Ganz typisch sind wechselnde, reißende Gliederschmerzen und zittrige Arme und Beine, die wie gelähmt sein können.

Sarsaparilla
Sarsaparillawurzel

Vorkommen, Verwendung: Die Sarsaparilla (Smilax utilis Hemsl.) ist in Zentralamerika und im nördlichen Südamerika beheimatet. Verwendet wird die getrocknete Wurzel, die Saponine (Parillin und Sarsasaponin), Spirostan, Sarsaparillosid, Sitosterin-d-Glucosid, Sitosterin und Stigmasterin enthält.

Urtinktur: D 1 AG 1/10

Wirkung: Die Sarsaparillawurzel wirkt auf die Haut, die Nieren, die Harnleiter, die Blase, die Harnröhre und die Muskulatur.

Anwendungsgebiete: Die Sarsaparillawurzel wird angewandt bei Milchschorf, chronischen Hautausschlägen (Ekzeme), Eiterausschlägen, tuberkulösen Hautentzündungen, Nierensteinleiden, gleichzeitig auftretender Entzündung des Nierenbeckens und der Blase, Blasenentzündungen, Nierenentzündungen sowie Muskel- und Gelenkrheumatismus. Verwendung finden die Verdünnungen D 2, D 3, D 6 und Ampullen ab der Verdünnung D 4.

Scilla
Meerzwiebel

Vorkommen, Verwendung: Die Meerzwiebel (Scilla maritima L.) ist in den Mittelmeerländern beheimatet. Sie bildet rote Zwiebeln, die frisch zur Herstellung des homöopathischen Arzneimittels verwendet werden. Sie enthalten die Wirkstoffe Scillaren und Scillirosid, Sinistrin A und B, weitere Glykoside, fettes und ätherisches Öl.

Urtinktur: AG 1/3

Hinweis: *Das Mittel ist gesondert aufzubewahren.*

Wirkung: Zu den Organen, die von der Meerzwiebel besonders stark beeinflußt werden, zählen das Herz, die unteren Atemwege, die Nieren und der Magen-Darm-Kanal.

Anwendungsgebiete: Die Meerzwiebel dient zur Behandlung von Herzschwäche, besonders von Rechtsherzschwäche, regelloser Herzschlagfolge, krankhaften Wasseransammlungen im Gewebe und Entzündungen der unteren Atemwege, die durch die Herzschwäche bedingt sind. Das Hauptanwendungsgebiet ist aber das Altersherz mit Stauungsbronchitis.

Anwendung finden die Urtinktur, die Verdünnung D 2 und Ampullen ab der Verdünnung D 4.

Arzneimittelbild: Die Arzneimittelsymptome der Meerzwiebel sind Niesanfälle, trockener Husten in kurzen Stößen bei jedem Atemzug, Herzschwäche bei ungenügender Erweiterungsfähigkeit des Herzens, erhöhter Blutdruck, Gefäßspannung, kleiner und harter Puls, eiskalte Hände und Füße, Wassersucht, Milzschwellung mit dumpfen Schmerzen (werden sehr oft mit Magenschmerzen verwechselt), die sich durch Liegen auf der linken Seite bessern, Bläschenausschlag und Pusteln, Wundheit zwischen den Gliedern und vermehrter Schweiß in den Achselhöhlen und zwischen den Zehen. Die Symptome verschlimmern sich nach dem Trinken von kalten Getränken, abends, nachts und bei Bewegung.

Secale cornutum
Mutterkornpilz

Vorkommen, Verwendung: Der Mutterkornpilz (Claviceps purpurea [Fries.] Tulasne) parasitiert auf den Fruchtknoten junger Gräser. Besonders häufig tritt er beim Roggen auf. Der Pilz bildet einige giftige Alkaloide, zum Beispiel Ergotamin, Ergosin, Ergocristin, Ergokryptin, Ergocornin, Cholin, Acetylcholin und Histamin, Tyramin.

Urtinktur: D 1 AG 1/10 +

Hinweis: *Das Mittel ist bis einschließlich der Verdünnung D 3 verschreibungspflichtig.* Der Mutterkornpilz kann Magen-Darm-Störungen, Mißempfindungen, Kopfschmerzen, Verwirrtheit, Gefäßkrämpfe und Durchblutungsstörungen auslösen.

Wirkung: Das Mutterkorn wirkt speziell auf das Zentralnervensystem, das vegetative Nervensystem (besonders die Gefäßnerven), den Magen-Darm-Kanal und die Gebärmutter.

Anwendungsgebiete: Mutterkorn wird in der Homöopathie sehr vielseitig angewendet. Es dient zur Behandlung von anfallartig auftretenden Kopfschmerzen (Migräne), Krämpfen der Gefäßmuskulatur der Fingerarterien (Raynaud-Krankheit), bevorzugt bei Frauen, entzündlicher Verschlußkrankheit der Arterien (Buerger-Krankheit), Gefäßverkalkung der Gehirnarterien, trockenem Brand von Fingern und Zehen, Bluthochdruck unbekannter Ursache (essentielle Hypertonie), Mißempfindungen (Kribbeln, Ameisenlaufen, Taubheitsgefühl), anfallweise extrem kalten und schmerzhaften Fingern (Digiti mortui), Neigung zu Krämpfen bei Calciummangel (Spasmophilie), schmerzhafter Regelblutung, verlängerter Regelblutung, Krampfwehen, Wehenschwäche und zu starker Erschlaffung der Gebärmuttermuskulatur. Ob Mutterkorn bei multipler Sklerose und Blutzuckerkrankheit hilft, ist noch zweifelhaft. Anwendung finden die Verdünnungen D 2, D 3, D 4, D 6 und Ampullen mit den Verdünnungen D 4, D 6, D 12 und höher.

Arzneimittelbild: Die charakteristischen Symptome des Arzneimittelbildes sind Niedergeschlagenheit, Angstgefühl, Traurigkeit, regelrecht schizophrenieartige Zustände mit völliger Körperstarre und wahnhaften Vorstellungen, Erlebnisse der Entpersönlichung, Bewußtseinsspaltung, Willenslähmung, Mißempfindungen und Taubheitsgefühl, Symptome ähnlich wie bei der Rückenmarkschwindsucht, Streck- und Fingerkrämpfe mit Krallen- oder auch Spreizhand, Wadenkrämpfe, Krämpfe der Bauchbeckenmuskulatur sowie der unwillkürlichen Muskulatur des Magens, des Darms und der Gebärmutter, Blutleere einzelner Organteile, Brand der Körperenden als Folge von Krämpfen der Gefäßmuskulatur, Erweiterung der Pupillen, Wachstumsstörungen der Haare und der Nägel, Weißfluß, schwerer Brechdurchfall, anfallartige Kopfschmerzen mit starkem

Erbrechen, Kreislaufbeschwerden mit Kältegefühl und Schweißausbrüchen, Kollapsneigung, Blutungen aus Mund, Nase, Lunge, Magen, Darm, Blase und Gebärmutter sowie Bluthochdruck. Bewegung, Berührung und Bettwärme verschlimmern die Beschwerden. Abkühlung und frische Luft bessern die Beschwerden. Typisch ist das innerliche Brennen wie Feuer.

Selenium
Selen

Vorkommen, Verwendung: Selen bildet in der Natur Verbindungen mit Quecksilber, Kupfer, Blei und Silber. Für den Menschen ist es als Spurenelement lebenswichtig. Es wirkt als aktives Zentrum bei vielen Enzymen mit.
Urtinktur: AG 1/10
Wirkung: Es wirkt besonders auf das Zentralnervensystem, die männlichen Geschlechtsorgane, die peripheren Nerven, den Kehlkopf und die Haut.
Anwendungsgebiete: Selen dient zur Behandlung von nervlicher und reizbarer Schwäche, unwillkürlichem Sekretabgang aus der Vorsteherdrüse, Entzündung der Vorsteherdrüse, vorzeitigem Samenerguß, nächtlichem Samenerguß, Entzündung der Nebenhoden, Sängerheiserkeit, anfallartig auftretenden Kopfschmerzen, Nervenschmerzen und einfacher Akne. Anwendung finden Tabletten der Verdünnungen D 3, D 4, D 6, D 12 und Ampullen ab der Verdünnung D 8.
Arzneimittelbild: Die wichtigsten Symptome des Arzneimittelbildes von Selen sind nervliche Erschöpfung, leichte Ermüdbarkeit, Vergeßlichkeit, bei körperlicher und geistiger Arbeit schnelle Erschöpfbarkeit, Neigung zu ständigem Liegen und Schlafen, Tagesschläfrigkeit, leichter, oberflächlicher Schlaf (Katzenschlaf), Samenerguß im Schlaf ohne Erektion, danach Kreuz- und Rückenschmer-

zen, stechende, nervöse Kopfschmerzen, die in regelmäßigen Schüben und besonders über dem linken Auge auftreten, Anfälle von Schwindel, Hinfälligkeit und Fließschnupfen, Verlust des Geruchsvermögens, Leberstörungen in Verbindung mit Akne und Verstopfungen, Lebervergrößerung mit Appetitverlust, belegte Zunge, Hautausschlag in der Lebergegend bei Leberschwellung, Heiserkeit sowie eine rauhe Stimme bei Sängern, Rednern und Erschöpften, Neigung zu fetter Haut mit kleinen Bläschen, Hautjucken zwischen den Fingern und an der Handinnenfläche, Nagelveränderungen, trockene Hautentzündungen, Akne vor der Pubertät, Hitzegefühl und Schweißneigung. Die Beschwerden verschlimmern sich im Liegen und im Schlafen sowie durch Tee- und Alkoholgenuß, Sommerhitze und Zugluft.

Senecio aureus
Gelbes Kreuzkraut

Vorkommen, Verwendung: Das Gelbe Kreuzkraut (Senecio aureus L.) ist in Nordamerika beheimatet. Verwendet wird die frische, blühende Pflanze ohne Wurzel. Sie enthält die Alkaloide Senecionin (ein Lebergift) und Senecin sowie Vitamin C.
Urtinktur: AG 1/3
Wirkung: Das Gelbe Kreuzkraut wirkt auf die Blase, die Vorsteherdrüse, die Eierstöcke und die Gebärmutter.
Anwendungsgebiete: Anwendung findet das Gelbe Kreuzkraut bei Behandlung der Reizblase, gutartiger Vergrößerung der Vorsteherdrüse, Weißfluß, schmerzhafter Regelblutung und ausbleibender Regelblutung. Im Gebrauch sind die Urtinktur, die Verdünnung D 2 und – wenn auch selten – Ampullen ab der Verdünnung D 4.
Arzneimittelbild: Das Arzneimittelbild zeigt folgende Symptome: Blutarmut bei Frauen und Mädchen mit weinerlichem Wesen, großer Nervosität und leichter

Erregbarkeit, häufige Kopfschmerzen, die vom Hinterkopf nach vorne ziehen, Glieder- und Rückenschmerzen mit großer Schwäche, zu früh oder zu stark einsetzende Regelblutungen mit Krampfschmerzen und Harndrang mit schneidenden Schmerzen, besonders am Blasenhals. Typisch ist, daß sich beim Eintreten der Regelblutung alle Beschwerden bessern.

Senega

Senegawurzel

Vorkommen, Verwendung: Die Senegawurzel (Polygala senega L.), auch Klapperschlangenwurzel genannt, ist in Nordamerika und Indien verbreitet. Die getrocknete Wurzel, die verwendet wird, enthält Senegin, ein Saponingemisch, Senegen, ein neutrales Saponin, Polygalasäure, ein saures Saponin sowie Salicylsäure und Baldriansäureester.
Urtinktur: D 1 AG 1/10
Wirkung: Die Senegawurzel wirkt speziell auf die Schleimhäute der Luftwege und die Augenbindehaut.
Anwendungsgebiete: Das Mittel dient zur Behandlung von Entzündungen der oberen Atemwege, Kitzelhusten, chronischen Entzündungen der unteren Atemwege, anfallweise auftretender Atemnot (Asthma bronchiale), der mit Entzündung einhergehenden Lungenblähung (Emphysembronchitis), der kombinierten Lidrand- und Bindehautentzündung sowie zur Behandlung von Entzündungen des Tränensacks. Anwendung finden die Verdünnungen D 2, D 3, D 4 und Ampullen mit Verdünnungen ab D 4.
Arzneimittelbild: Zum Arzneimittelbild der Senegawurzel gehören folgende Symptome: Entzündung des Kehlkopfs und Luftröhre mit Anhäufung von zähem, festsitzendem Schleim, schmerzhafter Husten mit Wundheitsgefühl in der Brust und Augenbindehautentzündung mit Tränen-

reiz, Lichtscheu mit Sandkorngefühl sowie reichlicher Schleimabsonderung. Die Beschwerden bessern sich durch Bewegung im Freien und verschlimmern sich in Ruhe.

Sepia

Tintenfisch

Vorkommen, Verwendung: Der Tintenfisch (Sepia officinalis L.) findet sich in den Küstengewässern der gemäßigten und warmen Meere, besonders im Mittelmeer. Verwendet wird der getrocknete Inhalt seines Tintenbeutels, der sich aus schwärzlich-bräunlichen, organischen und anorganischen Substanzen sowie Melanin zusammensetzt.
Urtinktur: D 1 AG 1/10
Wirkung: Das aus dem Tintenbeutel des Tintenfischs gewonnene Mittel wirkt auf das Zentralnervensystem, hauptsächlich die psychomotorischen Zentren, die Beckenorgane der Frau, die Beckennerven, die Haut, die peripheren Nerven, die Muskeln, die Gelenke, den Magen-Darm-Kanal und die Leber.
Anwendungsgebiete: Das Mittel dient zur Behandlung von Depressionen, die während der Wechseljahre auftreten, nervösen Erschöpfungszuständen, Migräne, Nervenschmerzen, chronischen Entzündungen der Eileiter und der Eierstöcke, Entzündungen des Beckenbindegewebes, Senkungsbeschwerden der Beckenorgane, Regelstörungen während der Wechseljahre, chronischen Hautausschlägen, chronischer Entzündung der Magenschleimhaut und der Dünndarmschleimhaut, Verstopfungen, Blutstauungen im Pfortadergebiet und in den Beinvenen mit Ausbildung von Krampfadern, Hämorrhoiden und Leberleiden. Verwendet werden Tabletten der Verdünnungen D 3, D 4, D 6, D 12 und sehr häufig Ampullen mit Verdünnungen D 8, D 12, D 15.

Arzneimittelbild: Die Symptome, die bei Prüfung des Mittels beobachtet wurden, sind im folgenden Arzneimittelbild zusammengefaßt: große Traurigkeit mit Mattigkeit, Weinerlichkeit, Trübsinnigkeit, Angst und Furcht mit fliegender Hitze, reizbare, launische Stimmung, Mutlosigkeit und Gleichgültigkeit gegenüber der Welt, Veranlagung zu kalten Füßen, obwohl die Hände und der Kopf oft warm sind, morgendliche Schwäche und Unausgeschlafenheit, abendliche Munterkeit, Schweißausbrüche mit sehr übelriechendem Schweiß in den Achseln und im Bereich der Geschlechtsorgane, trockene, chronische Entzündungen auf dem Handrücken (Ekzeme), ständiges Gefühl, der Unterleib dränge herab, Gebärmuttersenkung, Gebärmuttervorfall, Schwangerschaftsbeschwerden, Übelkeit, Erbrechen, begleitet von Widerwillen gegen Brot, chronische Kopfschmerzen, Gesichtsschmerzen, Magenschmerzen nach dem Essen, Blähungen und Verstopfungen mit vergeblichem Stuhldrang (meistens in der Schwangerschaft). Warme, stickige Zimmerluft und Räume voller Menschen werden überhaupt nicht vertragen. Umgekehrt bessern sich die Beschwerden bei Bewegung und in frischer Luft. Die Symptome sind bei pigmentreichen Frauen mit gelblicher Hautfarbe, die sich in den Wechseljahren befinden, am stärksten ausgeprägt.

Silicea
Kieselsäure

Vorkommen, Verwendung: Zur Herstellung des homöopathischen Arzneimittels wird wasserhaltige, polymerisierte Kieselsäure verwendet.
Urtinktur: D 1 AG 1/10
Wirkung: Kieselsäure wird in der Homöopathie als Konstitutions- und Bindegewebsmittel verwendet. Es wirkt auf die Knochen, die Lymphgewebe, die Haut, die Haare und Nägel sowie auf das Zentralnervensystem.

Anwendungsgebiete: Angewendet wird Kieselsäure bei fehlernährten, rachitischen Kindern, die an Hauttuberkulose leiden, chronischen Eiterungen, besonders chronischen Mittelohrentzündungen und Entzündungen des äußeren Gehörganges, chronischen Hautentzündungen (Ekzeme) im Gehörgang, chronischen Augenbindehautentzündungen, chronischen Tränensackentzündungen, Fisteln, Lymphknotenschwellungen, Organtuberkulose, Neigung zur Vergrößerung von Milz und Lymphknoten, Wachstumsstörungen der Haare und der Nägel, verzögerter Wundheilung und Eiterausschlägen. Verwendet werden Tabletten der Verdünnungen D 3, D 4, D 6, D 12 und Ampullen ab der Verdünnung D 8 und höher.

Arzneimittelbild: Die Arzneimittelsymptome der Kieselsäure zeigen, daß es sich um ein Konstitutionsmittel handelt. Es greift tief in den Körperhaushalt ein und wirkt besonders bei konstitutionell kümmerlichen, dystrophischen Kindern mit Froschbauch und greisenhaftem Aussehen, die im späteren Alter schwächlich, depressiv und leistungsunfähig sind. Die typischen Arzneimittelsymptome sind schwache Persönlichkeit, Mangel an Selbstvertrauen und Selbstbewußtsein, Angst vor Mißerfolgen, nächtliche Schweißausbrüche, allgemeine Frostigkeit, Rachitis der Kinder, Muskelschwäche, Schwierigkeiten beim Laufenlernen, Neigung zur Geschwürbildung aller Art, zum Beispiel Finger- und Nagelgeschwüre, Neigung zu Fistelbildungen, bei denen besonders die Knochen beteiligt sind, Drüsenschwellungen, -verhärtungen und -vereiterungen, Wundheilungsstörungen, Neigung zu Flechten und Hautausschlägen, Überbeine, Gelenkentzündungen, Kniegeschwülste, erstickender Husten mit Kitzelgefühl im Hals, Kopfschmerzen und Migräne mit Übelkeit und Blutandrang zum Kopf (vorwiegend nachts auftretend), vom Nacken über den Scheitel aufsteigend (durch Bewegung, Geräusche, Licht, geistige Anstrengung, Sprechen und Druck verschlimmert, durch Wärme und Dunkelheit gebessert), Schwindel, ganz besonders beim Aufwärtssehen, Haarausfall, steifer Hals, allgemeine motorische Schwäche, schmerzhafter Rücken, zittrige Beine mit Krämpfen und leichtem Ermüden beim Gehen, verschwommenes Sehen, schwarze Flecken vor den Augen, Verstopfung der Nase, Stockschnupfen, dünne oder trockene Nasenschleimhaut, kitzeliges Gefühl auf der Zunge, Erbrechen nach dem Trinken, stinkende, meist schmerzlose Durchfälle bei Kindern oder Hartleibigkeit mit Verstopfung und vergeblichem Stuhldrang, Fieber mit trockener Hitze und wenig Schweiß, stinkender Achselhöhlenschweiß, stinkender Fußschweiß, begleitet von wunden Stellen zwischen den Zehen, und kalte Füße. Die Symptome verschlimmern sich durch Kälte, abends und nachts, durch Bewegung in der freien Luft, bei Erkältungen, bei Wetterveränderungen, durch äußeren Druck und bei Neumond.

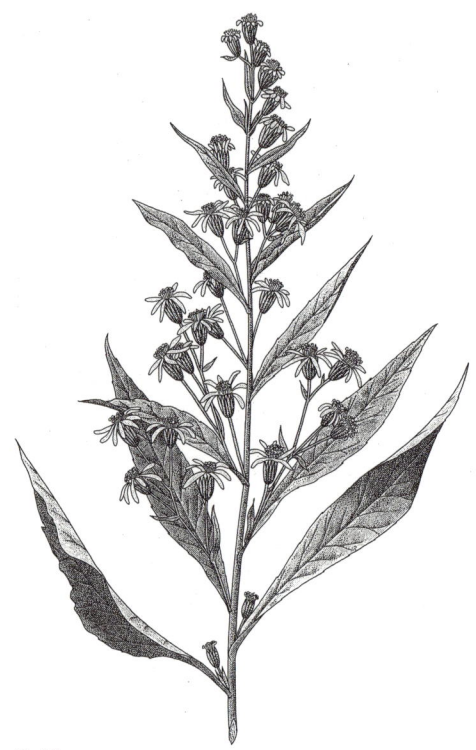

Goldrute

Solidago
Goldrute

Vorkommen, Verwendung: Die Goldrute (Solidago virgaurea L.) ist in Europa, Asien und Nordamerika beheimatet. Zur Herstellung des homöopathischen Mittels werden die frischen Blütenstände verwendet, die Saponine, Gerbstoffe, Bitterstoffe, Flavone und ätherisches Öl enthalten.
Urtinktur: AG 1/3
Wirkung: Die Wirkung der Goldrute erstreckt sich auf die Nieren, die Blase und die Vorsteherdrüse. Außerdem wirkt sie gegen die Bildung von Harnsäuresteinen.
Anwendungsgebiete: Genutzt wird die Goldrute zur Therapie von chronischen Nierenentzündungen, Gicht, gutartigen Vergrößerungen der Vorsteherdrüse und Blasenentzündungen. Verwendet werden die Urtinktur, die Verdünnung D 2 und Ampullen, die meistens die Verdünnungen D 4 oder D 6 enthalten. Die Goldrute kann darüber hinaus bei Nierenschäden, die durch Infektionskrankheiten bedingt sind, und Hautveränderungen durch Nierenleiden eingesetzt werden. Außerdem soll die Goldrute bei rheumatischen und gichtbedingten Gelenkleiden helfen.
Arzneimittelbild: Die Anwendung der Goldrute beruht auf reiner Erfahrung. Ein durch eine Arzneimittelprüfung gewonnenes Arzneimittelbild liegt zur Zeit noch nicht vor.

Spigelia
Wurmkraut

Vorkommen, Verwendung: Das Wurmkraut (Spigelia anthelmia L.) ist in ganz Mittel- und Südamerika verbreitet. Homöopathisch wird das getrocknete Kraut verwendet. Es enthält das Alkaloid Spigeliin und Gerbstoff.

Urtinktur: D 1 AG 1/10

Hinweis: *Das Mittel ist gesondert aufzubewahren.*

Wirkung: Besonders beeinflußt wird durch das Wurmkraut das Herz, hauptsächlich die Herzaußen- und Herzinnenhaut, sowie das Zentralnervensystem und der Nervus trigeminus (Er inneviert das Gesicht.).

Anwendungsgebiete: Mit dem Wurmkraut werden behandelt: Herzbeutel- und Herzinnenhautentzündungen rheumatischer Ursache, Herzangst, Migräne, Nervenentzündungen, plötzlich und heftig auftretende Nervenschmerzen, wovon besonders der Nervus trigeminus, der das Gesicht und der Nervus cilicris, der den Augapfel versorgt, betroffen sind. Außerdem wird das Wurmkraut auch als Wurmmittel genutzt. Angewendet werden die Verdünnungen D 3, D 4, D 6 und Ampullen mit den Verdünnungen D 4, D 6, D 8.

Arzneimittelbild: Das Arzneimittelbild des Wurmkrauts setzt sich aus folgenden Symptomen zusammen, die vorwiegend linksseitig auftreten: in regelmäßigen Abständen auftretende Schmerzen, die einen einschießenden, stechenden Charakter haben, starke Erregbarkeit und große Angst, unruhiger, durch Träume gestörter Schlaf, Herzklopfen mit stechenden Schmerzen an der Herzspitze und Ausstrahlung in den linken Arm, außerplanmäßige Herzschläge (Extrasystolie), die durch akute entzündliche Vorgänge der Herzinnenhaut, des Herzmuskels und rheumatische Herzerkrankungen zustande kommen, überwiegend linksseitig nervöse Kopf- und Gesichtsschmerzen, die sich später aber auch rechtsseitig auswirken können, wobei die Schmerzen bevorzugt im Gebiet der Schläfe, des Auges und des Stirnhöckers auftreten, Rheumatismus und Zittern in den Muskeln und Gelenken, Zerschlagenheits- und Schweregefühl in den Armen und Beinen sowie Muskelzukkungen im Rücken und in den Gliedern. Typisch ist, daß die heftigen, anfallartig einschießenden Nervenschmerzen mit Sonnenaufgang beginnen und mit Sonnenuntergang enden. Die Beschwerden verschlimmern sich durch Bewegung, Geräusche, Berührung, Sturm und Umschlag des Wetters.

Spiraea ulmaria
Mädesüß

Vorkommen, Verwendung: Das Mädesüß (Filipendula ulmaria [L.] Maxim.), auch Wiesenkönigin genannt, ist über die nördlichen, gemäßigten Zonen verbreitet. Zur Herstellung des homöopathischen Mittels wird die frische Wurzel verwendet. Sie enthält viele Wirkstoffe, darunter das Glykosid Gaultherin, Salicylsäure und ätherisches Öl.

Urtinktur: AG 1/3

Wirkung: Das Mädesüß wirkt auf die Muskeln, die Gelenke, die Gelenkinnenhäute, die Nieren, die Schweißdrüsen und die Haut. Es wirkt wasser- und schweißtreibend.

Anwendungsgebiete: Eingesetzt wird das Mädesüß zur Behandlung von Muskel- und Gelenkrheumatismus, rheumatischen Wasseransammlungen, Brustfellentzündungen sowie bei akneartigen Hautausschlägen. Verwendung finden die Urtinktur, die Verdünnung D 2 und Ampullen, die jedoch seltener gebraucht werden, ab der Verdünnung D 3.

Arzneimittelbild: Charakteristische Symptome des Arzneimittelbildes sind akute

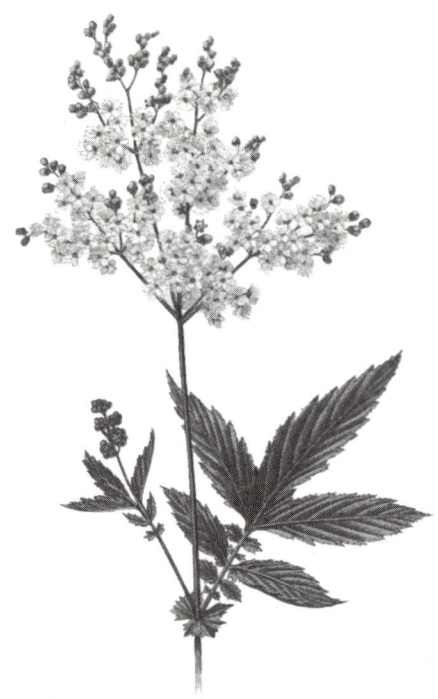

Mädesüß

Anfälle von wandernden rheumatischen und gichtbedingten Muskel- und Gelenkschmerzen mit Ergüssen und der Neigung, Wasser einzulagern, Atemnot, Herzklopfen, starke Schweißausbrüche, akneartige, juckende Hautausschläge, Blutandrang zum Kopf mit Ohrensausen und begleitendem Schwindel und durch Gicht hervorgerufene Nieren- und Blasenerkrankungen. Das Mädesüß wird auch manchmal die »vegetabilische Salicylsäure der Homöopathie« genannt. Nässe und Bewegung verschlimmern die Beschwerden.

Spongia
Meeresschwamm

Vorkommen, Verwendung: Der Meeresschwamm (Euspongia officinalis L.) ist im Mittelmeer, im Roten Meer und im Atlantik zu finden. Zur Herstellung des homöopathischen Arzneimittels wird der Meeres-

schwamm geröstet. Er enthält anorganische Salze (vor allem Jod).
Urtinktur: D 1 AG 1/10
Wirkung: Das Mittel wirkt besonders auf die Lymphknoten, die Schilddrüse, den Kehlkopf, die Luftröhre, die Hoden und das Herz.
Anwendungsgebiete: Die Anwendungsgebiete des Meeresschwammes sind Rachen- und Kehlkopfentzündungen, Schnupfen, Reizhusten, Kropfbildungen, Strumaherzen, Lymphknotenentzündungen, Lymphknotenschwellungen, Hodenentzündungen, Entzündungen der Nebenhoden und Überfunktion der Schilddrüse. Behandelt wird mit den Verdünnungen D 2, D 3, D 4, D 6 und mit Ampullen mit Verdünnungen D 4, D 6, D 12 und höher. Bei einem Kropf gibt man längere Zeit die Verdünnung D 2 (unter Gewichtskontrolle zur Vermeidung von thyreotoxischen Jodschäden!). Bei Schilddrüsenüberfunktion verabreicht man in größeren Abständen die Verdünnung D 12.
Arzneimittelbild: Die Symptome des Arzneimittelbildes des Meeresschwammes ergeben folgendes Bild: Entzündungen der oberen Atemwege mit Stock- und Fließschnupfen, belegte Stimme, Heiserkeit, Entzündung des Kehlkopfs, geschwollene Lymphknoten, quälender, nervöser, durch den Kropf bedingter Räusperhusten mit Räusperzwang, Krupp-Husten, Zustände von Atemnot mit bellendem, trockenem Husten (überwiegend nachts), begleitet von Herzangst, Herzklopfen und Herzschmerzen sowie Hoden- und Nebenhodenschwellungen infolge von Tripper. Die Beschwerden verschlimmern sich meistens vor Mitternacht. Sie bessern sich durch Essen und Trinken.

Stannum
Zinn

Vorkommen, Verwendung: Zinn ist ein relativ seltenes Metall. Es wird überwiegend als Zinnstein gefunden. Zur Herstellung des homöopathischen Mittels verwendet man metallisches Zinn.

Urtinktur: AG 1/10

Wirkung: Zinn wirkt auf das Zentralnervensystem, die peripheren Nerven, die Muskulatur, die unteren Atemwege und die weiblichen Geschlechtsorgane.

Anwendungsgebiete: Die Anwendungsgebiete für Zinn sind nervöse Erschöpfungszustände, allgemeine Muskelschwäche, schlaffe Lähmungen, Nervenschmerzen, Nervenentzündungen, chronische Bronchitis, Entzündungen der Bronchien bei Lungenblähung, sackförmige Erweiterungen der Bronchien (Bronchiektasien), Tuberkulosefolgen, Senkung der Eingeweide und Senkungsbeschwerden der Beckenorgane. Anwendung finden Tabletten in den Verdünnungen D 3, D 4, D 6, D 12 und D 30 sowie Ampullen ab der Verdünnung D 8.

Arzneimittelbild: Charakteristisch für das Arzneimittelbild von Zinn sind folgende Symptome: Abgespanntheit, Mattigkeit, Spannungslosigkeit bei den geringsten Anforderungen an Körper und Geist, Zittrigkeit, Neigung zum Weinen, ständiges Bedürfnis zu sitzen, zu liegen oder sich anzulehnen, nervliche Erschöpfung mit Nerven- und Kolikschmerzen, die langsam zunehmen und dann wieder abnehmen, heftiger, anstrengender Husten mit gelbgrünem, süßlich riechendem Auswurf, Schwäche auf der Brust mit Leeregefühl, grobblasige Rasselgeräusche in der Lunge, Verdauungsschwäche, Magenschleimhautentzündungen, Magenkrämpfe mit Blähungen, Aufstoßen und Brechwürgen, Druck in der Milzgegend, Schmerz und Druck in der Lebergegend mit Empfindlichkeit gegen Berührung, Weißfluß bei

Senkung der Beckenorgane und das Gefühl herabdrängender Unterleibsorgane. Die Beschwerden bessern sich durch Druck und Liegen auf der rechten Seite, sie verschlimmern sich in Ruhe.

Stannum jodatum
Zinnjodid

Vorkommen, Verwendung: Zinnjodid gewinnt man, indem man Zinn zusammen mit Jod erhitzt. Aus der erkalteten Masse wird das Arzneimittel hergestellt.

Urtinktur: AG 1/10

Wirkung: Zinnjodid wirkt im wesentlichen wie Zinn.

Anwendungsgebiete: Zinnjodid wird bevorzugt angewandt bei chronischen Entzündungen der unteren Atemwege, sackförmigen Erweiterungen der Bronchien (Bronchiektasien), Entzündung der Bronchien bei Lungenblähung (Emphysembronchitis) mit übel riechendem Auswurf, Entzündung der Bronchien im Alter, Tuberkulose, Husten alter Menschen, andauerndem Hustenreiz, ausgehend von einer trockenen Reizstelle im Hals, die allmählich zu Hustenanfällen führt. Anwendung finden Tabletten mit den Verdünnungen D 3, D 4, D 6 und Ampullen mit Verdünnungen ab D 8.

Arzneimittelbild: Das Arzneimittelbild von Zinnjodid entspricht dem von Zinn.

Staphisagria
Stephanskraut

Vorkommen, Verwendung: Das Stephanskraut (Delphinium staphisagria L.) ist in Südeuropa beheimatet. Verwendet werden die getrockneten, reifen Samen, deren Wirkstoffe die Alkaloide Delphinin (dem Aconitin ähnlich) und Staphisin sowie fettes Öl sind.

Urtinktur: D 1 AG 1/10

Hinweis: *Das Mittel ist gesondert aufzubewahren.*

Wirkung: Die Wirkung des Stephanskrautes erstreckt sich auf das Zentralnervensystem, das vegetative Nervensystem, die Haut, die männlichen und weiblichen Geschlechtsorgane und den Magen-Darm-Kanal.

Anwendungsgebiete: Anwendungsgebiete für das Mittel sind Nervenschwäche, reizbare Schwäche, sexueller Krankheitswahn, Fehlregulationen im vegetativen Nervensystem, niedriger Blutdruck, Schlaffheit der Magenmuskulatur, Verstopfung, Lidrand- und Augenbindehautentzündung, Gerstenkörner, Entzündungen des Tränensacks, schmerzhafte Regelblutung, Juckreiz am Scheideneingang, Samenergüsse im Schlaf, Beschwerden der Vorsteherdrüse mit Entzündungen der Blase, Reizblase sowie Grind- und Eiterausschläge. Eingesetzt werden die Verdünnungen D 3, D 4 und Ampullen ab der Verdünnung D 6.

Arzneimittelbild: Das Arzneimittelbild des Stephanskrautes zeigt folgende Symptome: zornige, gereizte, launische Stimmung, Verärgerung, Verdrießlichkeit, Menschenscheu, leichtes Beleidigtsein, wenig Freude am Leben, Ärger über Dinge, die einen nicht persönlich angehen, krankhafte sexuelle Vorstellungen, Neigung zum Liegen, Müdigkeit und Elendsgefühl beim Erwachen, Kraftlosigkeit der Muskeln, brennende, juckende Hautausschläge, schlecht heilende Hautausschläge, Gesichtsschmerzen, Zahnkaries, hohläugiges, blasses Aussehen, Magenschwäche, Magendruck, Brechwürgen, Durchfälle, Verlangen nach Reizmitteln, geschlechtliche Reizbarkeit der Frauen, Harndrang und Brennen in der Harnröhre, das beim Wasserlassen aufhört. Die Symptome verschlimmern sich durch Ärger, Kummer und sexuelle Ausschweifungen sowie beim frühen Aufstehen; sie bessern sich im Sitzen und im Liegen.

Sticta pulmonaria
Lungenmoos

Vorkommen, Verwendung: Das Lungenmoos (Lobaria pulmonaria [L.] Hoffm., Sticta pulmonaria), auch Lungenflechte genannt, ist über die ganze Erde verbreitet. Es wächst – ohne zu parasitieren – auf den Bäumen. Für die Homöopathie wird nur das in Amerika auf dem Zuckerahorn wachsende Lungenmoos gesammelt, das zunächst getrocknet wird. Die Flechte enthält Bitterstoff, Stictinsäure, Norstictinsäure, Schleimstoffe, Arabit und Nuclease.

Urtinktur: AG 1/3

Wirkung: Das Lungenmoos wirkt speziell auf die Schleimhaut der oberen Luftwege.

Anwendungsgebiete: Anwendung findet das Mittel bei Schnupfen, trockener Entzündung der unteren Atemwege, Reizhusten, Grippehusten, Keuchhusten, Husten bei Masern und Rachen-Kehlkopf-Entzündungen. Behandelt wird mit den Verdünnungen D 2, D 3, D 6 und mit Ampullen, jedoch seltener, ab der Verdünnung D 4.

Arzneimittelbild: Charakteristische Symptome des Arzneimittelbildes sind trockene Nasen- und Bronchialschleimhaut, die besonders empfindlich gegen kalte Luft ist, quälender Reizhusten und trockener, bellender, kruppartiger Husten mit wenig Auswurf. Der Husten verschlimmert sich nachts und in kalter Luft.

Stramonium
Gemeiner Stechapfel

Vorkommen, Verwendung: Der Gemeine Stechapfel (Datura stramonium L.) ist über Europa, Asien und Amerika verbreitet. Die Homöopathie verwendet das frische, zu Beginn der Blüte gesammelte Kraut. Es enthält die Alkaloide Hyoscyamin, Scopolamin, etwas Atropin, Flavonglykoside, Cumarin, Scopolin, Chlorogensäure und viel Kalium.

Urtinktur: AG 1/2 +

Hinweis: *Das Mittel ist verschreibungspflichtig bis einschließlich der Verdünnung D 3.* Lassen Sie sich ärztlich beraten, wenn Sie niedrigere Verdünnungsstufen anwenden wollen. Bei unsachgemäßer Anwendung kann es zu Sehstörungen, Schluckbeschwerden, Blasenlähmung, Erbrechen, Herzrhythmusstörungen, Hautrötungen und Erregung kommen.

Wirkung: Der Gemeine Stechapfel wirkt speziell auf das Zentralnervensystem, das vegetative Nervensystem, besonders den Nervus vagus, die unteren Atemwege und die Lunge.

Anwendungsgebiete: Anwendung findet der Gemeine Stechapfel zur Behandlung von manischen Zuständen, Delirien, Sinnestäuschungen, schweren Infektionskrankheiten mit Hirnhautreizung, Krämpfen und Manien, Veitstanz (Chorea) und Fallsucht (Epilepsie). Eingesetzt werden die Verdünnungen D 3, D 4, D 6 und Ampullen mit den Verdünnungen D 4, D 6 und höher.

Arzneimittelbild: Die Symptome des Arzneimittelbildes vom Gemeinen Stechapfel sind Erregungszustände höchsten Grades mit Blutüberfüllung im Kopf, leichte psychische Störungen, schwere Geistesstörungen (besonders bei Alkoholmißbrauch), Alkoholdelir mit Geschwätzigkeit (die Geschwätzigkeit beim Delir ist ein fast sicheres Anzeichen für den Stechapfel), weite Pupillen, Krampfzustände, andere Delirien mit Geschwätzigkeit, veitstanzähnliches Verhalten, Verlangen nach Licht und nach Gesellschaft, Furcht, Wasserscheu, Zuckungen bei Berührung und beim Anblick glänzender Dinge, Schluckkrämpfe beim Trinken, Zähneknirschen, nächtliche Angst, nächtliches Aufschreien, Übererregbarkeit beider Geschlechter bis zur Raserei (bei Frauen Mannstollheit), Schamlosigkeit, Blasenkrämpfe, schmerzhafte Regelblutungen, Weißfluß, Heiserkeit, heftiges Schluchzen, kreischende Stimme mit Lallen, Stammeln und Stottern, verzerrte Gesichtszüge und Zustände von Atemnot. Alle Symptome verschlimmern sich im Dunkeln und bei grellem Licht. Sie sind die Folgen unterdrückter Hautausschläge.

Strophanthus

Strophanthus

Vorkommen, Verwendung: Strophanthus (Strophanthus gratus [Wall. et Hook ex Benth.] Baill.) ist in Ostafrika verbreitet. Das homöopathische Mittel wird aus den von Grannen befreiten, reifen Samen gewonnen. Sie enthalten etwa 20 Glykoside (Cardenolide), vor allem g-Strophanthin (= Quabain), Strophanthinsäure, fettes Öl, Trigonellin und Cholin.

Urtinktur: D 1 AG 1/10 +

Hinweis: *Das Mittel ist verschreibungspflichtig bis einschließlich der Verdünnung D 3.* Bei der Anwendung von Verdünnungen unter D 4 sollten Sie vorher unbedingt einen Arzt konsultieren, da es bei unsachgemäßer Anwendung zu Erbrechen, schnellem Puls und Atemnot kommen kann.

Wirkung: Das Mittel wirkt besonders auf den Herzmuskel, die Herzkranzgefäße und das Zentralnervensystem. Sehr bewährt hat es sich bei verengten Herzkranzgefäßen und Nierenerkrankungen mit Herzschwäche. Auch bei Prüfungsangst und Lampenfieber ist es gut geeignet.

Anwendungsgebiete: In der Homöopathie findet Strophanthus Anwendung bei Herzneurosen, Herzangst durch Mangeldurchblutung der Herzkranzgefäße und anderen, vom Herzen verursachten Angstzuständen. Eingesetzt werden die Verdünnungen D 2, D 4, D 6 und Ampullen mit den Verdünnungen D 4, D 6, D 12, D 15.

Arzneimittelbild: Das Arzneimittelbild von Strophanthus umfaßt folgende Symptome: andauernde Beklemmung und

Druck auf der Brust, stark sichtbarer Herzspitzenstoß, starkes Angstgefühl mit Zwang zum Tiefatmen, verlangsamte Herztätigkeit, verstärkte Herzleistung und plötzlich auftretende Harnflut (Urina spastica).

Schwefel

Vorkommen, Verwendung: Schwefel ist in zahlreichen natürlichen Stoffen als Bioelement enthalten, zum Beispiel in Eiweißen und Eiweißhormonen. Auch im menschlichen Körper findet man ca. 150 g Schwefel.

Urtinktur: AG 1/10

Wirkung: Gereinigter Schwefel wird als Konstitutions- und Stoffwechselmittel benutzt. Er wirkt auf das Zentralnervensystem, das vegetative Nervensystem, die Haut, die Schleimhäute, die Gefäßnerven, die Venen, die Pfortader, den Magen-Darm-Kanal, die Leber, die Harn- und Geschlechtsorgane, die Muskeln und das Bindegewebe.

Anwendungsgebiete: Schwefel hat viele Anwendungsgebiete in der Homöopathie. Er dient zur Behandlung von Hauttuberkulose, Rachitis, Reaktionsschwäche, Lidrand- und Augenbindehautentzündung, subakuten unnd chronischen Entzündungen der oberen Luftwege, Lungen- und Rippenfellentzündungen, akuten und chronischen Magenschleimhautentzündungen, Leberleiden mit Pfortaderstauung, Verdauungsstörungen mit Sodbrennen, Akne, Eiterausschlägen, Grind, Nagel-, Nagelfalz- und Unterschenkelgeschwüren, Krampfadern, Hämorrhoiden sowie Muskel- und Gelenkrheumatismus. Gereinigter Schwefel wirkt auch bei durch Antibiotika und Cortison unterdrückten Erkrankungen. Er führt die Erkrankungen in ihr akutes Stadium zurück. Außerdem ist Schwefel ein wichtiges Mittel bei Alkoholismus.

Anwendung finden Tabletten der Verdünnungen D 3, D 4, D 6, D 12 und Ampullen mit den Verdünnungen D 6, D 8, D 10, D 12 und höher. Eine besonders wirksame Form des Schwefels ist kolloider Schwefel, den es als Tabletten in den Verdünnungen D 4, D 6 und in Ampullen mit der Verdünnung D 6 gibt. Der Schwefel hat in höheren Verdünnungen (D 6 bis D 12 und höher) einen eigenartigen katalytischen Charakter, der die Tätigkeit fast jeder Zelle im Sinne der Reaktionssteigerung beeinflußt. Daher erklärt sich seine ungewöhnlich große Anwendungsbreite.

Arzneimittelbild: Die Symptome des Arzneimittelbildes sind folgende: reizbares, mürrisches Wesen, Neigung zum Weinen, Klagen, Seufzen und zu Gewissensbissen, pessimistische Einstellung, depressive Stimmung, schlechtes Gedächtnis, frühmorgendliches Erwachen, schlechter Morgenschlaf, Bindegewebsschwäche, lasche Körperhaltung, unreine Haut, unangenehmer Körpergeruch, Abneigung gegen kaltes Waschen, Flechten, Ausschläge aller Art, Geschwüre und eitrige Entzündungen am Finger, chronische, trockene Hautentzündungen, die stark jucken (besonders nachts) und empfindlich gegen Wasser sind. Wechselbeziehungen zwischen inneren Erkrankungen und Erkrankungen der Haut oder Schleimhäute sind typisch, zum Beispiel chronische Hautentzündung – Asthma, Schnupfen – schmerzhafte Regelblutung. Die Schleimhäute an den Körperöffnungen sind auffallend rot gefärbt. Es besteht Neigung zu Hauterkrankungen mit juckenden Knötchen (Prurigo) und reinem Juckreiz sowie Hitzewallungen mit dem Bedürfnis nach frischer Luft. Tagsüber sind die Hände kalt und die Füße von kaltem Fußschweiß bedeckt, nachts hingegen brennen die Füße und die Handflächen. Der Scheitel ist heiß. Am Morgen kommt es zu Durchfällen. Es besteht Widerwillen gegen Fleisch und Milch. In der Magengegend herrscht vormittags ein flaues Gefühl vor. Alle Absonderungen sind brennend und scharf. Die Beschwerden neigen dazu, chronisch zu werden. Sie verschlimmern sich abends, nach Mitternacht, in Bettwärme, durch Nässe und Kälte, durch Wetterumschlag, durch Stehen und in Ruhe. Sie bessern sich bei Wärme und trockenem Wetter.

Sulfur jodatum
Schwefeljodid

Vorkommen, Verwendung: Das homöopathische Arzneimittel wird aus der erkalteten Schmelze von Schwefel und Jod hergestellt.
Urtinktur: D 3 AG 1/1000 +
Hinweis: *Das Mittel ist verschreibungspflichtig bis einschließlich der Verdünnung D 3 (nähere Hinweise s. Schwefel S. 174).*
Wirkung: Schwefeljodid wirkt in aller Regel wie Schwefel, ist aber bei Lymphknotenerkrankungen, Akne, Eiterbeulen und Knochenhautentzündungen deutlich wirksamer.
Anwendungsgebiete: Anwendung findet Schwefeljodid besonders bei Vergrößerungen des Lymphgewebes, Hauttuberkulose, Neigung zu entzündlichen Erkrankungen der Haut und der Schleimhäute, übelriechender Entzündung der unteren Atemwege, Lungenabszessen, Schleimhautvergrößerungen und Polypen, Eiterbeulen, chronischen Hautentzündungen, Akne, chronischer Mandelentzündung, Entzündung der Knochenhaut, sackartigen Erweiterungen der Bronchien (Bronchiektasien) und funktioneller Dickdarmstörung mit kolikartigen Krampfanfällen, Verstopfung und schleimigen Darmentleerungen (Colica mucosa). Eingesetzt werden Tabletten in den Verdünnungen D 4 und D 6. Zur Behandlung werden auch Ampullen ab der Verdünnung D 6 eingesetzt.

Arzneimittelbild: Das Arzneimittelbild von Schwefeljodid entspricht dem Arzneimittelbild von Schwefel (s. S. 174).

Symphytum
Beinwell

Vorkommen, Verwendung: Der Beinwell (Symphytum officinale L.) ist in ganz Europa und Sibirien verbreitet. Das homöopathische Mittel wird aus der frischen Wurzel hergestellt, die vor Beginn der Blüte gesammelt wird. Ihre Inhaltsstoffe sind Schleimstoffe, Cholin, die Alkaloide Symphytocynoglossin und Consolidin, Gerbstoff und Gummi.
Urtinktur: AG 1/2
Wirkung: Beinwell wirkt entzündungshemmend.
Anwendungsgebiete: Anwendung findet der Beinwell bei schlechter Kallusbildung, Blutergüssen, Quetschungen, Verstauchungen, Zerrungen der Gelenkkapseln, Stumpfbeschwerden, Knochenhautentzündungen und entzündeten Blutgerinnseln in einer Vene. Eingesetzt werden die Verdünnungen D 2, D 3, D 6 und Ampullen mit den Verdünnungen D 3, D 4, D 6. Es empfiehlt sich, den Beinwell innerlich und äußerlich gleichzeitig anzuwenden.
Arzneimittelbild: Ein definiertes Arzneimittelbild liegt nicht vor, da eine homöopathische Arzneimittelprüfung noch nicht geführt wurde.

Symphytum ad usum externum
Beinwell zum äußerlichen Gebrauch

Zum äußerlichen Gebrauch von Beinwell wird die Urtinktur verwendet. Damit werden Knochenverletzungen, Schädigungen der Knochenhaut, stumpfe Nervenverletzungen und Gelenkzerrungen behandelt. Häufig wird die Urtinktur mit Wasser im

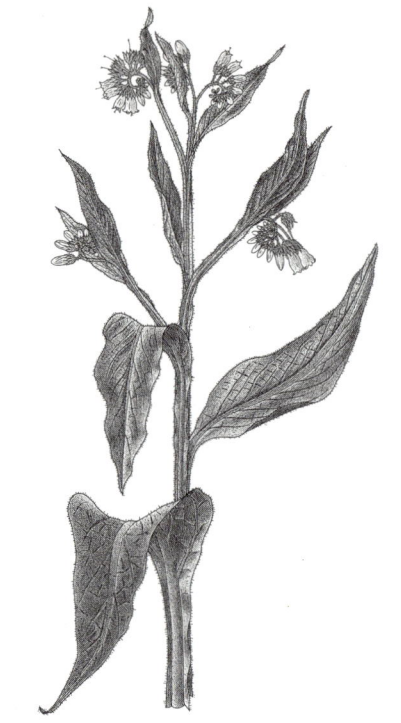

Beinwell

Verhältnis 1 : 10 für Umschläge verdünnt. Diese Umschläge haben sich auch bei Venenentzündungen bewährt. Die Bedeutung des Bergwohlverleihs bei Weichteilverletzungen entspricht der Bedeutung des Beinwells bei Knochen-, Knochenhaut- und Nervenschädigungen. Zur Unterstützung der äußerlichen Maßnahmen kann man Beinwell auch in der Verdünnung D 2 innerlich anwenden.

Syzygium
Jambulbaum

Vorkommen, Verwendung: Der Jambulbaum (Syzygium cumini [L.] Skeels, Syn., Eugenia jambolana Lam.) kommt in den tropischen Gebieten Asiens und Australiens vor. Verwendet werden die reifen, getrockneten Früchte, deren Wirkstoffe ätherisches Öl und Gerbstoffe (= früheres

»Jambulol«) in Form von Ellagsäure und Gallussäure sind.

Urtinktur: AG 1/2

Wirkung: Das aus dem Jambulbaum gewonnene Arzneimittel wirkt blutzuckersenkend.

Anwendungsgebiete: Das Arzneimittel wird rein erfahrungsmedizinisch gegen die Zuckerkrankheit angewendet. Die Kriterien, für welche Fälle es besonders wirksam sein kann, sind leider noch nicht bekannt. In Verbindung mit den üblichen diätetischen Maßnahmen sollte man vor der Anwendung von Insulin oder Sulfonamiden jedoch stets einen Versuch unternehmen, da durchaus blutzuckerregulierende Wirkungen erwartet werden können. Zur Behandlung der Blutzuckerkrankheit verwendet man Tabletten in der Urtinktur, Tropfen der Verdünnungen D 2 und D 3 sowie auch Ampullen ab der Verdünnung D 4.

Arzneimittelbild: Das Mittel aus dem Jambulbaum wurde noch nicht nach homöopathischen Grundsätzen geprüft, so daß eine Beschreibung des Arzneimittelbildes nicht möglich ist.

Tabacum
Tabak

Vorkommen, Verwendung: Die Heimat des Tabaks (Nicotiana tabacum L.) ist Amerika. Mittlerweile wird er in vielen Teilen der Welt angebaut. Die Homöopathie verwendet nur unfermentierte Blätter des echten Havanatabaks. Er enthält die Pyridin-Alkaloide Nicotin, Nicotellin und Anabasin, außerdem Cholin, Rutin, Betain, Gerbstoffe, Harze und Enzyme.

Urtinktur: D 1 AG 1/10

Wirkung: Tabak wirkt auf das Zentralnervensystem, das vegetative Nervensystem (besonders das Vaguszentrum), die Gefäßnerven, das Herz, die Lungen und den Magen-Darm-Kanal.

Hinweis: *Das Mittel ist gesondert aufzubewahren.*

Anwendungsgebiete: Die Anwendungsgebiete für Tabak sind Krämpfe der Blutgefäße, Migräne, Drehschwindelanfälle (Morbus Ménière), anfallsweise auftretende Herzschmerzen (Angina pectoris), Übelkeit, Schluckauf, Magenschleimhautentzündungen, Nervenschmerzen, Mißempfindungen, wie zum Beispiel Kribbeln, Taubheitsgefühl und Ameisenlaufen, und schlaffe Lähmungen. Behandelt wird mit den Verdünnungen D 4, D 6 und mit Ampullen mit den Verdünnungen D 6 und D 4.

Arzneimittelbild: Das Arzneimittelbild des Tabaks umfaßt folgende Symptome: Schwindelzustände mit Elendsgefühl und großer Übelkeit, begleitet von Kältegefühlen und Schweißausbrüchen, Sehstörungen, nervöses Herzklopfen mit Pulsbeschleunigung und Herzangst durch übermäßigen Nikotingenuß sowie Ohrensausen und zunächst Reizung, später Lähmung des Vaguszentrums. Die Beschwerden verschlimmern sich nach Tabakgenuß, Tabakrauch und Aufenthalt in warmen Räumen. Sie bessern sich in frischer Luft.

Anwendungsgebiete: Anwendung findet das Mittel bei sexueller Übererregbarkeit, Mannstollheit, Juckreiz am Scheideneingang, Hysterie, Veitstanz (Chorea), Nackensteifigkeit und multipler Sklerose. Behandelt wird mit den Verdünnungen D 4, D 6, D 12 und mit Ampullen mit den Verdünnungen D 4, D 6, D 12 und höher.

Arzneimittelbild: Die Symptome, die von diesem Mittel hervorgerufen werden, fügen sich zu folgendem Arzneimittelbild zusammen: große muskuläre Unruhe, Schlaflosigkeit, Herzangst, ständiger Bewegungsdrang, sexuelle Übererregbarkeit mit moralischer Enthemmung, schneller Wechsel der Gemütsstimmung mit unnatürlicher Heiterkeit und übertriebener Gestik, Kältegefühl im ganzen Körper, Veitstanz, der sich bis in die Nacht fortsetzt, Hysterie mit großer Unruhe, sehr starke Regelblutungen mit Juckreiz am Scheideneingang, schmerzhafte Dauererektion des männlichen Gliedes (Priapismus) und nächtliche Samenergüsse. Die Beschwerden treten in regelmäßigen Abständen auf und verschlimmern sich nachts, in Ruhe, im Schlaf, durch Tabakrauchen und nach Geschlechtsverkehr.

Tarantula
Tarantel

Vorkommen, Verwendung: Die Taranteln (Lycosa fasciiventris Duf.) sind braun, beige und schwarz gemusterte Spinnen, die im Mittelmeergebiet verbreitet sind. Sie leben in Erdröhren und gehen nachts auf Beutefang. Das homöopathische Mittel wird hergestellt, indem man das Tier in 90%igem Alkohol tötet und zerquetscht. Der wichtigste, darin enthaltene Wirkstoff ist Arachnolysin.
Urtinktur: D 1 AG 1/10
Wirkung: Das Mittel wirkt besonders auf das Zentralnervensystem, die Spinalnerven und das sexuelle Verhalten.

Taraxacum
Löwenzahn

Vorkommen, Verwendung: Der Löwenzahn (Taraxacum officinale Web ex Wigg.) ist über die ganze Erde verbreitet. Verwendet wird die ganze Pflanze in frischem Zustand, wenn sie zu blühen anfängt. Ihre Wirkstoffe sind zahlreiche Triterpene und Flavone, Cholin, Gerbstoffe, Mineralien mit einem hohen Kaliumanteil, Inosit, Nicotinsäure, Inulin, Sterole sowie der Bitterstoff Taraxacin.
Urtinktur: AG 1/2
Wirkung: Der Löwenzahn wirkt speziell auf die Leber, die Gallenblase, die Niere und den Magen-Darm-Kanal.

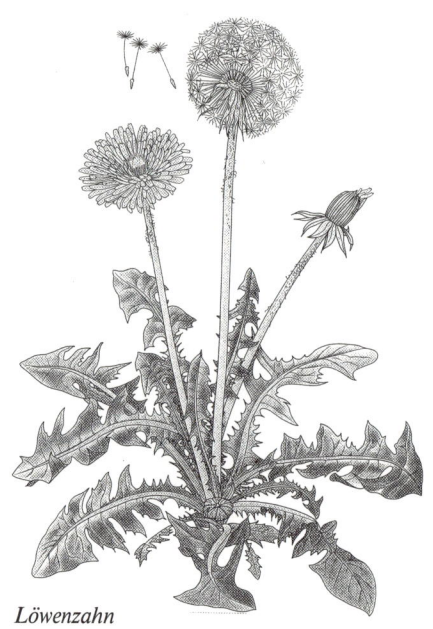

Löwenzahn

Anwendungsgebiete: Der Löwenzahn wird zur Behandlung folgender Erkrankungen genutzt: Störungen der Gallenblasenfunktion, insbesondere Gallenblasenentzündungen, verborgene Lebererkrankungen, die manchmal mit den Anzeichen einer Gelbsucht einhergehen können, Leberentzündungen, Magenschleimhautentzündungen, Pfortaderstauung, Reizblase und Nierenreizung. Verwendet werden die Verdünnungen D 1, D 2, D 4, D 6 und Ampullen mit den Verdünnungen D 3, D 4, D 6, D 12.

Arzneimittelbild: Zum Arzneimittelbild des Löwenzahns gehören folgende Symptome: Nervosität und Unruhe, depressiv-reizbare Stimmung, geistige und körperliche Schwäche, wechselhafte Gemütsverfassung, Landkartenzunge mit grauem Belag, Appetitlosigkeit, dumpfer Leberschmerz, Druckempfindlichkeit der Leber, Abneigung gegen Fett, Blähungen, hartnäckige Verstopfungen, später auch Durchfälle, vermehrte Harnbildung und rheumatische Schmerzen, die an vielen Gliedern auftreten.

Tartarus emeticus
Brechweinstein

Vorkommen, Verwendung: Brechweinstein ist eine weiße, süßlich schmeckende Verbindung, die beim Erkalten einer Lösung von Antimontrioxid und Kaliumhydrogentertrat entsteht.

Urtinktur: D 2 AG 1/100 +

Hinweis: *Brechweinstein ist verschreibungspflichtig bis einschließlich der Verdünnung D 3, da es, wenn es in größeren Mengen eingenommen wird, giftig ist.* Es kann Übelkeit, Erbrechen, Durchfall und unregelmäßige Atmung hervorrufen.

Wirkung: Brechweinstein wird wegen seiner Wirkung auf das Zentralnervensystem, das Herz, die Schleimhaut der oberen Luftwege, die Lunge, den Magen-Darm-Kanal, die Haut, die Muskeln und die Gelenke verwendet.

Anwendungsgebiete: Das Mittel dient zur Behandlung von fieberhaften Entzündungen der unteren Atemwege, gleichzeitig auftretenden Entzündungen der Lunge und der unteren Atemwege, Lungenentzündungen, akuten Magen-Darm-Entzündungen, Leberleiden, Hexenschuß, anfallweise auftretender Atemnot (Asthma bronchiale) und Kreislaufschwäche. Anwendung finden die Verdünnungen D 3, D 4, D 6 und Ampullen mit den Verdünnungen D 4, D 6.

Arzneimittelbild: Die typischen Symptome des Arzneimittelbildes sind: Benommenheit, Schwindel mit Schläfrigkeit, schwere Augenlider, Lungenerkrankungen, besonders bei älteren Menschen und Kindern, Schleimgerassel in der Luftröhre, zäher Auswurf, Brustbeklemmung, Brustleiden der Kinder, Hinfälligkeit, Kaltschweißigkeit, Atemnot mit Blausucht, Schwäche des rechten Herzteils, starkes Herzklopfen, Druck in der Herzgegend, Erbrechen, Magendrücken, Völlegefühl, Blähungen, Verlangen nach Saurem, das aber nicht vertragen wird, akneartige oder eiterbläschenförmige Hautausschläge, rheumatische und gichtbedingte Beschwerden (besonders im Rücken) und Nervenschmerzen ähnlich wie bei Ischiasbeschwerden.

Terebinthina
Terpentinöl

Vorkommen, Verwendung: Terpentinöl wird durch Wasserdampfdestillation aus Terpentin, das in verschiedenen Kieferarten vorkommt, gewonnen. Es ist ein farbloses, hellgelbes, dickflüssiges, harzig riechendes Öl, das hauptsächlich α- und β–Pinen enthält.
Urtinktur: D 1 AG 1/10
Wirkung: Terpentinöl wirkt besonders auf das Zentralnervensystem, die Schleimhäute der oberen Luftwege, die Nieren, die Blase, die Gallenblase, die Muskeln und die peripheren Nerven.
Anwendungsgebiete: Als Arzneimittel wird Terpentinöl genutzt zur Behandlung von übelriechenden Entzündungen der unteren Atemwege, Lungentuberkulose, Nierenentzündungen, Blutharn, gleichzeitig auftretender Nierenbecken- und Blasenentzündung, Nierensteinleiden, Funktionsstörungen der Gallenblase, Gallensteinleiden und Ischias (täglich 1 bis 3 Tropfen der Urtinktur). Verwendung finden die Verdünnungen D 3, D 4 und Ampullen ab der Verdünnung D 6.
Arzneimittelbild: Typische Symptome für das Arzneimittelbild von Terpentinöl sind Abgeschlagenheit, Schlafsucht, Blutstauungen, Schüttelfrost, Nieren- und Gallenkoliken, dumpfe Schmerzen in der Nierengegend, Brennen in der Niere, Schmerzen im Bereich der Harnleiter, Abgang von Harngrieß, begleitet von Brennen in der Blase und in der Harnröhre, Blutharn, stark nach Veilchen riechender Harn, dunkelroter, trüber Harn, Brechreiz, Durchfälle und heftige Ischiasbeschwerden.

Teucrium scorodonia
Salbeigamander

Vorkommen, Verwendung: Der Salbeigamander (Teucrium scorodonia L.) ist in Europa beheimatet. Verwendet wird das frische, blühende Kraut. Unter seinen Wirkstoffen befindet sich ätherisches Öl, der Bitterstoff Marrubiin, Ursolsäure, Flavonoide, Anthrachinonverbindungen, Saponin und Polyphenole.
Urtinktur: AG 1/3
Wirkung: Das Mittel wirkt speziell auf die Schleimhaut der Atemwege, auf die Knochen und die Hoden.
Anwendungsgebiete: Mit diesem Mittel werden chronische Entzündungen der unteren Atemwege, Lungentuberkulose, Hoden- und Knochentuberkulose, chronischer Schnupfen, Nasenpolypen und Altersleiden behandelt. Angewandt werden die Urtinktur, die Verdünnung D 3 und Ampullen mit Verdünnungen ab D 3.
Arzneimittelbild: Folgende Symptome sind typisch für das Arzneimittelbild: starke Verschleimung im Rachen, Hüsteln ohne Auswurf, dumpfer Druck auf der Brust, Nachtschweiß, Schnupfen und Stiche zwischen den Schulterblättern.

Thallium sulfuricum
Thalliumsulfat

Vorkommen, Verwendung: Thallium, ein weiches, weißes, glänzendes und zähes Metall, wird in Verbindung mit Sulfat als homöopathisches Arzneimittel genutzt.
Urtinktur: D 2 AG 1/100 +
Hinweis: *Thalliumsulfat ist verschreibungspflichtig bis einschließlich der Verdünnung D 3.* Bei einer Vergiftung mit Thalliumsulfat kommt es zu Leber-, Lungen-, Nieren-, Nerven-, Magen- und Darm- sowie Augenschäden.
Wirkung: Thalliumsulfat wirkt auf die Nerven und die Haare.

Anwendungsgebiete: Mit Thalliumsulfat werden Haarausfall und Nervenentzündungen behandelt. Verwendet werden die Verdünnungen D 4, D 6, D 12 und Ampullen ab der Verdünnung D 4. Bei besonders hartnäckigen und schweren Nervenentzündungen mit Lähmungen empfiehlt es sich, Thalliumsulfat oder auch Thalliumacetat, das übrigens genauso wie Thalliumsulfat wirkt, in der Verdünnung D 12 anzuwenden.

Arzneimittelbild: Thalliumsulfat wurde bisher nur überwiegend toxikologisch geprüft, wobei es zu unterschiedlich starkem Haarausfall und Nervenentzündungen kam. Kurzfristig verursachte Thalliumsulfat Durchfall, schweres Erbrechen und Leberschäden.

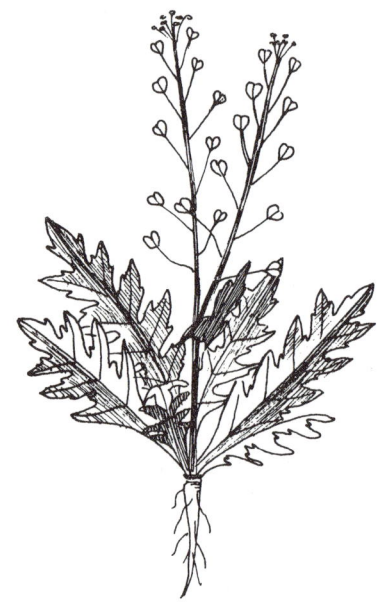

Hirtentäschelkraut

Thlaspi bursa pastoris
Hirtentäschelkraut

Vorkommen, Verwendung: Das Hirtentäschelkraut (Capsella bursa-pastoris [L.] Medik.) ist über Europa und Asien verbreitet. Solange das Kraut blüht, wird es möglichst frisch verwendet. Es enthält Cholin, Tyramin, das Alkaloid Bursin, Saponine, ätherisches Öl, Gerbstoff, Histamin und Flavonoide.

Urtinktur: AG 1/2

Wirkung: Das Mittel hat eine vielfach erprobte, blutstillende Wirkung.

Anwendungsgebiete: Anwendung findet das Hirtentäschelkraut zur Behandlung von verlängerten Regelblutungen, Gebärmutterblutungen außerhalb der Regel, Blutungen nach der Geburt, Nasenbluten, Hämorrhoidalblutungen, Blutungen im Harntrakt und anderen Blutungen. Neben Urtinktur und der Verdünnung D 2 werden Ampullen, jedoch selten, mit Verdünnungen ab D 4 eingesetzt. Zur Blutstillung müssen im allgemeinen täglich 3 bis 5mal 15 Tropfen der Urtinktur eingenommen werden.

Arzneimittelbild: Das Hirtentäschelkraut wurde noch nicht nach den Richtlinien der Homöopathie überprüft. Eine Beschreibung des Arzneimittelbildes liegt also noch nicht vor.

Thuja occidentalis
Abendländischer Lebensbaum

Vorkommen, Verwendung: Der Abendländische Lebensbaum ist in Nordamerika (Vermont) beheimatet, man findet ihn aber in Mittel- und Südeuropa sowie im Kaukasus. Bevor der Baum zu blühen beginnt, werden die Zweige und Blätter gesammelt, um daraus – solange sie noch frisch sind – das homöopathische Arzneimittel herzustellen. Die Zweige und Blätter enthalten ätherisches Öl, Quercitrin, Piniciprin, Gerbstoff, Fette, Wachse, Farbstoffe und Vitamin C.

Urtinktur: AG 1/3

Wirkung: Der Abendländische Lebensbaum wird als Konstitutionsmittel verwendet, das hauptsächlich das Zentralnervensystem, das vegetative Nervensystem, die Haut und die Schleimhäute beeinflußt. Auf die inneren Organe wirkt es schwächer.

Anwendungsgebiete: Die Anwendungsgebiete für dieses Arzneimittel sind sehr zahlreich. Dazu zählen chronische Beschwerden nach vorübergegangenen Infektionskrankheiten (zum Beispiel Tuberkulose, Geschlechtskrankheiten), Krankheiten, die durch einen lokal begrenzten Erkrankungsherd ausgelöst sind, Veranlagung zu Rheuma, Gicht und Entzündungen des lymphatischen Systems, Erkrankungen durch feuchte Umgebung, Nervenschmerzen, Nervenentzündungen, Blutungen, chronische Hautgeschwüre, Störungen des Nagelwachstums, Haarausfall, Warzen (Feigwarzen), Polypen, gutartige Tumoren des Epithels (Epitheliome), Schuppenflechte, chronische Entzündungen der Afterhaut, Hautschrunden, Durchfälle, Verstopfungen, chronische Magenschleimhautentzündungen, Fettunverträglichkeit, deformierende Gelenkentzündungen, chronischer Muskel- und Gelenkrheumatismus, Entzündungen der Vorsteherdrüse, Blasenentzündungen, Entzündungen des Beckengewebes, Weißfluß, Krampf des Scheideneingangs (Vaginismus), chronische Ohren- und Augenentzündungen, Stinknase, Migräne, Kopfschmerzen, Entzündungen der Nasennebenhöhlen, Geisteskrankheiten und Impfschäden. Anwendung finden die Urtinktur, die Verdünnungen D 2, D 3, D 4, D 6, D 12 und Ampullen mit den Verdünnungen D 4, D 6, D 8, D 10, D 12 und höher.

Arzneimittelbild: Das Arzneimittelbild des Abendländischen Lebensbaums umfaßt sehr viele verschiedene Symptome: An der Haut bilden sich Warzen (Feigwarzen), an den Schleimhäuten Polypen. Das Drüsengewebe vermehrt sich und führt durch Verstopfung seiner Ausgänge zu Verschlußzysten. Am Lidrand bilden sich Hagelkörner, die Ohrspeicheldrüsen schwellen an, und der Ausgang der Unter-

zungendrüse verstopft sich. An dieser Stelle entstehen sogenannte Froschgeschwülste (Ranula). Auf der Haut bilden sich außerdem oft eitrige Blasen und Krusten. Weiterhin kommt es zu Zahnfleischwucherungen und Karies der Zähne. Typisch ist starker nächtlicher Husten mit viel Auswurf. Die Symptome verschlimmern sich bei Nässe und Kälte; sie bessern sich durch Wärme. Der Abendländische Lebensbaum wird wegen seiner gewebsvermehrenden Wirkung gern zusätzlich zur Behandlung von bösartigen Tumoren (Karzinome) eingesetzt. Dabei hat er zuweilen beachtliche Wirkungen. Wegen seiner besonderen Wirkung auf die Haut sagte ein französischer Homöopath mit gutem Recht, daß Krankheitsvorgänge auf der Oberfläche der Haut oder der Schleimhäute ein durch eine hundertjährige Erfahrung gesichertes Arbeitsgebiet der Thuja sind.

Thyreoidinum
Schilddrüsensubstanz

Vorkommen, Verwendung: Das homöopathische Arzneimittel wird aus der getrockneten, pulverisierten Schilddrüse von Schafen und Kälbern gewonnen.
Urtinktur: D 2 AG 1/100 +
Hinweis: *Dieses Mittel ist verschreibungspflichtig bis einschließlich der Verdünnung D 3.* Es kann eine Überfunktion der Schilddrüse verursachen. Lassen Sie sich ärztlich beraten, bevor Sie dieses Mittel in niedrigen Verdünnungen anwenden.
Wirkung: Die Schilddrüsensubstanz wirkt stoffwechselsteigernd, beschleunigend auf die Muskelmotorik und belebend auf das vegetative Nervensystem sowie die geistigen Funktionen.
Anwendungsgebiete: Mit diesem Mittel werden Störungen der Schilddrüsenfunktion im Sinne einer Überfunktion (Verdünnungen ab D 12), Kropfbildungen, Myx-

ödem, Schuppenflechte, Fettsucht, chronische Hautentzündungen, Kretinismus und Schilddrüsenunterfunktionen behandelt. Grundsätzlich gilt: Bei Schilddrüsenüberfunktion gibt man hohe Verdünnungen, und dies sehr selten, bei Schilddrüsenunterfunktion gibt man niedrige Verdünnungen, und dies sehr oft.

Arzneimittelbild: Da noch keine Arzneimittelprüfung durchgeführt wurde, ist eine genaue Beschreibung des Arzneimittelbildes unmöglich.

Trillium pendulum
Amerikanische Waldlilie

Vorkommen, Verwendung: Die Amerikanische Waldlilie (Trillium erectum L.) stammt aus Nordamerika. Das homöopathische Mittel wird aus dem frischen Wurzelstock und den frischen Wurzeln hergestellt. Sie enthalten Saponine.

Urtinktur: AG 1/3

Wirkung: Die Amerikanische Waldlilie wirkt hauptsächlich auf die Blutgefäße. Blutungen werden gestoppt.

Anwendungsgebiete: Mit diesem Mittel werden Blutungen aller Art gestillt: verlängerte Regelblutungen, Blutungen aus der Gebärmutter außerhalb der normalen Zeit, Nasenblutungen, Bluterbrechen, Hämorrhoidalblutungen und Blutungen aus weichen Organen. Neben der Urtinktur und der Verdünnung D 2 werden Ampullen mit Verdünnungen ab D 4 eingesetzt. Bei Zahnfleischbluten und kleinen Schnittwunden wird das Mittel äußerlich als Tinktur benutzt. Am besten trägt man es auf einen Wattebausch auf und betupft damit die blutenden Stellen.

Arzneimittelbild: Zu den Symptomen des Arzneimittelbildes zählen heftige Schmerzen in der Rücken- und Lendenregion, Neigung zum Kollaps, Blutungen mit hellrotem Blut, die oft bei jeder Bewegung auftreten, zu starke und zu häufig auftretende Regelblutungen, Blutungen vor und nach der Geburt, drohende Fehlgeburten, Blutungen in den Wechseljahren sowie Nasen- und Zahnfleischblutungen.

Urtica
Brennessel

Vorkommen, Verwendung: Die Brennessel (Urtica urens L.) ist über Europa, Asien und Amerika verbreitet. Das Kraut wird zur Zeit der Blüte gesammelt und frisch verwendet. Es enthält Histamin, Acetylcholin, Ameisensäure, Essigsäure, Carotinoide, Glukokisine, Wachs und Kieselsäure.

Urtinktur: AG 1/2

Wirkung: Die Brennessel wirkt besonders auf die Haut, die Nieren, die Brustdrüsen, die Muskeln und die Gelenke. Besonders

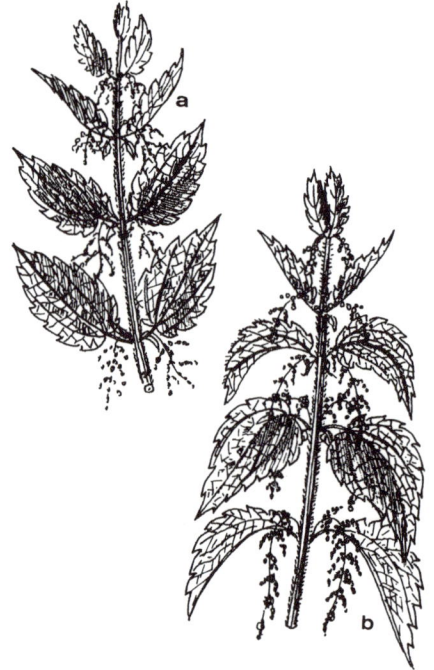

a) *Pflanze mit Stempelblüten*
b) *Pflanze mit Staubblüten*

Brennessel

hervorzuheben ist die wassertreibende und milchfördernde Wirkung der Brennessel.

Anwendungsgebiete: Behandelt werden mit der Brennessel nesselsuchtartige Hautausschläge, die Neigung zur Gicht, schon bestehende Gicht, Muskelrheumatismus, Milchmangel der weiblichen Brustdrüse, Schwellungen des Kopfes, des Halses und der Brust durch Wasseransammlungen im Gewebe und Schwellungen der Haut nach unterdrückten Hautausschlägen. Verwendet werden die Verdünnungen D 2, D 3, D 4 und Ampullen mit Verdünnungen ab D 4. Dieses Arzneimittel kann auch äußerlich als Tinktur – unverdünnt oder im Verhältnis 1 : 1 mit Wasser verdünnt – angewendet werden. Dies ist besonders bei Verbrennungen ersten Grades, wenn noch keine Blasen entstanden sind, zu empfehlen. Unterstützend wirkt dabei eine innerliche Behandlung mit der Verdünnung D 2 oder D 4.

Arzneimittelbild: Eine genaue Beschreibung des Arzneimittelbildes ist zur Zeit nicht möglich, da eine homöopathische Prüfung dieses Arzneimittels noch nicht stattgefunden hat.

Ustilago maydis
Maisbrand

Vorkommen, Verwendung: Der Maisbrand (Ustilago zeae [Beckm.] Unger) ist ein Schmarotzerpilz auf Maispflanzen. Die Wirkstoffe sind in den Pilzsporen enthalten. Es handelt sich um Sklerotinsäure, das Alkaloid Ustilagin und Trimethylamin.

Urtinktur: D 1 AG 1/10

Hinweis: *Das Mittel ist gesondert aufzubewahren.*

Wirkung: Das Mittel aus den Pilzsporen des Maisbrandes wirkt bevorzugt auf die Haut, die Haare, die Nägel und die Gebärmutter.

Anwendungsgebiete: Die Homöopathie setzt dieses Mittel ein bei verlängerten

Regelblutungen, Blutungen aus gutartigen Tumoren der Gebärmuttermuskulatur (Myomblutungen), Zwischenblutungen, Kopfschmerzen während der Regel, plötzlich einschießenden Schmerzen in den Eierstöcken, fettigen Hautausschlägen auf dem Kopf, fettiger Entzündung der Kopfhaut, Haarausfall, Nagelwachstumsstörungen. Verwendet werden die Verdünnungen D 2, D 3, D 4, D 6 und Ampullen, wenn auch selten, mit Verdünnungen ab D 3.

Arzneimittelbild: Folgende Symptome gehören zum Arzneimittelbild des Maisbrandes: schwammig-schlaffer Gebärmuttermund und Gebärmutterhals, der schon bei der geringsten Berührung blutet, zu starke und zu lang anhaltende Regelblutung, fettige, entzündete Kopfhaut, Haarausfall und gespaltene und brüchige Nägel.

Valeriana
Baldrian

Vorkommen, Verwendung: Der Baldrian (Valeriana officinalis L.) ist in Europa, Asien und Nordamerika zu finden. Verwendet wird die getrocknete Wurzel. Sie enthält die Wirkstoffe Isovaleriansäureester, Valepotriate, die Alkaloide Valerin, Chatinin, Actinidin und Valerianin, das stark sedativ wirkt, sowie Cholin, verschiedene Säuren und Baldrinal.

Urtinktur: D 1 AG 1/10

Wirkung: Baldrian wirkt beruhigend auf das gesamte Nervensystem.

Anwendungsgebiete: Die Anwendungsgebiete für Baldrian sind sehr vielseitig: Nervenschwäche, Hysterie, Schlaflosigkeit, Kopfschmerzen, Neigung zu Krämpfen, Ohnmachtsanfälle, Reizung des Rückenmarks, Reizung zentralnervöser Zentren, plötzlich auftretende Nervenschmerzen, Hexenschuß, Schwäche in den Beinen, nervöse Herzbeschwerden, eingebildetes Fremdkörpergefühl im Hals (Globus hystericus), Magenkrämpfe, Blähsucht und

V

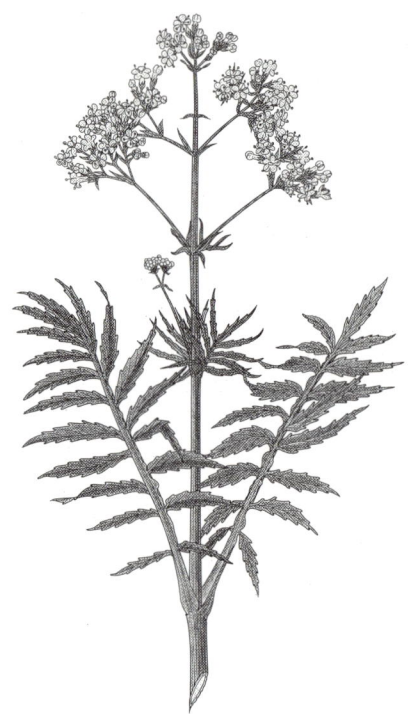

Baldrian

Beschwerden in den Wechseljahren. Angewandt werden die Verdünnung D 2 und Ampullen mit Verdünnungen ab D 4.

Arzneimittelbild: Die Symptome des Arzneimittelbildes von Baldrian sind: ein Gefühl, als ob der Hals zusammengeschnürt sei, Fremdkörpergefühl sowie das Gefühl von Hitze und Kratzen im Hals, Unruhe, Schlaflosigkeit, überreizte Sinne, plötzlich ruckweise in der Stirn auftretende Kopfschmerzen mit Schwindel; Krämpfe, Ohnmachtsanfälle, Mattigkeit, Schwäche in den Knien und in den Beinen (besonders in Ruhe), Gliederzucken, -ziehen und -reißen, das sich wie elektrische Schläge anfühlt, (Bewegung bessert hier die Beschwerden), in regelmäßigen Abständen auftretende, sehr heftige Gesichtsschmerzen, häufiger Harndrang, sexuelle Erregung, Magenkrämpfe, Sodbrennen, Übelkeit, Heißhunger, fades Aufstoßen, Herzangst, Herzklopfen mit Blutwallungen, flie-

gende Hitze, Schweißausbrüche, Schmerzen und Steifheit im Kreuz sowie Fersen- und Achillessehnenschmerz. Abends, nachts, in Ruhe und nach anstrengender Tätigkeit verschlimmern sich die Beschwerden; bei Beschäftigung, Bewegung und durch Reiben werden sie besser.

Veratrum album
Weiße Nieswurz

Vorkommen, Verwendung: Die Weiße Nieswurz (Veratrum album L.), auch Germer genannt, ist über Mittel- und Südeuropa sowie Nordasien verbreitet. Die Hauptherkunftsgebiete der Weißen Nieswurz für die Arzneimittelherstellung sind die Balkanländer. Verwendet wird der getrocknete Wurzelstock mitsamt Wurzeln. Seine Wirkstoffe sind Sterinalkaloide, wie zum Beispiel Protoveratin, Jervin, Rubijervin, Veratramin, Germerin, Chelidon, Veratrumsäure und Fett.

Urtinktur: D 1 AG 1/10 +

Hinweis: *Das Mittel ist verschreibungspflichtig bis einschließlich der Verdünnung D 3.* Sie sollten deshalb vor der Anwendung niedrigerer Verdünnungen einen Arzt aufsuchen.

Wirkung: Die Weiße Nieswurz wirkt auf das Zentralnervensystem, die Gefäßnerven, den Magen-Darm-Kanal, die unteren Atemwege, die Gebärmutter, die Eileiter und die Eierstöcke. Die Wirkung ist anregend und belebend.

Anwendungsgebiete: Die Anwendungsgebiete der Weißen Nieswurz sind akuter Brechdurchfall, Cholera, Parathyphus, Typhus, Ruhr, Infektionskrankheiten mit Kreislaufschwäche und Kollapszuständen, Atemnot, bedingt durch Herzschwäche, quälende Entzündung der unteren Atemwege, schwerer Keuchhusten, schmerzhafte Regelblutungen, Depressionen und Manien. Anwendung finden die Verdünnungen D 2, D 3, D 4, D 6 und Ampullen mit den Verdünnungen D 4, D 6, D 8, D 12 und höher.

Arzneimittelbild: Das Arzneimittelbild umfaßt folgende Symptome: Herzklopfen, Herzschwäche, Atemnot, Wasseransammlungen im Gewebe, fadenförmiger Puls, Kaltschweißigkeit, Schweißperlen im Gesicht und auf der Stirn, blaß-bläuliche, kalte Haut, zunächst Erregung, später Lähmung des Zentralnervensystems mit Bewußtseinsstörungen, Angstzustände, Mannstollheit, Sinnestäuschungen, Muskelkrämpfe im Zusammenhang mit reiswasserartigen Durchfällen, Übelkeit, Erbrechen, Schluckauf und Kältegefühl im ganzen Körper. Die Beschwerden werden besser durch Wärme, heiße Kompressen und Liegen.

Veratrum viride
Grüne Nieswurz

Vorkommen, Verwendung: Die Grüne Nieswurz (Veratrum viride Ait.) oder Grüner Germer ist in Nordamerika beheimatet. Wie bei der Weißen Nieswurz wird der getrocknete Wurzelstock mitsamt Wurzeln verwendet, dessen Inhaltsstoffe ähnlich wie bei der Weißen Nieswurz sind.
Urtinktur: D 1 AG 1/10
Wirkung: Die Grüne Nieswurz wirkt wie die Weiße Nieswurz, ist aber bei Erkrankungen mit Fieber und bei Blutvergiftungen besser wirksam.
Anwendungsgebiete: Anwendung findet die Grüne Nieswurz bei Sonnenstich, Hirnhautreizung, Lungenentzündungen, akuten Magen-Darm-Entzündungen, Entzündungen der Herzinnen- und Herzaußenhaut, Entzündungen des Herzmuskels, fieberhafter Entzündung mehrerer Gelenke, Wundrose, Hirnentzündungen und fieberhaften Infektionen mit drohendem Kreislaufkollaps. Eingesetzt werden die Verdünnungen D 3, D 4 und manchmal Ampullen mit Verdünnungen ab D 4.

Arzneimittelbild: Typisch für das Arzneimittelbild ist die gelb belegte Zunge mit einem roten Mittelstreifen. Die Beschwerden werden schlimmer durch Bewegung und beim Aufrichten, aber sie bessern sich im Liegen.

Verbascum
Königskerze

Vorkommen, Verwendung: Die Königskerze (Verbascum densiflorum Bertol., Verbascum thapsiforme Schrad.), manchmal auch Wollblume genannt, ist in Europa und Nordafrika beheimatet. Sie wird zu Beginn der Blütezeit gesammelt

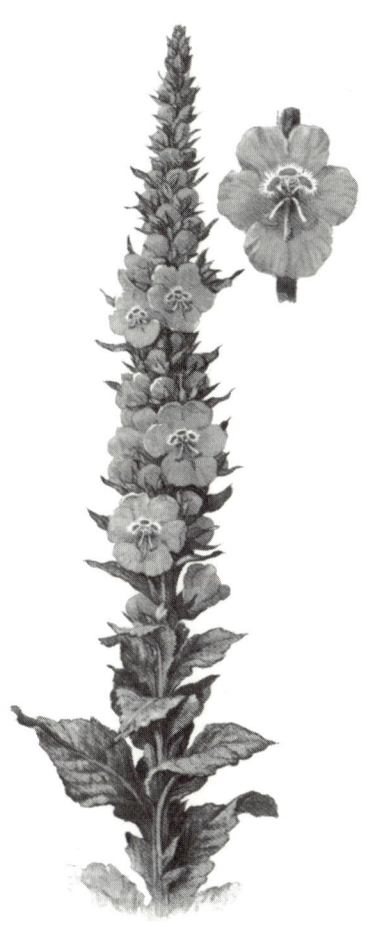

Königskerze

und noch in frischem Zustand verwertet. Sie enthält als wirksame Substanzen ein saures Saponin, ein Sapogenin, Bitterstoff, Flavonglykoside, Schleimstoffe und Fett.

Urtinktur: AG 1/2

Wirkung: Die Königskerze wirkt auf die peripheren Nerven (besonders auf den Trigeminusnerv) und die Schleimhäute der oberen Luftwege, besonders bei rauhem und hartem Husten. Auch bei Ohrenschmerzen ist es gut wirksam.

Anwendungsgebiete: Mit diesem Mittel werden plötzlich einschießende Schmerzen des Trigeminusnervs und weitere Schmerzen dieser Art an anderen Nerven sowie Entzündungen der oberen Atemwege und Heiserkeitsbeschwerden behandelt. Eingesetzt werden die Verdünnungen D 1, D 2 und Ampullen mit der Verdünnung D 3.

Arzneimittelbild: Zum Arzneimittelbild der Königskerze gehören folgende Symptome: starke Nervenschmerzen in der Schläfen- und Stirnregion, die von den Kiefergelenken ausgehen, schmerzhaft bewegliche Kiefergelenke, stechende, drückende Schmerzen im ganzen Gesicht, die in die Gehörgänge ausstrahlen und durch kalte Luft stark verschlimmert werden, rheumatische Schmerzen in allen Gliedern, die von einem Lähmungsgefühl begleitet werden, Schmerzen in den Hüftgelenken, drückende, krampfartige Schmerzen in den Fußsohlen und vermehrter und häufiger Harndrang bei Reizzustand der Blase.

Viburnum opulus
Gemeiner Schneeball

Vorkommen, Verwendung: Der Gemeine Schneeball (Viburnum opulus L.) ist in Europa, Asien und Nordamerika beheimatet. Das homöopathische Mittel wird aus der frischen Rinde hergestellt. Neben Triterpenen und Sterolen enthält der Gemeine Schneeball Gerbstoffe, harz-

artige Substanzen, den Bitterstoff Viburnin und ein Catechingemisch.

Urtinktur: AG 1/3

Wirkung: Der Gemeine Schneeball wirkt nicht nur auf die weiblichen Geschlechtsorgane und hier besonders die Gebärmutter, sondern auch auf den Magen-Darm-Kanal, die Gefäßnerven und das Zentralnervensystem.

Anwendungsgebiete: Mit diesem Mittel werden überwiegend Frauenleiden behandelt. Dabei handelt es sich um schmerzhafte Regelblutungen, die manchmal auch vom Abgang der Gebärmutterschleimhaut als ganze Membran begleitet werden, um Gebärmutterkrämpfe und drohende Fehlgeburten. Neben der Urtinktur und der Verdünnung D 3 werden auch Ampullen ab der Verdünnung D 3 eingesetzt.

Arzneimittelbild: Das Arzneimittelbild des Gemeinen Schneeballs umfaßt folgende Symptome: schmerzhafte Regelblutungen mit Krämpfen und Kopfschmerzen, Magenbeschwerden mit Übelkeit, Rückenschmerzen, die in den Unterbauch ausstrahlen, in der Gegend der Eierstöcke beginnende und bis in die Oberschenkel ziehende Regelschmerzen, große Unruhe, Unfähigkeit zum Stillsitzen und zu früh einsetzende und zu stark verlaufende Regelblutungen. Bewegung und Aufenthalt im Freien bessern die Beschwerden meist deutlich.

Viola tricolor
Ackerstiefmütterchen

Vorkommen, Verwendung: Das Ackerstiefmütterchen (Viola tricolor L.) wächst in ganz Europa. Es ist vor allem in Frankreich, Deutschland, der Tschechoslowakei und den Balkanländern zu finden. Es wird während der Blütezeit gesammelt und noch frisch verwendet. Zu seinen wirksamen Substanzen zählen Violutosid, Violanin, Viola-Quercitrin und Scoparin.

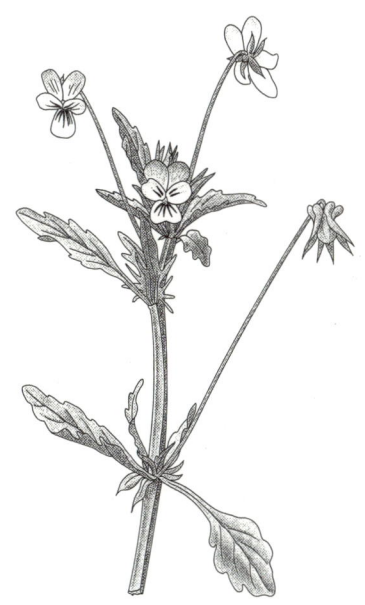

Ackerstiefmütterchen

Urtinktur: AG 1/2
Wirkung: Das Ackerstiefmütterchen wirkt auf die Haut, die Lymphknoten und den Magen-Darm-Kanal.
Anwendungsgebiete: Angewendet wird das Ackerstiefmütterchen zur Behandlung von Entzündungen der Haut und der lymphatischen Gewebe, die auf Veranlagung beruhen. Außerdem dient das Ackerstiefmütterchen zur Behandlung von Milchschorf, Eiterflechten, tuberkulösen Hautausschlägen, Juckreiz am Scheideneingang, Entzündungen der Eichel und der Vorhaut des männlichen Gliedes sowie Blasenentzündungen. Außer der Urtinktur wird hauptsächlich die Verdünnung D 3 eingesetzt. Ampullen werden kaum verwendet, stehen aber ab der Verdünnung D 3 zur Verfügung. Die Urtinktur verwendet man auch äußerlich zu Bädern.
Arzneimittelbild: Die Symptome, die das Ackerstiefmütterchen hervorruft, lassen sich zu folgendem Arzneimittelbild zusammenfassen: traurige, verdrießliche Stimmung, Magen-Darm-Entzündung, übelriechender Urin, der an Katzenharn erinnert, übermäßige Harnausscheidung, Entzündung der Eichel und der Vorhaut, Entzündung der Harnröhre, chronische Entzündungen der Haut im Gesicht und an den Ohren, Hitzepickel am ganzen Körper, die sich eitrig eintrüben und mit Krustenbildung abheilen, und häufiger Drang zum Wasserlassen.

Vipera berus
Kreuzotter

Vorkommen, Verwendung: Die Kreuzotter (Vipera berus L.) ist in Mittel- und Nordeuropa beheimatet. Sie hat sehr unterschiedliche Lebensräume, bevorzugt aber Heidemoore. Auf dem Rücken trägt sie ein dunkles Zickzackband, an dem sie zu erkennen ist. Die Homöopathie verwendet das frische Gift ihrer Drüsen. Es enthält Substanzen (Hämotoxine), die das Blut schädigen.
Urtinktur: AG 1/100 +
Hinweis: *Das Mittel ist bis einschließlich der Verdünnung D 3 verschreibungspflichtig, da das Schlangengift bei unsachgemäßer Anwendung in niedrigen Verdünnungen – wie schon genannt – das Blut zu schädigen vermag. Ärztlicher Rat ist angezeigt.*
Wirkung: Das Gift der Kreuzotter wirkt auf das Zentralnervensystem, das Herz, die Gefäße und das Blut.
Anwendungsgebiete: Es dient zur Behandlung von Kreislaufschwäche und Kreislaufkollaps. Außerdem werden damit Entzündungen der Lymphgefäße und der Lymphknoten sowie Entzündungen der Krampfadern behandelt. Auch fressende Geschwüre, schlaffe Lähmungen und Herzanfälle (Angina pectoris) lassen sich damit bessern. Bei Bauchfellentzündungen, Brechdurchfällen, Verschleppung von Blutgerinnseln in der Blutbahn und schweren Infektionskrankheiten mit Erregern in der Blutbahn wird es als Zusatzmittel ver-

wendet. Eingesetzt werden die Verdünnungen D 6, D 8 und Ampullen mit denselben Verdünnungen.

Arzneimittelbild: Die Symptome des Arzneimittelbildes sind große Angst, akute Kreislaufschwäche, Kreislaufkollaps, eiskalte, blauverfärbte Haut, kalter Schweiß, akutes Delir, Entzündung der Lymphgefäße und der Lymphknoten, Blutergüsse in der Haut, Zittern, Krämpfe (bis hin zu Lähmungen), Bildung von Blutgerinnseln, die sich entzünden, Herzangst mit starken Schmerzen, Pulsbeschleunigung, Aussetzen des Pulsschlages, Venenstauung, trockene Zunge, großer Durst, Schwellung der Speicheldrüsen, Leibkoliken, Erbrechen von Schleim, Blut und Galle, Durchfall, Aufbruch alter Narben und unwillkürlicher Stuhl- und Harnabgang. Erbrechen und das Auftreten von Schweißausbrüchen bessern die Beschwerden, die aber noch nach Monaten und Jahren wiederkehren können.

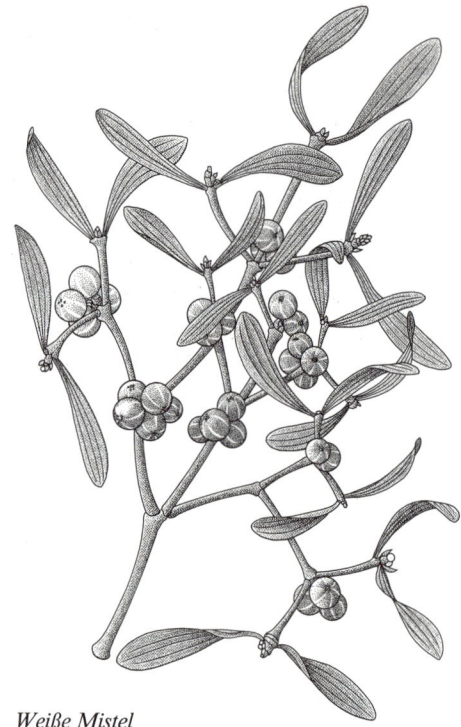

Weiße Mistel

Viscum album
Weiße Mistel

Vorkommen, Verwendung: Die Weiße Mistel (Viscum album L.) ist über Europa und Nordasien verbreitet. Im Herbst werden die Pflanzen gesammelt und – solange sie noch frisch sind – verwendet. Verholzte Teile werden zuvor entfernt. Die Wirkstoffe der Weißen Mistel sind mehrere Pepside, die unter dem Sammelnamen Viscotoxin geführt werden, Cholin, Acetylcholin, Histamin, Triterpene, Flavonoide, γ-Aminobuttersäure, verschiedene Alkohole, Zucker, fettes Öl und Schleim.
Urtinktur: AG 1/2
Wirkung: Die Weiße Mistel wirkt besonders auf das Zentralnervensystem, das vegetative Nervensystem (besonders den Vagusnerv), die Gebärmutter, die unteren Atemwege, die Gelenke und bösartige Tumoren.

Anwendungsgebiete: Angewendet wird die Weiße Mistel bei Bluthochdruck unbekannter Ursache, Bluthochdruck durch Gefäßverkalkung, Gefäßverkalkung, Fallsucht, anfallweise auftretender Atemnot (Asthma bronchiale), verlängerten Regelblutungen, Gebärmutterblutungen außerhalb der Regel, Muskelschmerzen, Veitstanz (Chorea minor), verschleißenden Gelenkerkrankungen und bösartigen Tumoren. Die Beobachtung, daß Mistelpräparate einen günstigen Einfluß auf bösartige Tumoren haben, stammt nicht aus der Homöopathie und wird im übrigen nur injizierbaren Mistelpräparaten zugeschrieben. Eingesetzt werden neben der Urtinktur und der Verdünnung D 2 Ampullen mit den Verdünnungen D 4, D 6, D 8, D 10, D 12, D 15 und eventuell noch höher.
Arzneimittelbild: Das Arzneimittelbild der Weißen Mistel umfaßt folgende Sym-

ptome: Blutandrang zum Kopf, Schwindelanfälle, Taumeln, Neigung zum Rückwärtsfallen, Verdrießlichkeit, innere Unruhe, Kopfschmerzen, schlechter Schlaf mit unruhigen Träumen, fallsuchtähnliche Krampfanfälle, Depressionen, Hysterie, veitstanzähnliche Bewegungsabläufe, Herzklopfen, Herzdruck, Herzangst, Pulsschläge außerhalb der regulären Schlagfolge, heftiger Krampfhusten mit Schleimrasseln in den Atemwegen, Stimmritzenkrampf, Zustände von Atemnot, Brennen der Haut, Ameisenlauf, Jucken, Kribbeln, Magendruck mit Übelkeit, zu früh und zu stark einsetzende Regel, in den Beinen und in den großen Gelenken eingeschränkte muskulöse Beweglichkeit, Müdigkeit und rheumatische Schmerzen und Unruhe in den Armen und Beinen, begleitet von zuckenden, werfenden Bewegungen. Die Beschwerden verschlimmern sich abends und nachts, sie bessern sich hingegen durch einen Schweißausbruch.

Zincum metallicum
Zink

Vorkommen, Verwendung: Zink ist ein bläulich-weißes, sehr reaktionsfreudiges Schwermetall, das zu den lebenswichtigen Spurenelementen im menschlichen Organismus gehört. Es erfüllt vielfältige Funktionen im Stoffwechsel. So aktiviert es beispielsweise einige Enzyme, die ohne Zink nicht im Stoffwechsel tätig werden könnten. Das homöopathische Mittel wird durch Verdünnen von metallischem Zink hergestellt.
Urtinktur: AG 1/10
Wirkung: Zink wirkt auf das Zentralnervensystem, die peripheren Nerven, das Herz, die Blutgefäße, die Augen und den Magen-Darm-Kanal.
Anwendungsgebiete: Die Anwendungsgebiete von Zink sind Reizzustände des Gehirns, Reizung der Hirnhäute, Nerven-

schwäche, Krankheitswahn, nervliche und seelische Schwäche bei Kindern, Fallsucht, anfallartig auftretende Nervenschmerzen, nervöse Magen-Darm-Beschwerden, nervöse Beschwerden beim Wasserlassen, Ischias, Entzündungen der Augenbindehaut und schmerzhafte Regelblutungen. Eingesetzt werden die Verdünnungen D 3, D 4, D 6 und Ampullen mit Verdünnungen ab D 8.
Arzneimittelbild: Das Arzneimittelbild von Zink umfaßt folgende Symptome: allgemeine Schwäche und Mattigkeit, Gedächtnisschwäche, mürrische und depressive Verschlossenheit, heftige Kopfschmerzen mit starkem Druckgefühl auf der Nasenwurzel, Benommenheit, Übelkeit mit heftigem Erbrechen, Schlaflosigkeit mit großer Unruhe in den Beinen, Zähneknirschen, Tagesschläfrigkeit, geistige Abspannung, Berührungsempfindlichkeit der Kopfhaut und der Haare, Muskelzucken, Muskelkrämpfe, reißende Schmerzen in allen Gliedern, dumpfe Rückenschmerzen, Brustbeklemmung, Herz- und Brustkrämpfe, Herzklopfen mit Pulsbeschleunigung, geschwollene, verhärtete und druckempfindliche Leber, Ekel vor Süßigkeiten, Fleisch und Fisch, Blutstauungen in den Venen, Krampfadern, zu früh einsetzende und verstärkt auftretende Regelblutungen, Nervenschmerzen nach Gürtelrose, Mißempfindungen wie Kribbeln, Taubheitsgefühle und Ameisenlaufen, und Lähmungsgefühle in den Armen und Beinen. Bei Frauen hören alle Beschwerden bei Eintritt der Regel sowie beim Ausbruch von Hautausschlägen und beim Auftreten von Absonderungen auf.

Zinkisovalerianat

Vorkommen, Verwendung: Zinkisovalerianat setzt sich aus Zink und der Isovaleriansäure des Baldrians zusammen. Die Säure ist für den typischen Baldriangeruch verantwortlich, der sich erst beim Trocknen der Wurzel entwickelt.

Urtinktur: D 2 AG 1/100 +

Hinweis: *Das Mittel ist bis einschließlich der Verdünnung D 3 verschreibungspflichtig.* Zink kann in Verbindung mit Isovaleriansäure bei unsachgemäßer Anwendung und sehr niedrigen Verdünnungen schädlich auf den Stoffwechsel wirken. Lassen Sie sich ärztlich beraten.

Wirkung: Zinkisovalerianat wirkt wie reines Zink, hat aber durch die Isovaleriansäure des Baldrians eine verstärkte Wirkung bei nervösen Störungen, insbesondere Schlafstörungen, anfallartig auftretenden Nervenschmerzen, schmerzhaften Regelblutungen und körperlicher Unruhe.

Anwendungsgebiete: Die Anwendungsgebiete von Zinkisovalerianat entsprechen denen von Zink (s. S. 189) einschließlich der Anwendung bei den oben genannten Beschwerden.

Arzneimittelbild: Das Arzneimittelbild von Zinkisovalerianat gleicht dem Arzneimittelbild von Zink (s. S. 189).

Die homöopathische Hausapotheke

Jeder, der den homöopathischen Arzneimitteln Vertrauen schenkt, sollte zur Heilung von Krankheiten und zur Linderung von Beschwerden und Schmerzen eine kleine homöopathische Hausapotheke einrichten. Sie sollte nicht sehr umfangreich sein, aber dennoch wichtige Arzneimittel für die Erstversorgung enthalten. Die folgende Zusammenstellung soll eine Richtlinie für Mittel sein, die erfahrungsgemäß am besten verwendet werden. Es sind jeweils einige gleichberechtigte Mittel für häufig auftretende Beschwerden genannt. Für eins sollte man sich dann entscheiden. Das Zeichen ∅ bedeutet Urtinktur, und D ist die Abkürzung für Dezimalpotenz.

Aufstoßen, saures: Robinia (Robinie) D 2 bis D 4.

Blähungen: Carbo animalis (Tierkohle) D 3 bis D 6; Nux vomica (Brechnuß) D 4 bis D 12.

Blutungen jeglicher Art: Thlaspi bursa pastoris (Hirtentäschelkraut) ∅ bis D 2; Erigeron canadensis (Berufkraut) D 1 bis D 3; Hamamelis (Zaubernuß) ∅ bis D 4; Millefolium (Schafgarbe) ∅ bis D 1.

Durchfall, akuter: Aloë D 3 bis D 4; Acidum arsenicum anhydricum (Weißes Arsen) D 4 bis D 12.

Erbrechen: Nux vomica (Brechnuß) D 4 bis D 12; Cerium oxalium (Ceroxalat) D 4 bis D 12; Iris versicolor (Schwertlilie) D 2 bis D 3.

Fieber: Aconitum (Eisenhut) D 4 bis D 6 (besonders bei akuten Fieberzuständen, ganz besonders bei Grippe); Belladonna (Tollkirsche) D 4 bis D 6; China (Chinarinde) D 2 bis D 4.

Eiterungen: Myristica sebifera (Talgmuskatnußbaum) D 2 bis D 3.

Geschwüre: Myristica sebifera (Talgmuskatnußbaum) D 2 bis D 3.

Grippe: Aconitum (Eisenhut D 4 bis D 6; Eupatorium perfoliatum (Wasserhanf) D 2 bis D 3; Gelsemium (Gift-Jasmin) D 4 bis D 6.

Herzbeschwerden: Cactus ∅ bis D 4; Aconitum (Eisenhut) D 4 bis D 6; Carbo animalis (Tierkohle) D 3 bis D 6.

Husten: Drosera (Sonnentau) D 2 bis D 4; Lactuca (Giftlattich) D 2 bis D 3.

Kollapszustände: Camphora-Rubini ∅ bis D 3.

Kopfschmerzen: Aconitum (Eisenhut) D 4 bis D 6; Colocynthis (Koloquinthe) D 4 bis D 6; Gelsemium (Gift-Jasmin) D 4 bis D 6.

Leber- und Gallenleiden: Taraxacum (Löwenzahn) D 1 bis D 4; Lycopodium (Bärlapp) D 2 bis D 12; Adlumia (Erd-rauch) D 4 bis D 6; Picrorhiza D 3.

Magen-Darm-Beschwerden: Carbo ani-malis (Tierkohle) D 3 bis D 6; Nux vomica (Brechnuß) D 4 bis D 12.

Magen-Darm-Krämpfe, Koliken: Atro-pinum (Atropin) D 4 bis D 6; Belladonna (Tollkirsche) D 4 bis D 6; Nux vomica (Brechnuß) D 4 bis D 12.

Nervenschmerzen: Aconitum (Eisenhut) D 4 bis D 6; Colocynthis (Koloquinthe) D 4 bis D 6; Gelsemium (Gift-Jasmin) D 4 bis D 6.

Nervosität bei Kindern: Cina (Zitwer) D 3 bis D 6.

Rheumatische Beschwerden, Muskel-schmerzen, Muskelkater: Ledum (Sumpfporst) D 2; Arnica (Bergwohlver-leih) D 4 bis D 6; Atropinum (Atropin) D 4 bis D 6; Dulcamara (Bittersüßer Nachtschatten) D 2 bis D 4.

Schnupfen: Luffa D 3 bis D 12; Kalium bichromicum (Kaliumdichromat) D 4 bis D 6.

Sodbrennen: Robina (Robinie) D 2 bis D 4.

Verdauungsstörungen: Okoubaka D 2 bis D 4; Picrorhiza D 2 bis D 3.

Verletzungen, Blutergüsse, Quetschun-gen, Prellungen, Verstauchungen, Wunden: Arnica (Bergwohlverleih) D 4 bis D 6; Bellis perennis (Gänseblümchen)

D 2 bis D 4; Calendula (Ringelblume) D 2 bis D 4; Hamamelis (Zaubernuß) ∅ bis D 4. Von diesen Mitteln sollte man auch Tinktur oder Salbe vorrätig haben.

Verstopfungen: Nux vomica (Brechnuß) D 4 bis D 12; Alumina (Tonerde) D 3 bis D 6; Picrorhiza D 2 bis D 3.

Zahnschmerzen: Plantago major (Wege-rich) ∅ bis D 2.

Zur Steigerung der körpereigenen Abwehr: Echinacea (Kegelblume) ∅ bis D 6.

Zur Stärkung nach Erkrankungen: China (Chinarinde) D 2 bis D 4.

Das Arzneimittel Okoubaka (D 2 bis D 4) sollte man wegen eventuellen Verdauungs-störungen bei Reisen in die südlichen Län-der und Tropen mitführen. Man kann es ebenfalls bei drohender Vernachlässigung einer erforderlichen Diät anwenden.

Sie sehen, es sind nicht sehr viele Mittel, die zur Ausstattung einer Haus- oder Rei-seapotheke nötig sind. Mit der Zeit wird jeder Anhänger der Homöopathie schon selbst wissen, welche Mittel er benötigt, ob zu Hause oder auf Reisen. Diese Aufstel-lung sollte daher nur als Hinweis dienen, wie man sich eine Hausapotheke zusam-menstellen kann. An dieser Stelle sei noch-mals erwähnt, daß man für die Hausapo-theke am besten Arzneimittel in Tabletten-form wählt, da sie auf Reisen und bei Kin-dern besser angewendet werden können.

Indikationsverzeichnis

Hier sind die wichtigsten Mittel für ver-schiedene Erkrankungen aufgeführt, wobei das wichtigste oder bevorzugte Arzneimit-tel in Anführungszeichen steht. Wenn ein Arzneimittel nur zu unterstützenden The-rapie angewendet wird, ist dies besonders erwähnt. Bei einzelnen Krankheitszustän-den können – je nach Lage des Falles – auch andere Mittel zutreffen, die Homöo-pathie ist eine individuelle Therapie.

Abmagerung: »Abrotanum«, China, »Conium«, »Helleborus«, Hydrastis, Jodum, Kreosotum.

Abszeß: Calcium carbonicum Hahnemanni, »Calcium sulfuricum«, Cuprum aceticum, »Echinacea«, Graphites, »Hepar sulfuris«, »Myristica sebifera«.

Afterjucken (Pruritus ani): »Hydrocotyle asiatica«.

Akkomodationsstörungen: Cina, »Jaborandi«.

Akne: Arsenum jodatum, Jodum, »Kalium bromatum«, Selenium, Spiraea ulmaria, Sulfur, »Sulfur jodatum«.

Allergien: »Acidum formicicum«, Cardiospermum, »Galphimia«, Urtica.

Alterserscheinungen: »Alumina«, »Ambra«, »Aurum«, »Barium carbonicum«.

Altersherz: Barium carbonicum, »Barium chloratum«, »Convallaria«, »Crataegus«.

Appetitlosigkeit (Anorexie): »Abrotanum«, Avena sativa, Berberis, »Condurango«, »Kreosotum«, Picrorhiza.

Armschmerzen (Brachialgien): Anhalonium, »Ranunculus bulbosus«.

Atemlähmung: »Acidum hydrocyanicum«.

Atemnot, anfallsweise (Asthma bronchiale): Acidum formicicum (zur Injektion), Acidum sulfuricum, Ammi visnaga, Ammonium bromatum, »Antimonium arsenicosum«, Antimonium sulfuratum aurantiacum, »Aralia racemosa«, Atropinum sulfuricum, Calcium carbonicum Hahnemanni, Coccus cacti, Cuprum aceti-

cum, »Drosera«, Galphimia, »Grindelia«, Ipecacuanha, Jodum, Kalium bromatum, »Lobelia inflata«, Mandragora, Mephitis putorius, Naphthalium, Phosphorus, Sambucus nigra, »Senega«, »Tartarus emeticus«, Viscum album.

Atemnot bei Herzerkrankungen (Asthma cardiale): »Acidum hydrocyanicum«, »Grindelia«, »Lactuca«, Veratrum album.

Atemstillstand (Asphyxie): »Acidum hydrocyanicum«.

Augenbindehautentzündung (Konjunktivitis): »Aethiops antimonalis«, Euphorbium, »Euphrasia«, Graphites, Hepar sulfuris, Hydrastis, Kalium phosphoricum, Mercurius solubilis, Naphthalium, Petroleum, Pulsatilla, »Senega«, Sulfur, Staphisagria.

Augenlidkrampf: »Agaricus muscarius«.

Augenlidlähmung (Ptosis): Gelsemium.

Augenlidrandentzündung (Blepharitis): »Aethiops antimonalis«, Euphorbium, »Euphrasia«, Graphites, Hepar sulfuris, Hydrastis, Kalium phosphoricum, Mercurius solubilis, Naphthalium, Petroleum, Pulsatilla, »Senega«, Staphisagria, Sulfur.

Augenmuskellähmung: »Gelsemium«.

Augentränen: »Euphrasia«.

Augentuberkulose: »Euphrasia«.

Bänderschwäche: »Helonias dioica«.

Bandscheibenleiden: »Harpagophytum«, »Pichi-Pichi«.

Bartflechte (Sycosis): Mercurius sublimatus corrosivus.

Basedowherz: »Adonis vernalis«, »Convallaria«, Jodum, »Spongia«.

Basedowsche Erkrankung: »Lycopus virginicus«, »Thyreoidinum«.

Bauchfellentzündung (Peritonitis, Zusatzmittel): »Crotalus«, »Lachesis«, »Vipera berus«.

Bauchspeicheldrüsenerkrankung: »Eichhornia«, Iris versicolor, Okoubaka, Podophyllum.

Bauchwassersucht (Ascites): »Apocynum«, »Carduus marianus«, Helleborus niger, »Quassia«, Spiraea ulmaria.

Beckenbänderschwäche, Beckenbodenschwäche: »Helonias dioica«, Sepia, Stannum.

Bettnässen: Causticum Hahnemanni, »Cina«, Equisetum hyemale, Ferrum metallicum, »Plantago major«.

Bindegewebsschwäche: »Aletris farinosa«, Calcium fluoratum.

Bindegewebsverhärtung: Acidum hydrofluoricum, Calcium carbonicum Hahnemanni, Calcium fluoratum, »Carbo animalis«, Jodum.

Bindegewebsvermehrung: Acidum hydrofluoricum, Calcium carbonicum Hahnemanni, Calcium fluoratum, »Carbo animalis«, Jodum.

Blähungen (Meteorismus): Allium sativum, »Asa foetida«, Bismutum subnitricum, »Carbo vegetabilis«, Chamomilla, Flor de Piedra, Ginseng, Lycopodium, Mandragora e radice, »Phellandrium«, Podophyllum, Valeriana.

Blähungskoliken: Chamomilla.

Bläschenausschlag: Dulcamara.

Blasenblutung: »Erigeron canadensis«, Kalium nitricum, »Millefolium«, Terebinthina, »Thlaspi bursa pastoris«.

Blasenentzündung (Cystitis): »Aristolochia«, Berberis, Borax, »Cantharis«, Chimaphila umbellata, Coccus cacti, Collinsonia canadensis, »Dulcamara «, Eupatorium purpureum, Kalium nitricum, Lamium album, Paeonia officinalis, Pareira brava, Pichi-Pichi, »Populus tremuloides«, Sabal serrulatum, Sabina, Sarsaparilla, »Solidago«, Staphisagria, Thuja occidentalis, Viola tricolor.

Blasengrieß: Coccus cacti, »Rubia tinctorum«.

Blasenkrampf: Dulcamara, »Lamium album«, »Cantharis«.

Blasenlähmung: »Agaricus muscarius«, »Alumina«, Dulcamara, Hyoscyamus.

Blasen-Nierenbecken-Entzündung (Cystopyelitis): Borax, Chimaphila umbellata, Coccus cacti, »Pareira brava«, Pichi-Pichi, Sarsaparilla, »Terebinthina«.

Blasenreizung: »Eupatorium purpureum«.

Blasenschmerzen: Berberis, »Cantharis«, Dulcamara.

Blasensteinleiden: Pareira brava, »Rubia tinctorum«.

Blausucht (Cyanose): »Laurocerasus«, Cuprum aceticum.

Blutarmut, Bleichsucht (Anämie): Calcium phosphoricum, Cedron, Cobaltum nitricum, Cyclamen, »Ferrum metallicum«, »Manganum aceticum«.

Bluterguß (Hämatom): »Arnica«, »Bellis perennis«, Symphytum.

Blutharnen (Hämaturie): »Erigeron canadensis«, Kalium nitricum, »Millefolium«, Terebinthina, »Thlaspi bursa pastoris«.

Bluthochdruck (Hypertonie): »Allium sativum«, Apocynum, Aranea ixobola, »Aurum«, »Barium chloratum«, »Barium jodatum«, Crataegus, Glonoinum, Oleander, Plumbum aceticum, »Rauvolfia serpentina«, Secale cornutum, »Viscum album«.

Bluthusten (Hämoptoe): Acalypha indica, »Erigeron canadensis«, »Millefolium«.

Blutpropfbildung (Thrombose): »Aesculus«, Crotalus, »Hamamelis«, »Lachesis«, »Sabdariffa«, Symphytum, »Vipera berus«.

Blutstauung (Kongestion): Crocus, »Glonoinum«, Mandragora, »Rauvolfia serpentina«.

Blutstauung, venöse: »Aesculus«, Carbo vegetabilis, »Collinsonia canadensis«, Cyclamen, Flor de Piedra, »Hamamelis«, Lycopodium, Pulsatilla, »Ruta«, »Sabdariffa«, Sepia.

Blutung außerhalb der Regel (Metrorrhagie): Caulophyllum, Croccus, »Erigeron canadensis«, Hamamelis, Kreosotum, »Thlaspi bursa pastoris«, »Trillium pendulum«, Viscum album.

Blutungen (Hämorrhagien): Bovista, Ceanothus americanus, China, Cimicifuga, Crotalus, »Erigeron canadensis«, Hamamelis, Lachesis, »Millefolium«, Phosphorus, »Thlaspi bursa pastoris«, Thuja occidentalis, Trillium pendulum.

Blutunterdruck (Hypotonie): Barium chloratum, »Haplopappus«, »Myrtillocactus«, »Staphisagria«.

Blutvergiftung (Sepsis): Ailanthus glandulosa, Baptisia, »Crotalus«, »Echinacea«, »Lachesis«, »Pyrogenium«, »Vipera berus«.

Blutzuckerkrankheit (Diabetes mellitus): Cobaltum nitricum, »Datisca«, Syzygium.

Brechdurchfall, akuter: Aethusa, Croton tiglium, Cuprum aceticum, Oleander, »Veratrum album«, Vipera berus.

Brechwürgen: Borax, Drosera, »Nux vomica«.

Bronchitis (Entzündung der unteren Atemwege): Ammonium chloratum, Ammonium jodatum, Antimonium arsenicosum, Bellis perennis, »Bryonia«, Calcium jodatum, Coccus cacti, »Drosera«, Eucalyptus, Hepar sulfuris, Hyoscyamus, »Ipecacuanha«, Jodum, Kalium chloratum, Kalium phosphoricum, Kreosotum, Mandragora, Natrium chloratum, Phosphorus, »Sticta pulmonaria«, Tartarus emeticus, Veratrum album.

Bronchitis, chronische (chronische Entzündung der unteren Atemwege): »Acidum sulfuricum«, Antimonium arsenicosum, Antimonium sulfuratum aurantiacum, »Carbo vegetabilis«, Guajacum, Helleborus niger, Hyoscyamus, Phellandrium, Rumex, Scilla, Senega, Sulfur jodatum, Stannum, »Teucrium scorodonia«, Terebinthina.

Brustdrüsenentzündung (Mastitis): »Croton tiglium«, »Echinacea«, »Mercurius solubilis«.

Brustfellentzündung (Pleuritis): »Arsenum jodatum«, »Asclepias tuberosa«, Bryonia, Cantharis, Guajacum, Jodum, »Ranunculus bulbosus«, »Spiraea ulmaria«, Sulfur.

Brustkrampf: Chamomilla.

Cholera: »Acidum hydrocyanicum«, »Veratrum album«, »Veratrum viride«, Camphora.

Ciliarneuralgie: »Cedron«, Prunus spinosa, »Spigelia«.

Colitis mucosa (oberflächliche Dickdarmentzündung): »Aethiops antimonalis«, Kalium phosphoricum, Graphites.

Colitis ulcerosa (geschwürige Dickdarmentzündung): »Aethiops antimonalis«, Antimonium crudum.

Darmentzündung (Dünn- und Dickdarm): »Acidum nitricum«, Acidum phosphoricum, »Borax«, Calcium phosphoricum, »Kalium phosphoricum«, Magnesium carbonicum, Mercurius solubilis, Mercurius sublimatus corrosivus, Natrium chloratum, Podophyllum, Potentilla anserina.

Darmkoliken: »Cuprum aceticum«, Ginseng, Rheum.

Darmkrampf: »Cina«, Ginseng, Ignatia, Potentilla anserina, »Rheum«.

Delirien: »Oenanthe crocata«, »Stramonium«.

Depressionen: Agnus castus, »Aurum«, »Cimicifuga«, Digitalis, Ginseng, »Hypericum«, »Ignatia«, Kalium bromatum, Kalium phosphoricum, Mandragora e radice, Platinum, Sepia.

Dickdarmentzündung, einfache (Colitis simplex): »Aloë«, Mercurius solubilis, Mercurius sublimatus corrosivus, Podophyllum, »Potentilla anserina«.

Drehschwindel (Morbus Ménière): »Cocculus«, »Glonoinum«, »Tabacum«.

Drüseneiterung: »Acidum nitricum«, Aurum, Calcium carbonicum Hahnemanni, »Hepar sulfuris«.

Drüsenschwellung: Berberis, »Carbo animalis«, »Clematis«, Conium, Jodum, Fucus vesiculosus, Kalium chloratum.

Drüsenverhärtung: Acidum hydrofluoricum, »Aurum«, Barium carbonicum, Calcium carbonicum Hahnemanni, Calcium fluoratum, Calendula, »Carbo animalis«, »Clematis«, Jodum.

Durchblutungsstörung im Gehirn: s. Gefäßverkalkung.

Durchblutungsstörung, periphere: Anhalonium, Aranea diadema, »Barium chloratum«, »Cactus«, Cocculus, Espeletia, Kreosotum, »Latrodectus mactans«.

Durchfall: Ginseng, Natrium sulfuricum, »Rheum«, Thuja occidentalis.

Dysenterie (Ruhr): »Aloë«, Ipecacuanha, Mercurius solubilis, Mercurius sublimatus corrosivus, »Veratrum album«.

Eierstockentzündung (Oophoritis): »Aurum«, Eupatorium purpureum, Jodum, »Mercurius bijodatus«, Mercurius solubilis, Naja tripudians, Sabina, »Sepia«.

Eierstockneuralgie: Colocynthis, »Lilium tigrinum«, »Ustilago maydis«.

Eileiterentzündung (Salpingitis): Jodum, »Mercurius bijodatus«, Mercurius solubilis, Sabina, »Sepia«.

Eiteransammlung am Boden der vorderen Augenkammer (Hypopyon): Croton tiglium.

Eiterausschlag: Calcium sulfuricum, »Dulcamara«, Hepar sulfuris.

Eiterbeulen (Furunkel): Apis mellifera, Arnica, »Bellis perennis«, Bufo, Calcium sulfuricum, Carbo vegetabilis, »Crotalus«, »Echinacea«, »Hepar sulfuris«, Jodum, Kalium bromatum, »Lachesis«, Mercurius solubilis, »Myristica sebifera«, Sulfur, Sulfur jodatum.

Eiterung: Calcium hypophosphorosum, Calcium sulfuricum, »Calendula«, Chamomilla, Cuprum, Cuprum aceticum, »Echinacea«, »Hepar sulfuris«, »Lachesis«, »Myristica sebifera«, Silicea.

Entzündung der Eichel (Balanitis): »Viola tricolor«.

Entzündung der oberen Luftwege: Ammonium carbonicum, Ammonium chloratum, Euphorbium, Hydrastis, Kalium carbonicum, Luffa, Magnesium chloratum, Manganum aceticum, Phytolacca, Rumex, Sambucus nigra, Sanguinaria, Senega, Sulfur, Verbascum.

Entzündung der Ohrspeicheldrüse (Parotitis): »Plumbum aceticum«, »Sulfur jodatum«.

Entzündung der Vorsteherdrüse (Prostatitis): »Aristolochia«, »Cantharis«, »Clematis«, Pichi-Pichi, »Sabal serrulatum«, Selenium, Thuja occidentalis.

Entzündung des Beckenbindegewebes (Parametritis): »Sepia«, »Thuja occidentalis«.

Entzündung des Gebärmutterhalses (Cervicitis): »Argentum nitricum«, »Hydrocotyle asiatica«.

Entzündung des Tränensackes (Dakryocystitis): »Euphrasia«, »Senega«, Silicea, Staphisagria.

Erbrechen (Emesis): »Aletris farinosa«, Apomorphinum hydrochloricum, Borax, Cerium oxalium, Cina, Cocculus, Ipecacuanha, Iris versicolor, Jaborandi, Kreosotum, Lobelia inflata, »Nux vomica«, Petroleum.

Erhöhung der Harnsäure im Blut (Hyperurikämie): »Adlumina«, »Perilla ocymoides«.

Erkältung: Ammonium chloratum, Asarum, Barium chloratum, Dulcamara, »Eupatorium perfoliatum«, Phytolacca, »Rumex«, Sambucus nigra, »Sanguinaria«.

Erregbarkeit, gesteigerte (Erethismus): Chamomilla, »Cina«, »Cypripedium pubescens«, Magnesium phosphoricum, Mandragora.

Erschöpfung des Nervensystems (Neurasthenie): »Acidum phosphoricum«, Ambra, Argentum nitricum, Calcium phosphoricum, »Cypripedium pubescens«, Damiana, Dioscorea villosa, Ferrum picrinicum, Ginseng, Kalium phosphoricum, Magnesium carbonicum, »Mephitis putorius«, »Nux moschata«, Passiflora incarnata, »Phosphorus«, Selenium, Staphisagria, Valeriana, Zincum metallicum.

Erschöpfungszustände: »Acidum phosphoricum«, »Avena sativa«, Cuprum aceticum, »Ginseng«, »Haplopappus«, Helonias dioica, Kalium carbonicum, Kalium phosphoricum, Sepia, Stannum.

Erweiterung der Bronchien (Bronchiektasien): »Stannum«, »Stannum jodatum«.

Fallsucht (Epilepsie): Acidum hydrocyanicum, »Agaricus muscarius«, Atropinum sulfuricum, Bufo, Cicuta virosa, »Cuprum«, »Cuprum aceticum«, Hyoscyamus, Kalium bromatum, Oenanthe crocata, Stramonium, Zincum metallicum.

Fazialislähmung (Facialisparese): »Causticum Hahnemanni«.

Fehlgeburt, drohende (Abortus imminens): »Caulophyllum«, »Cimicifuga«, Crocus, »Sabina«, Viburnum opulus.

Fehlregulation des vegetativen Nervensystems (vegetative Dystonie): »Ignatia«, »Lycopus virginicus«, »Mandragora e radice«, Natrium chloratum, Passiflora incarnata, Staphisagria.

Feigwarzen (Ondylome): Sabina, »Thuja occidentalis«.

Fettsucht (Adipositas): »Fucus vesiculosus«, Thyreoidinum.

Fiebermittel: Acidum phosphoricum, »Aconitum«, Cina, Ammonium chloratum, Asarum, Baptisia, »Belladonna«, Bryonia, Cedron, »Echinacea«, Eupatorium perfoliatum, Ferrum metallicum, »Ferrum phosphoricum«, Gelsemium, Jodum, »Pyrogenium«, »Sambucus nigra«.

Fisteln: Calcium carbonicum Hahnemanni, Calcium sulfuricum, Pichi-Pichi, Silicea.

Flechten: Calcium carbonicum Hahnemanni, Calendula, »Carbo vegetabilis«, Causticum Hahnemanni, Dulcamara, »Thuja occidentalis«.

Fließschnupfen: Eupatorium perfoliatum, Euphrasia, Sabadilla.

Fremdkörpergefühl im Hals (Globus hystericus): Asa foetida, »Asarum«, »Ignatia«, »Moschus«, »Platinum«, »Valeriana«.

Gallenblasenentzündung (Cholecystitis): Cholesterinum, Magnesium sulfuricum, Mercurius dulcis, »Taraxacum«.

Gallenblasenkolik: »Ammi visnaga«, »Dioscorea villosa«.

Gallenblasenkrebs (Zusatzmittel): Cholesterinum.

Gallenblasenleiden (Cholecystopathie): Berberis, »Carduus marianus«, »Chelidonium«, »Chionanthus virginica«, Eichhornia, Lachesis, »Mandragora e radice«, Natrium sulfuricum, Podophyllum, Pulsatilla, Quassia, »Taraxacum«, Terebinthina.

Gallensteinleiden (Cholelithiasis): »Berberis«, »Chelidonium«, Cholesterinum, Lycopodium, Terebinthina.

Gallenwegsentzündung (Cholangitis): Berberis, »Carduus marianus«, »Chelidonium«, »Chionanthus virginica«, Eichhornia, Lachesis, »Mandragora e radice«, Natrium sulfuricum, Podophyllum, Pulsatilla, Quassia, »Taraxacum«, Terebinthina.

Gangstörung (Ataxie): »Kalium bromatum«.

Gebärmutterbeschwerden: »Aloë«, Asa foetida.

Gebärmutterblutungen: Caulophyllum, Collinsonia canadensis, »Erigeron canadensis«, Hydrastis, »Millefolium«.

Gebärmutterentzündung (Myometritis): Argentum nitricum, Belladonna, Echinacea, Mercurius solubilis, Platinum.

Gebärmutterkrämpfe: »Viburnum opulus«, »Caulophyllum«.

Gebärmutterkrebs (unterstützend): »Carbo animalis«.

Gebärmutterstärkungsmittel (Uterustonikum): »Helonias dioica«, »Aletris farinosa«.

Gebärmuttervorfall (Uterusprolaps): »Aletris farinosa«, »Lilium tigrinum«.

Geburtserleichterung: Cimicifuga, Caulophyllum.

Gedächtnisschwäche: »Acidum phosphoricum«, Anacardium, Ginseng.

Gefäßerweiterung, generalisierte (Vasomotorenkollaps): Chininum sulfuricum, »Crotalus«, Sanguinaria, »Veratrum album«.

Gefäßverkalkung (Arteriosklerose): »Allium sativum«, Alumina, Ambra, Arnica, Aurum, »Barium carbonicum«, Barium chloratum, Conium, »Crataegus«, Fucus vesiculosus, Jodum, Plumbum aceticum, »Secale cornutum«, Viscum album.

Gehirnentzündung (Encephalitis) (Zusatzmittel): Veratrum viride.

Gehirnerschütterung (Commotio cerebri): »Hypericum«.

Geisteskrankheiten (Psychosen): »Anhalonium«, »Helleborus niger«, »Hypericum«, »Kalium phosphoricum«, »Sabadilla«, Thuja occidentalis, Veratrum album.

Gelbfieber: Crotalus.

Gelbsucht (Ikterus): »Carduus marianus«, »Chelidonium«, »Chionanthus virginica«, Dolichos pruriens, Magnesium sulfuricum, Mercurius dulcis, Myrica cerifera, Natrium choleinicum, Natrium sulfuricum, Podophyllum, »Quassia«, »Taraxacum«.

Gelenkentzündung (Arthritis): »Acidum formicicum« (zur Injektion), »Acidum sulfuricum«, Aranea ixobola, »Cardiospermum«, »Ichthyolum«, Kalmia, Perilla ocymoides, Thuja occidentalis.

Gelenkerkrankung, degenerative (Arthrose): »Acidum formicicum« (zur Injektion), »Acidum sulfuricum«, Aranea ixobola, Cimicifuga, »Harpagophytum«, Viscum album.

Gelenkrheumatismus: »Acidum benzoicum e resina«, »Bryonia«, »Cardiospermum«, »Colchicum«, »Dulcamara«, Ferrum metallicum, Guajacum, »Harpagophytum«, Ichthyolum, »Ledum«, Mandragora e radice, Phytolacca, Pulsatilla, »Rhododendron«, »Rhus toxicodendron«, Sabina, Sambucus nigra, Sanguinaria, Sarsaparilla, Spirea ulmaria, Sulfur, Thuja occidentalis.

Gelenkschmerzen: »Carbo vegetabilis«, »Cardiospermum«, »Harpagophytum«, Jodum, Manganum aceticum.

Gerstenkorn (Hordeolum): »Graphites«, »Pulsatilla«, »Staphisagria«.

Geschwür, fressendes (Gangrän): Crotalus, Echinacea, Kreosotum, Pyrogenium, Secale cornutum, Vipera berus.

Geschwüre (Ulcera): Asa foetida, Calcium carbonicum Hahnemanni, »Calendula«, »Carbo vegetabilis«, Hydrastis, Hypericum, »Myristica sebifera«, Thuja occidentalis.

Gesichtslähmung: s. Fazialislähmung.

Gewebsverhärtung (Induration): Calcium fluoratum, »Carbo animalis«, Clematis, Jodum.

Gicht: »Adlumina«, Berberis, »Colchicum«, Harpagophytum, »Ledum«, »Lycopodium«, Rhododendron, »Sabina«, »Solidago«, Thuja occidentalis, Urtica.

Gliederschmerzen: China, »Carbo vegetabilis«, »Harpagophytum«.

Grindflechte (Pyodermie): Bufo, Calcium sulfuricum, Calendula, Crotalus, »Echinacea«, »Hepar sulfuris«, »Lachesis«, »Mercurius solubilis«, »Mezereum«, »Myristica sebifera«, Rhus toxicodendron, Sarsaparilla, »Silicea«, Staphisagria, Sulfur, »Viola tricolor«.

Grippe: »Aconitum«, Camphora, Eucalyptus, »Eupatorium perfoliatum«, »Gelsemium«, Phytolacca, »Pyrogenium«, Sabadilla.

Grippehusten: »Bryonia«, »Corallium rubrum«, »Rumex«, Sticta pulmonaria.

Gürtelrose (Herpes zoster): »Mezereum«, »Ranunculus bulbosus«.

Haarausfall (Alopecie): Graphites, »Thallium sulfuricum«, Thuja occidentalis, Ustilago maydis.

Hämorrhoidalblutungen: »Erigeron canadensis«, »Millefolium«, »Thlaspi bursa pastoris«, »Trillium pendulum«.

Hämorrhoiden: Acidum hydrochloricum, Acidum nitricum, »Aesculus«, Aloë, Ammonium carbonicum, Berberis, Calcium fluoratum, Capsicum, Carbo vegetabilis, »Carduus marianus«, »Collinsonia canadensis«, Ferrum phosphoricum, »Hamamelis«, Ignatia, Millefolium, »Myrrhis odorata«, Nux vomica, Paeonia officinalis, Podophyllum, Sabdariffa, Sepia, Sulfur.

Hämostypticum (blutstillendes Mittel): »Ceanothus americanus«, »Thlaspi bursa pastoris«, »Trillium pendulum«.

Harndrang: »Cantharis«, Ginseng, »Helleborus niger«.

Harndrang, schmerzhafter (Tenesmus): »Colchicum«, »Colocynthis«.

Harnflut (Urina spastica): Coffea, »Petroselinum«, Rauvolfia serpentina.

Harnproduktion, verminderte (Oligurie): Digitalis.

Harnröhrenentzündung (Urethritis): »Cantharis«, Pareira brava, Petroselinum, »Populus tremuloides«, »Sabal serrulatum«.

Harnröhrenverengung: Clematis.

Harnsperre (Ischurie): Coffea, Petroselinum, Rauvolfia serpentina.

Harnträufeln: Cantharis, Ginseng, Helleborus niger.

Harnvergiftung (Urämie): »Kalium nitricum«.

Hautausschlag (Exanthem): Anacardium, Ranunculus bulbosus, Sepia, Spiraea ulmaria, »Urtica«.

Hautentzündung, akute (Dermatitis): Arsenum jodatum, Aristolochia, Aurum, Cantharis, Capsicum, »Cardiospermum«, Causticum Hahnemanni, Chamomilla, Clematis, »Euphorbium«, Lupulus, Mercurius solubilis, Rhus toxicodendron, »Sarsaparilla«.

Hautentzündung, chronische (Ekzem): »Acidum formicicum« (zur Injektion zwecks Umstimmung), Acidum hydrochloricum, Acidum hydrofluoricum, Antimonium crudum, Bellis perennis, Cardiospermum, Croton tiglium, »Fagopyrum«, »Graphites«, Hepar sulfuris, Hydrocotyle asiatica, Ichthyolum, Mezereum, Petroleum, Picrorhiza, Rhus toxicodendron, Sarsaparilla, Silicea, »Sulfur«, Thyreoidinum, »Viola tricolor«.

Hautentzündung im Bereich des Afters (Analekzem): »Paeonia officinalis«, Thuja occidentalis.

Hauterkrankung, lichtbedingte: »Fagopyrum«, »Hypericum«.

Hauterkrankung, pustulöse (Pustulosis): »Ichthyolum«.

Hauterkrankungen: Aethiops antimonalis, »Aristolochia«, Arsenum jodatum, Aurum, Calcium carbonicum Hahnemanni, Capsicum, »Cardiospermum«, Dulcamara, »Fagopyrum«, Hydrocotyle asiatica, Mercurius solubilis, »Thuja occidentalis«.

Hautjucken (Pruritus): Barium carbonicum, Caladium seguinum, »Cardiospermum«, »Fagopyrum«, »Dolichos pruriens«, Flor de Piedra, Ichthyolum, Kreosotum, Mezereum, Picrorhiza.

Hautrötung (Erythem): »Jodum«, »Mezereum«.

Hautschrunden (Fissuren): »Paeonia officinalis«, Petroleum.

Hautschuppen: »Graphites«, »Thuja occidentalis«.

Hauttuberkulose (Skrofulose): »Arsenum jodatum«, Barium carbonicum, »Calcium carbonicum Hahnemanni«, Calcium hypophosphorosum, Calcium jodatum, »Calcium phosphoricum«, »Fucus vesiculosus«, Jodum, Mercurius solubilis, Natrium chloratum, »Phosphorus«, Sarsaparilla, »Silicea«, »Sulfur«, Viola tricolor.

Heiserkeit: »Ammonium bromatum«, »Arum triphyllum«, Barium carbonicum, Chamomilla, Eupatorium perfoliatum, Jodum, »Lactuca«, Rumex, »Selenium«, »Verbascum«.

Heißhunger: Cina.

Herpes: Dulcamara.

Herzangst (Stenokardie): s. Herzschmerzen, anfallartig auftretende.

Herzbeschwerden, funktionelle: Acidum benzoicum e resina, Agaricus muscarius, »Adonis vernalis«, Aurum, Lilium tigrinum, Mandragora e radice, Moschus, Myrtillocactus, »Oleander«, »Sarothamnus scoparius«.

Herzbeschwerden, nervöse: »Adonis vernalis«, Aurum, »China«, Coffea, »Convallaria«, Natrium chloratum, »Strophanthus«, »Valeriana«.

Herzbeutelentzündung (Pericarditis): »Aconitum«, Cantharis, Colchium, »Kalmia«, Spigelia, »Veratrum viride«.

Herzblock: Digitalis.

Herzerweiterung: Apocynum, Naja tripudians.

Herzinfarkt (Myocardinfarkt): »Latrodectus mactans«, »Myrtillocactus«.

Herzinnenhautentzündung (Endocarditis): »Aconitum«, Cactus, Colchicum, »Iberis amara«, »Kalmia«, »Lachesis«, Naja tripudians, Spigelia, Veratrum viride.

Herzklappenfehler: »Apocynum«, »Naja tripudians«.

Herzkollaps: »Acidum hydrocyanicum«.

Herz-Magen-Beschwerden (Roemheld-Syndrom): Allium sativum, Asa foetida, »Carbo animalis«, »Mandragora e radice«, »Nux moschata«, Tabacum.

Herzmuskelentzündung (Myocarditis): Cactus, »Gelsemium«, »Iberis amara«, »Kalmia«, »Lachesis«, Naja tripudians, Phosphorus, Veratrum viride.

Herzmuskelschwäche (Myocardschwäche): »Antimonium arsenicosum«, »Apocynum«, »Arnica«, »Crataegus«, »Iberis amara«, Kalium carbonicum, »Myrtillocactus«, »Oleander«, Sarothamnus scoparius.

Herzmuskelzerfall: Crotalus.

Herzschlag, unregelmäßiger (Arrhythmie): Condurango, Convallaria, Oleander, Sarothamnus scoparius, Scilla.

Herzschlag, vorzeitiger (Extrasystolie): »Convallaria«, »Iberis amara«, »Oleander«, »Sarothamnus scoparius«, Scilla.

Herzschmerzen, anfallartig auftretende (Angina pectoris): Aconitum, Agaricus muscarius, Ammi visnaga, Arnica, Aurum, Bufo, »Cactus«, Convallaria, »Crataegus«, Crotalus, Espeletia, Flor de Piedra, »Glonoinum«, »Iberis amara«, »Latrodectus mactans«, Mandragora e radice, Myrtillocactus, Naja tripudians, Oleander, Phosphorus, Rauvolfia serpentina, Spigelia, »Strophanthus«, Tabacum, Vipera berus.

Herzschwäche: »Apocynum«, »Convallaria«, »Helleborus niger«, »Laurocerasus«, Naja tripudians, »Prunus spinosa«, »Scilla«, »Sarothamnus scoparius«.

Heufieber: »Acidum formicicum«, »Galphimia«, Ipecacuanha, Naphthalium, Sabadilla.

Heuschnupfen (Rhinitis allergica): »Luffa«.

Hexenschuß (Lumbago): Aranea ixobola, »Gnaphalium«, Kalium carbonicum, Ledum, Nux vomica, »Rhus toxicodendron«, »Tartarus emeticus«, Valeriana.

Hinken, intermittierendes (Claudicatio intermittens): »Cactus«, Espeletia, »Latrodectus mactans«, Plumbum aceticum, Potentilla anserina.

Hirnhautreizung (Meningismus): »Apis mellifera«, »Cicuta virosa«, »Gelsemium«, »Glonoinum«, Helleborus niger, Hyoscyamus, Oenanthe crocata, Ranunculus bulbosus, »Stramonium«, Tarantula, Veratrum viride, Zincum metallicum.

Hitzewallungen: Sanguinaria, Rauvolfia serpentina.

Hodenentzündung (Orchitis): »Aurum«, »Clematis«, Ferrum phosphoricum, Rhododendron, Spongia.

Hornhautentzündung des Auges (Keratitis): »Aethiops antimonalis«, Calcium phosphorosum, Calcium sulfuricum, »Euphrasia«.

Hüftgelenksentzündung (Coxitis): »Colocynthis«, »Harpagophytum«, Kalium carbonicum.

Husten: Barium carbonicum, »Bryonia«, Calcium hypophosphorosum, »Conium«, »Drosera«, Eupatorium perfoliatum, »Hyoscyamus«, Ipecacuanha, »Lactuca«, Jodum, Senega, Sticta pulmonaria.

Hysterie: »Asarum«, Cedron, Crocus, »Gelsemium«, »Ignatia«, »Mephitis putorius«, »Moschus«, Platinum, Sabadilla, »Tarantula«, Valeriana.

Impotenz: »Agnus castus«, Caladium seguinum, Conium, »Damiana«, Dioscorea villosa, Kalium bromatum, Selenium.

Infantilismus: »Pulsatilla«.

Insektenstiche: Cardiospermum, Echinacea, Ledum.

Ischias: Aconitum, »Ammonium carbonicum«, Arnica, »Colocynthis«, Ginseng, »Gnaphalium«, Mandragora e radice, Nux vomica, Passiflora incarnata, Platinum, Plumbum aceticum, »Rhus toxicodendron«, »Tartarus emeticus«, Terebinthina, Zincum metallicum.

Juckreiz: s. Hautjucken.

Juckreiz in der Scheide (Pruritus vaginae): »Caladium seguinum«, Hydrastis, »Hydrocotyle asiatica«, Ichthyolum, Platinum, Staphisagria, »Tarantula«, »Viola tricolor«.

Kallusbildung: Calcium phosphoricum, »Symphytum«.

Kehlkopfentzündung (Laryngitis): Aesculus, Allium cepa, Ammonium bromatum, »Ammonium carbonicum«, Ammonium jodatum, Argentum nitricum, »Arum triphyllum«, »Bryonia«, Causticum Hahnemanni, Eucalyptus, Guajacum, »Hepar sulfuris«, Hyoscyamus, »Jodum«, Kalium phosphoricum, Lactuca, Sanguinaria, »Spongia«, Sticta pulmonaria.

Keuchhusten (Pertussis): Ammi visnaga, Atropinum sulfuricum, Chamomilla, Cina, »Coccus cacti«, »Corallium rubrum«, »Cuprum aceticum«, »Drosera«, Ipecacuanha, »Kalium bromatum«, Mephitis putorius, Naphthalium, »Sticta pulmonaria«, Veratrum album.

Kindbettfieber (Puerperalfieber): Ailanthus glandulosa, »Echinacea«, »Pyrogenium«.

Klimakterische Beschwerden: Acidum sulfuricum, Agaricus muscarius, »Aristolochia«, »Cimicifuga«, Crotalus, Helonias dioica, »Pulsatilla«, Sanguinaria, »Sepia«, Valeriana.

Knocheneiterung: Calcium carbonicum Hahnemanni, Calcium jodatum.

Knochenentkalkung: Phosphorus.

Knochenerweichung (Osteomalacie): »Phosphorus«.

Knochenhautentzündung (Periostitis): Acidum hydrofluoricum, Calcium fluoratum, Ferrum phosphoricum, »Mercurius solubilis«, »Phosphorus«, »Symphytum«.

Knochenkaries: »Acidum hydrofluoricum«, »Calcium fluoratum«, Calendula, Hekla lava, »Mercurius solubilis«.

Knochenkrebs (Knochensarkom): Hekla lava.

Knochenmarksentzündung (Osteomyelitis): Acidum nitricum, Calcium hypophosphorosum.

Knochenschmerzen: Asa foetida, »Calcium phosphoricum«, Carbo vegetabilis, »Hapargophytum«, »Jodum«, Rhododendron.

Knochenwachstumsstörungen: »Acidum phosphoricum«, Calcium fluoratum, »Hekla lava«.

Knotenrose (Erythema nodosum): Jodum.

Koliken: Ammi visnaga, »Atropinum sulfuricum«, »Chamomilla«, Camphora, Colocynthis, »Dioscorea villosa«, Magnesium phosphoricum, Natrium choleinicum, »Plumbum aceticum«.

Kollapszustände: »Acidum hydrocyanicum«, »Ailanthus glandulosa«, Ammonium carbonicum, »Camphora«, »Camphora-Rubini«, Helleborus niger, Pyrogenium, Sabadilla, Trillium pendulum, Veratrum album, »Veratrum viride«, »Vipera berus«.

Kopfschmerzen: Aloë, »Aranea ixobola«, Barium carbonicum, Bismutum subnitricum, Chamomilla, China, »Chionanthus virginica«, Colocynthis, Hydrastis, »Ignatia«, »Kalium nitricum«, Lactuca, Luffa, »Magnesium chloratum«, »Mandragora«, »Natrium carbonicum«, Natrium chloratum, Rauvolfia serpentina, Thuja occidentalis, Ustilago maydis, Valeriana.

Kopfschmerzen, anfallartige (Migräne): Acidum formicicum, Acidum picrinicum, »Ammi visnaga«, »Atropinum sulfuricum«, Cimicifuga, Cocculus, Coffea, »Cyclamen«, Digitalis, Ferrum metallicum, Flor de Piedra, »Gelsemium«, Glonoinum, Ignatia, Ipecacuanha, »Iris versicolor«, Natrium chloratum, »Nux vomica«, Robina, Sabadilla, Sanguinaria, Secale cornutum, Selenium, Sepia, »Spigelia«, Tabacum, Thuja occidentalis.

Krampfadern (Varicen): Acidum hydrofluoricum, »Aesculus«, »Arnica«, Calcium fluoratum, Carbo vegetabilis, »Carduus marianus«, »Hamamelis«, »Pulsatilla«, »Ruta«, »Sabdariffa«, »Sepia«, Sulfur, Zincum metallicum.

Krampf des Magenpförtners (Pylorospasmus): »Aethusa«.

Krämpfe bei Kindern (Spasmophilie): Calcium carbonicum Hahnemanni, »Cina«, Secale cornutum.

Krämpfe, fallsuchtartige: Agaricus muscarius, Bufo, Cocculus.

Krampfhusten: Acalypha indica, »Aralia racemosa«, »Atropinum sulfuricum«, Coccus cacti, »Conium«, »Cuprum aceticum«, Drosera, Hyoscyamus, »Lactuca«.

Krampfneigung: Ammi visnaga, Camphora, Cedron, »Cicuta virosa«, »Cocculus«, Conium, Crocus, »Cuprum aceticum«, »Dioscorea villosa«, Ignatia, Kalium bromatum, Magnesium carbonicum, »Magnesium phosphoricum«, Moschus, »Nux vomica«, Paeonia officinalis, Platinum, Plumbum aceticum, Potentilla anserina, Stramonium, Valeriana.

Krampfneurose: »Magnesium phosphoricum«.

Krampfwehen: »Cimicifuga«, »Ignatia«, »Secale cornutum«.

Krankheitswahn (Hypochondrie): »Asa foetida«, Helleborus niger, »Moschus«, Staphisagria, »Zincum metallicum«.

Krätze: Carbo vegetabilis, »Causticum Hahnemanni«.

Kreislaufschwäche: »Ammonium carbonicum«, Haplopappus, Sabadilla, Tartarus emeticus, »Veratrum album«, »Vipera berus«.

Kreuzschmerzen: Aesculus, Calcium carbonicum Hahnemanni, »Gnaphalium«, »Harpagophytum«, Helonias dioica.

Kribbeln: Agaricus muscarius, Aranea diadema, Cocculus, »Collinsonia canadensis«, »Latrodectus mactans«, »Secale cornutum«, Tabacum.

Kropf (Struma): Calcium jodatum, Flor de Piedra, »Fucus vesiculosus«, Hamamelis, Kalium jodatum, »Spongia«, »Thyreoidinum«.

Krupp-Husten: »Ammonium bromatum«, »Jodum«, »Kalium bromatum«.

Lähmung (Paralyse): »Acidum picrinicum«.

Lähmung, schlaffe (Parese): Cocculus, »Conium«, »Gelsemium«, Oleander, »Plumbum aceticum«, Stannum, Tabacum, Vipera berus.

Leberentzündung (Hepatitis): »Carduus marianus«, »Chionanthus virginica«, Mercurius dulcis, Mercurius solubilis, Phosphorus, Picrorhiza, Podophyllum, »Taraxacum«.

Leberkrebs (Zusatzmittel): Cholesterinum.

Leberleiden: Adlumina, Bryonia, »Carduus marianus«, »Ceanothus americanus«, »Chelidonium«, China, »Chionanthus virginica«, Eichhornia, Ferrum picrinicum, Flor de Piedra, Hydrastis, Iris versicolor, »Lycopodium«, Magnesium chloratum, Magnesium sulfuricum, »Mandragora e radice«, Mercurius dulcis, Myrica cerifera, Natrium chloratum, Natrium choleinicum, Natrium sulfuricum, Petroselinum, Picrorhiza, Podophyllum, Pulsatilla, »Quassia«, Sepia, Sulfur, »Taraxacum«, Tartarus emeticus.

Leberschwellung: »Carduus marianus«, »Ceanothus americanus«, Cedron, Dolichos pruriens, »Nux vomica«.

Leberschwund (Leberzirrhose): Aurum, »Carduus marianus«, »Cholesterinum«, Cuprum aceticum, Natrium choleinicum, »Quassia«.

Leberstauung: Capsicum, »Carduus marianus«.

Leichenfinger (Digiti mortui): Cocculus, »Secale cornutum«, Tabacum.

Lichtscheu: »Aethiops antimonalis«, »Euphrasia«.

Luftröhrenentzündung (Tracheitis): »Jodum«, »Rumex«.

Lungen-Atemwegsentzündung (Bronchopneumonie): »Ammonium jodatum«, Ferrum metallicum, Ferrum phosphoricum, »Phosphorus«, »Tartarus emeticus«.

Lungenblähung mit Entzündung der Bronchien (Emphysembronchitis): »Acidum sulfuricum«, Antimonium arsenicosum, Antimonium sulfuratum aurantiacum, Carbo vegetabilis, Grindelia, Naphthalium, Senega, Stannum, Stannum jodatum.

Lungenblutung: »Millefolium« (s. auch bei Bluthusten).

Lungenentzündung (Pneumonie): Ammonium jodatum, »Bryonia«, Chelidonium, Ferrum metallicum, »Jodum«, Phosphorus, »Pyrogenium«, Sulfur, »Tartarus emeticus«, Veratrum viride.

Lungenleiden, chronische: »Antimonium arsenicosum«, »Belladonna«, »Silicea«.

Lungentuberkulose (nur als Zusatzmittel): Arsenum jodatum, Calcium hypophosphorosum, Equisetum hyemale, Guajacum, Hamamelis, Kreosotum, Phellandrium, Phosphorus, Terebinthina.

Lymphatismus: Calcium carbonicum Hahnemanni, »Lycopodium«, »Silicea«, Spongia, »Sulfur jodatum«, Thuja occidentalis, »Viola tricolor«.

Lymphgefäßentzündung (Lymphangitis): »Echinacea«, »Vipera berus«.

Lymphknotenschwellung (Lymphadenitis): Bufo, »Clematis«, »Echinacea«, »Hepar sulfuris«, Kalium jodatum, »Myristica sebifera«, »Silicea«, Spongia, »Vipera berus«.

Lymphknotenschwellung in der Leiste: Clematis.

Magenblutung: »Erigeron canadensis«.

Magen-Darm-Beschwerden, nervöse: »Abrotanum«, Aloë, Borax, »Bismutum subnitricum«, »Zincum metallicum«.

Magen-Darm-Entzündung (Gastroenteritis): Acidum hydrochloricum, »Aloë«, Bellis perennis, Calcium carbonicum Hahnemanni, Cerium oxalicum, »Colchicum«, »Condurango«, »Croton tiglium«, Cuprum aceticum, Dulcamara, Ferrum metallicum, Luffa, Magnesium sulfuricum, Mercurius dulcis, Natrium choleinicum, »Nux moschata«, Oleander, Petroleum, Podophyllum, Pulsatilla, Pyrogenium, Rauvolfia serpentina, Sabadilla, Sepia, Tabacum, »Tartarus emeticus«, Veratrum viride.

Magengeschwür (Ulcus ventriculi): »Acidum formicicum« (für Injektion zur Umstimmungstherapie), Acidum nitricum, Acidum hydrofluoricum, »Anacardium«, »Argentum nitricum«, »Bismutum subnitricum«, Condurango, Ignatia, Jodum, »Mandragora e radice«, »Nux vomica«, »Phosphorus«.

Magenkrampf: »Atropinum sulfuricum«, Bismutum subnitricum, »Chamomilla«, »Cina«, »Cuprum aceticum«, Ginseng, Ignatia, Potentilla anserina, Valeriana.

Magenkrebs (unterstützend): Carbo animalis.

Magenlähmung: Carbo animalis, Staphisagria.

Magenschlaffheit (Magenatonie): Carbo animalis, »Staphisagria«.

Magenschleimhautentzündung (Gastritis): Abies nigra, Acidum phosphoricum, Acidum sulfuricum, Antimonium crudum, Argentum nitricum, Asa foetida, Asarum, »Bismutum subnitricum«, Borax, Bryonia, Calcium phosphoricum, »Capsicum«, »Carbo animalis«, China, Eupatorium perfoliatum, Hepar sulfuris, »Hydrastis«, Ipecacuanha, Iris versicolor, Jodum, Kalium phosphoricum, »Lycopodium«, Magnesium carbonicum, Magnesium sulfuricum, Mandragora e radice, Mercurius solubilis, Nux moschata, »Nux vomica«, Phellandrium, Phosphorus, »Podophyllum«, Potentilla anserina, »Pulsatilla«, Sepia, Sulfur, Taraxacum, Thuja occidentalis.

Magenübersäuerung (Hyperacidität): »Abies nigra«, »Carbo animalis«, Natrium phosphoricum, »Robinia«.

Magen-Zwölffingerdarm-Entzündung (Gastroduodenitis): Natrium sulfuricum, »Nux moschata«, »Nux vomica«.

Malaria (Wechselfieber): Cedron, »China«, Cina, »Eucalyptus«.

Mandelentzündung (Angina tonsillaris): »Apis mellifera«, Barium chloratum, »Belladonna«, Calcium sulfuricum, Guajacum, Hepar sulfuris, Kalium bichromicum, »Lachesis«, Lycopodium, Magnesium carbonicum, Marum verum, Mercurius bijodatus, Mercurius solubilis, Mercurius sublimatus corrosivus, Phytolacca.

Mangeldurchblutung der Herzkranzgefäße (Coronarinsuffizienz): »Ammi visnaga«, »Crataegus«, Crotalus, Iberis amara, Myrtillocactus, Oleander.

Manie: »Kalium bromatum«, »Platinum«, Stramonium.

Mannstollheit (Nymphomanie): »Moschus«, »Tarantula«.

Mastdarmkrebs (unterstützend): Carbo animalis.

Mastdarmlähmung: »Alumina«.

Melancholie: Anacardium, »Aurum«, Helleborus niger, »Ignatia«, Nux vomica.

Menstruationsbeschwerden: »Aristolochia«, »Caulophyllum«, Lamium album, Millefolium, Natrium chloratum, »Pulsatilla«, Sepia.

Milchschorf (Neurodermitis): »Aethiops antimonalis«, Calcium carbonicum Hahnemanni, Sarsaparilla, »Viola tricolor«.

Milzschwellung: »Ceanothus americanus«, Cedron, China, »Grindelia«, Podophyllum.

Mißempfindungen (Parästhesien): Agaricus muscarius, Aranea diadema, Cocculus, »Collinsonia canadensis«, »Latrodectus mactans«, »Secale cornutum«, Tabacum.

Mißempfindungen an Fingern und Zehen (Akroparästhesien): »Cocculus«, »Secale cornutum«, Tabacum.

Mittelohrentzündung (Otitis media): Allium cepa, »Calcium jodatum«, Capsicum, Ferrum phosphoricum, »Hepar sulfuris«, Kalium chloratum, Kalium phosphoricum, »Mercurius solubilis«, »Pulsatilla«.

Mittelohrentzündung, chronische: Allium cepa, Calcium fluoratum, »Calcium jodatum«, »Hepar sulfuris«, Kalium chloratum, »Pulsatilla«, Silicea.

Multiple Sklerose: Agaricus muscarius, Manganum aceticum, Tarantula.

Mumps (Parotitis): Plumbum aceticum, Sulfur jodatum.

Mundfäule: »Borax«.

Mundgeschwüre: »Borax«.

Mundschleimhautentzündung (Stomatitis): »Acidum nitricum«, Ammonium chloratum, »Luffa«, »Marum verum«, Mercurius solubilis, Mercurius sublimatus corrosivus, Myrica cerifera.

Muskeldystrophie, progressive: Plumbum aceticum.

Muskelkrämpfe: »Conium«, Potentilla anserina.

Muskelrheumatismus: Acidum benzoicum e resina, »Bryonia«, »Cardiospermum«, Chamomilla, Chelidonium, »Colchicum«, »Dulcamara«, Ferrum metallicum, Harpagophytum, Ichthyolum, Kalium jodatum, Ledum, Mandragora e radice, Phytolacca, Pulsatilla, »Rhododendron«, »Sambucus nigra«, Sanguinaria, Sarsaparilla, Spiraea ulmaria, Sulfur, Thuja occidentalis, Urtica.

Muskelschmerzen (Myalgien): »Aranea ixobola«, »Arnica«, Berberis, »Marum verum«, Sabadilla, Viscum album.

Myomblutungen: »Erigeron canadensis«, Platinum, »Ustilago maydis«.

Myome (gutartige Gebärmuttertumoren): »Aurum«.

Nabelkoliken: »Chamomilla«, »Dioscorea villosa«, Plumbum aceticum.

Nachtschweiß: Calcium hypophosphorosum, »Jaborandi«.

Nagelumlauf (Panaritium): Bufo, »Calendula«, »Myristica sebifera«, »Sulfur«.

Narbenschmerzen: »Graphites«.

Nasenbluten (Epistaxis): Crocus, »Erigeron canadensis«, »Thlaspi bursa pastoris«, »Trillium pendulum«.

Nasennebenhöhlenentzündung (Sinusitis): »Cinnabaris«, »Luffa«, »Mercurius solubilis«, Mercurius sulfuratus ruber, Thuja occidentalis.

Nasenpolypen: Calcium jodatum, Marum verum, »Teucrium scorodonia«.

Nebenhodenentzündung (Epididymitis): »Clematis«, »Sabal serrulatum«, Selenium, Spongia.

Neigung zu Entzündung (exsudative Diathese): Barium jodatum, Calcium carbonicum Hahnemanni, Coccus cacti, Viola tricolor.

Nervenentzündung (Neuritis): »Aconitum«, Aranea diadema, Colocynthis, »Gnaphalium«, Phosphorus, Platinum, Plumbum aceticum, »Rhus toxicodendron«, »Spigelia«, Stannum, Staphisagria, Thallium sulfuricum, »Thuja occidentalis«.

Nervenleiden: Chamomilla, Cina, »Cypripedium pubescens«, Ferrum picrinicum, »Natrium carbonicum«, »Zincum metallicum«.

Nervenquetschung: »Hypericum«.

Nervenschmerzen, anfallsartige (Neuralgien): »Acidum formicicum« (zur Injektion), Aconitum, »Allium cepa«, Aranea diadema, »Aranea ixobola«, »Atropinum sulfuricum«, Bryonia, Cedron, Chelidonium, Cocculus, »Colocynthis«, Dioscorea villosa, »Gelsemium«, Iris versicolor, Kalmia, Magnesium carbonicum, Magnesium chloratum, »Magnesium phosphoricum«, Marum verum, Mezereum, Naja tripudians, Nux vomica, Passiflora incarnata, Phosphorus, »Plantago major«, Platinum, »Plumbum aceticum«, Rhus toxicodendron, Sabadilla, Selenium, Sepia, »Spigelia«, Stannum, Tabacum, Thuja occidentalis, Valeriana, Verbascum, Zincum metallicum.

Nervenschmerzen am Hinterkopf (Occipitalneuralgie): »Gelsemium«.

Nervenschmerzen im Gesicht (Trigeminusneuralgie): »Aconitum«, »Cedron«, China, »Gelsemium«, Iris versicolor, Rhododendron, »Spigelia«, »Verbascum«.

Nervenschwäche: »Acidum picrinicum«, Agnus castus, »Ambra«, »Borax«, Calcium phosphoricum, Ferrum picrinicum, »Passiflora incarnata«.

Nesselsucht (Urtikaria): »Apis mellifera«, »Cardiospermum«, Dulcamara, »Fagopyrum«, Urtica.

Netzhautblutung (Retinablutung): »Arnica«.

Nierenbeckenentzündung (Pyelitis): Borax, »Chimaphila umbellata«, »Coccus cacti«, Echinacea, Eucalyptus, »Pareira brava«, Pichi-Pichi, »Sarsaparilla«.

Nierenentzündung (Nephritis): »Acidum formicicum«, Acidum nitricum, »Apis mellifera«, Argentum nitricum, »Berberis«, Calcium sulfuricum, »Cantharis«, Colchicum, Eupatorium purpureum, Helleborus niger, Kalium nitricum, Kalium phosphoricum, Mercurius solubilis, Naphthalium, »Phosphorus«, Phytolacca, Plumbum aceticum, Sabina, Sarsaparilla, »Solidago«, Taraxacum, »Terebinthina«.

Nierenerkrankung, nicht entzündliche (Nephrose): »Acidum formicicum«, Acidum nitricum, »Plumbum aceticum«, »Solidago«.

Nierengrieß: »Coccus cacti«, Equisetum hyemale, »Rubia tinctorum«.

Nierenkoliken: »Ammi visnaga«.

Nierenreizung: »Acidum benzoicum e resina«.

Nierenschwund (Nephrocirrhose): Kalium nitricum.

Nierensteinleiden (Nephrolithiasis): Berberis, »Equisetum hyemale«, »Lycopodium«, Pareira brava, »Pichi-Pichi«, »Rubia tinctorum«, Sarsaparilla, Terebinthina.

Ohnmacht: »Camphora-Rubini«, Valeriana.

Ohrenfluß: »Aethiops antimonalis«.

Ohrensausen: »Cocculus«, »Glonoinum«.

Ohrenschmerzen: »Allium cepa«.

Ovarialcystom: »Apis mellifera«.

Pfortaderstauung: »Aesculus«, »Aloë«, Carduus marianus, Quassia, Sepia, Sulfur, »Taraxacum«.

Pfropfbildung im Blutgefäß (Embolie), nur als Zusatzmittel verwenden: Vipera berus.

Phlegmone: »Apis mellifera«, »Lachesis«, »Myristica sebifera«.

Polyarthritis: »Acidum benzoicum e resina«, »Cardiospermum«, »Harpagophythum«, »Veratrum viride«.

Polypen: »Thuja occidentalis«.

Prellung (Kontusion): »Arnica«, »Bellis perennis«, »Symphytum«.

Pulsbeschleunigung (Tachykardie): Lycopus virginicus, Sarothamnus scoparius.

Pulsschlag, verlangsamter (Bradykardie): »Digitalis«.

Pupillenenge, abnorme (Miosis): Jaborandi.

Quetschung (Kontusion): »Arnica«, »Bellis perennis«, »Hypericum«, »Ruta«, »Symphytum«.

Rachenentzündung (Pharyngitis): Aesculus, Allium cepa, Ammonium bromatum, »Ammonium carbonicum«, Antimonium sulfuratum aurantiacum, »Arum triphyllum«, Barium chloratum, »Bryonia«, Calcium jodatum, Capsicum, »Causticum Hahnemanni«, Ginseng, »Guajacum«, Hepar sulfuris, Hyoscyamus, Kalium chloratum, Kalium phosphoricum, »Lactuca«, Luffa, Lycopodium, »Marum verum«, Myrica cerifera, Sanguinaria, »Spongia«, Sticta pulmonaria.

Rachitis: »Calcium carbonicum Hahnemanni«, »Calcium phosphoricum«, »Phosphorus«, »Silicea«, »Sulfur«.

Raynaud-Krankheit: »Secale cornutum«, »Tabacum«.

Regelblutung, ausbleibende (Amenorrhoe): »Cimicifuga«, Helleborus niger, Hypericum, Kalium carbonicum, Moschus, »Pulsatilla«, »Senecio aureus«.

Regelblutung, schmerzhafte (Dysmenorrhoe): »Aletris farinosa«, Ammi visnaga, Bellis perennis, »Bovista«, Calcium phosphoricum, Cerium oxalicum, Chamomilla, »Cimicifuga«, Cocculus, Crocus, Cyclamen, Dioscorea villosa, Gelsemium, Hamamelis, Ignatia, Lachesis, Lilium tigrinum, »Moschus«, Nux vomica, Platinum, Potentilla anserina, »Pulsatilla«, Sabina, Secale cornutum, Senecio aureus, Staphisagria, Veratrum album, Verbascum, Zincum metallicum.

Regelblutung, schwache (Hypomenorrhoe): Natrium chloratum, »Pulsatilla«.

Regelblutung, verlängerte (Menorrhagie): Belladonna, Bovista, »Cimicifuga«, »Cyclamen«, »Erigeron canadensis«, Hamamelis, Kreosotum, »Millefolium«, Moschus, Platinum, Sabina, Secale cornutum, »Thlaspi bursa pastoris«, »Trillium pendulum«, »Ustilago maydis«, Viscum album.

Reisekrankheit (Kinetose): Ammi visnaga, Apomorphinum hydrochloricum, Asarum, Cerium oxalicum, »Cocculus«, Ipecacuanha, Petroleum, »Tabacum«.

Reizblase: »Aristolochia«, Causticum Hahnemanni, Equisetum hyemale, Eupatorium perfoliatum, »Eupatorium purpureum«, Hydrocotyle asiatica, Lupulus, »Mandragora e radice«, Petroselinum, »Senecio aureus«, Staphisagria, Taraxacum.

Reizhusten (Kitzelhusten): Ammonium bromatum, Apomorphinum hydrochloricum, Chamomilla, »Conium«, »Drosera«, Hyoscyamus, »Lactuca«, »Mandragora«, Senega, Spongia, Sticta pulmonaria.

Reizleitungsstörungen im Herzen: »Gelsemium«, »Naja tripudians«, »Oleander«.

Rheumatismus: Bellis perennis, Berberis, »Cardiospermum«, »Cimicifuga«, Eucalyptus, Harpagophytum, Luffa, »Lycopodium«, Magnesium carbonicum, »Phytolacca«, Sabadilla, »Thuja occidentalis«.

Rippenfellentzündung (Pleuritis): Arsenum jodatum, Asclepias tuberosa, Bryonia, Cantharis, Guajacum, Jodum, Ranunculus bulbosus, Spiraea ulmaria, Sulfur.

Rotblütigkeit (Polyglobulie): »Cobaltum nitricum«.

Rückenmarksdegeneration: Conium.

Rückenmarksschwindsucht (Tabes dorsalis): »Acidum picrinicum«.

Samenerguß, nächtlicher (Pollution): »Selenium«, »Staphisagria«.

Samenerguß, vorzeitiger (Ejaculatio praecox): Caladium seguinum, Selenium.

Samenfluß, unwillkürlicher (Spermatorrhoe): »Dioscorea villosa«.

Scheidenkrampf (Vaginismus): »Platinum«, »Thuja occidentalis«.

Schiefhals (Torticollis): »Rhus toxicodendron«.

Schilddrüsenüberfunktion (Hyperthyreose): Crotalus, »Fucus vesiculosus«, Jaborandi, »Jodum«, Lachesis, »Lycopus virginicus«, Magnesium carbonicum, Natrium chloratum, Phosphorus, Spongia, »Thyreoidinum«.

Schlaflosigkeit, Schlafstörungen: »Avena sativa«, Chamomilla, »Coffea«, Cypripedium pubescens, Digitalis, Kalium phosphoricum, »Lupulus«, »Marum verum«, Mephitis putorius, »Passiflora incarnata«, »Zincum valerianicum«.

Schlaganfall (Apoplex): »Acidum hydrocyanicum«, »Arnica«, Belladonna, Kalium nitricum, Oenanthe crocata, Rauvolfia serpentina.

Schleimbeutelentzündung (Bursitis): »Kalium chloratum«.

Schleimhautdefekte, rundlich-weiße (Aphten): Acidum hydrochloricum, »Borax«, Hydrastis.

Schleimhautentzündung: »Alumina«, Apis mellifera, Argentum nitricum, »Euphorbium«, »Hepar sulfuris«, Manganum aceticum, »Mercurius solubilis«, Rauvolfia serpentina.

Schleimhautrisse am After (Analfissuren): »Paeonia officinalis«.

Schluckauf (Singultus): »Cicuta virosa«, Tabacum.

Schnupfen (Rhinitis): Allium cepa, »Ammonium carbonicum«, Arum triphyllum, Camphora, Cinnabaris, Cyclamen, Eucalyptus, »Galphimia«, Hydrastis, Jodum, »Luffa«, »Marum verum«, Mercurius solubilis, Mercurius sulfuratus ruber, Natrium chloratum, Petroleum, »Pulsatilla«, Rumex, Spongia, Sticta pulmonaria, Teucrium scorodonia.

Schrunden (Rhagaden): Antimonium crudum, »Condurango«, »Graphites«, Petroleum, »Thuja occidentalis«.

Schuppenflechte (Psoriasis): Arsenum jodatum, »Berberis aquifolium«, »Graphites«, »Hydrocotyle asiatica«, Picrorhiza, »Thuja occidentalis«, Thyreoidinum.

Schüttellähmumg (Parkinson-Krankheit): Manganum aceticum.

Schwäche, seelische (Psychasthenie): »Ambra«, Anacardium, »Argentum nitricum«, Helleborus niger, Ignatia, »Zincum metallicum«.

Schwäche, sexuelle (sexuelle Neurasthenie): »Bufo«, »Dioscorea villosa«, Ferrum picrinicum, Staphisagria, »Tarantula«.

Schwächezustand: »Abrotanum«, »Acidum phosphoricum«, »Ailanthus glandulosa«, Barium carbonicum, Carbo vegetabilis, »China«, Cuprum aceticum, Ginseng, Helonias dioica, »Kalium phosphoricum«, Platinum, Selenium, Stannum, Staphisagria.

Schwangerschaftsbeschwerden: Aletris farinosa, Apomorphinum hydrochloricum, »Cerium oxalicum«, »Cimicifuga«, Iris versicolor, »Jaborandi«, Kreosotum, »Lobelia inflata«, Populus tremuloides.

Schweißneigung: »Agaricus muscarius«, Calcium hypophosphorosum, China, Dioscorea villosa, »Jaborandi«.

Schwerhörigkeit: »Allium cepa«.

Schwindel (Vertigo): »Ammi visnaga«, Anacardium, China, Cicuta virosa, »Cocculus«, »Conium«, »Glonoinum«, Oenanthe crocata.

Sehnenscheidenentzündung (Tendovaginitis): »Jodum«, Mercurius solubilis, Phosphorus.

Sexualtrieb, mangelnder: »Damiana«, Ginseng.

Sinnestäuschungen (Halluzinationen): »Anhalonium«, »Stramonium«.

Sodbrennen (Pyrosis): Allium sativum, Berberis, Ginseng, »Natrium phosphoricum«, »Robinia«, Sulfur.

Sommerdurchfall: »Aethusa«, Dulcamara, »Rheum«.

Sonnenbrand (Dermatitis solaris): »Cardiospermum«.

Sonnenstich (Insolatio): »Acidum hydrocyanicum«, »Apis mellifera«, »Glonoinum«, »Veratrum viride«.

Speichelfluß: »Jaborandi«.

Star, grauer (Katarakt): Kreosotum, »Naphthalium«.

Star, grüner (Glaukom): Glonoinum.

Stauungshusten: Helleborus niger, »Laurocerasus«, Scilla.

Steißbeinschmerzen: »Passiflora incarnata«.

Stimmlosigkeit (Aphonie): »Arum triphyllum«.

Stinknase (Ozaena): Aurum, Hydrastis, »Luffa«, Thuja occidentalis.

Stirnkopfschmerzen: »Anacardium«, Gelsemium, »Hydrastis«.

Stockschnupfen: »Calcium jodatum«, »Hydrastis«.

Stoffwechselerkrankung: »Ceanothus americanus«, »Datisca«.

Stuhldrang, schmerzhafter (Tenesmus): Colchicum, »Colocynthis«.

Stumpfbeschwerden: »Allium cepa«, »Graphites«, »Symphytum«.

Sudeck-Atrophie: »Phosphorus«.

Talgfluß (Seborrhoe): »Graphites«, Kalium bromatum, »Sulfur«, »Ustilago maydis«.

Tubenentzündung: Allium cepa, Barium chloratum, »Capsicum«, Kalium chloratum.

Tumor (Schwellung): »Cobaltum nitricum«, »Conium«, Kalium jodatum.

Tumor, bösartiger (Carcinom) (nur unterstützend): »Carbo animalis«, Viscum album.

Übelkeit (Nausea): Aletris farinosa, Ammi visnaga, Apomorphinum hydrochloricum, Asarum, Borax, Cerium oxalicum, Cocculus, »Glonoinum«, Ipecacuanha, »Nux vomica«, Petroleum, Tabacum.

Übererregbarkeit, muskuläre (Tetanie): »Calcium carbonicum Hahnemanni«, »Cicuta virosa«.

Unfruchtbarkeit (Sterilität): »Damiana«, »Pulsatilla«.

Unterfunktion der Hirnanhangdrüse (Hypopituitarismus): Cimicifuga.

Unterleibsschmerzen: »Dioscorea villosa«.

Unterleibsschwäche: »Aletris farinosa«.

Unterschenkelgeschwür (Ulcus cruris): Acidum hydrofluoricum, »Calendula«, Carbo vegetabilis, »Echinacea«, Lycopodium, »Sulfur«.

Urinabgang, unfreiwilliger: Kalium carbonicum.

Vagotonie (erhöhte Erregbarkeit des parasympathischen Nervensystems): »Kalium carbonicum«.

Veitstanz (Chorea): »Agaricus muscarius«, »Cicuta virosa«, Kalium bromatum, Magnesium phosphoricum, »Stramonium«, Tarantula, Viscum album.

Venenentzündung (Phlebitis): »Aesculus«, Crotalus, »Hamamelis«, »Lachesis«, »Sabdariffa«, Symphytum, »Vipera berus«.

Venenentzündung mit Bildung eines Blutpropfes (Thrombophlebitis): »Aesculus«, Crotalus, Cuprum arsenicosum, »Hamamelis«, »Lachesis«, »Sabdariffa«, Symphytum, »Vipera berus«.

Veranlagung zur Gicht (harnsaure Diathese): »Adlumina«, Berberis, »Coccus cacti«, »Lycopodium«, Natrium sulfuricum, »Perilla ocymoides«, »Pichi-Pichi«, Urtica.

Verbrennung (Kombustion): »Cardiospermum«, »Echinacea«, »Hypericum«.

Verdauungsstörung (Dyspepsie): Abies nigra, Acidum hydrochloricum, Allium sativum, Antimonium crudum, Argentum nitricum, »Carbo animalis«, Cerium oxalicum, »Hepar sulfuris«, Kalium carbonicum, Magnesium carbonicum, Myrica cerifera, Natrium carbonicum, »Natrium phosphoricum«, Phellandrium, Rheum, Sulfur, Thuja occidentalis.

Verdauungsstörungen, einfache: »Cocculus«, Eichhornia, Natrium phosphoricum, »Okoubaka«, »Picrorhiza«.

Vergrößerung der Vorsteherdrüse (Prostatahypertrophie): »Aristolochia«, »Aurum«, »Chimaphila umbellata«, »Conium«, Digitalis, Ferrum picrinicum, Magnesium carbonicum, Pareira brava, »Populus tremuloides«, »Sabal serrulatum«, Senecio aureus, Solidago, Staphisagria.

Verhornung, verstärkte (Hyperkeratose): »Antimonium crudum«.

Verletzung: »Arnica«, »Bellis perennis«, »Calendula«, »Echinacea«, »Ruta«.

Verstauchung (Distorsion): »Arnica«, Rhus toxicodendron, »Ruta«, »Symphytum«.

Verstopfung (Obstipation): »Abies nigra«, Aesculus, Aletris farinosa, Allium sativum, »Alumina«, Anacardium, Bryonia, Carduus marianus, Chionanthus virginica, »Collinsonia canadensis«, Dolichos pruriens, »Eichhornia«, Graphites, Hydrastis, »Lycopodium«, »Magnesium chloratum«, Mandragora e radice, Natrium chloratum, Natrium choleinicum, Natrium sulfuricum, »Nux vomica«, »Picrorhiza«, Platinum, Plumbum aceticum, Podophyllum, Sepia.

Verwirrungszustände: »Anhalonium«.

Vorfall der Afterschleimhaut (Analprolaps): Ignatia.

Wachstumsstörungen: »Calcium phosphoricum«.

Warzen: Antimonium crudum, Sabina, »Thuja occidentalis«.

Wasseransammlung im Gewebe (Ödem): »Apis mellifera«, »Apocynum«, Cedron, »Convallaria«, Eupatorium purpureum, Helleborus niger, Hepar sulfuris, Kalium carbonicum, Kalium nitricum, »Oleander«, Prunus spinosa, »Scilla«, Spiraea ulmaria, Urtica.

Wasseransammlung in Körperhöhlen (Hydrops): »Apis mellifera«, »Apocynum«, Cedron, »Convallaria«, Eupatorium purpureum, »Helleborus niger«, Hepar sulfuris, Kalium carbonicum, Kalium nitricum, »Oleander«, Prunus spinosa, »Scilla«.

Wehenschwäche: »Pulsatilla«, »Secale cornutum«.

Weißfluß (Fluor albus): »Aletris farinosa«, »Aristolochia«, Borax, »Bovista«, Calcium carbonicum Hahnemanni, »Calcium phosphoricum«, Cantharis, Caulophyllum, Collinsonia canadensis, Eupatorium purpureum, Ferrum metallicum, Hydrastis, Kalium phosphoricum, »Kreosotum«, Lamium album, »Lilium tigrinum«, Platinum, »Pulsatilla«, »Senecio aureus«.

Wetterfühligkeit: »Galphimia«, »Natrium carbonicum«, »Myrtillocactus«.

Wirbelsäulenerkrankung, degenerative (Spondylosis): »Harpagophytum«, »Pichi-Pichi«.

Wunden: »Aristolochia«, »Arnica«, »Bellis perennis«, »Calendula«, »Echinacea«, »Hypericum«.

Wundrose (Erysipel): »Apis mellifera«, »Belladonna«, Echinacea, »Euphorbium«, Veratrum viride.

Wundstarrkrampf (Tetanus): »Acidum hydrocyanicum«.

Wurmbefall: »Cina«, »Spigelia«.

Zahnfleischabszeß: »Hekla Lava«.

Zahnfleischblutung: »Erigeron canadensis«.

Zahnfleischentzündung (Gingivitis): Acidum nitricum, Kalium bichromicum, »Marum verum«, »Mercurius solubilis«.

Zahnkaries: Acidum hydrofluoricum, »Phosphorus«.

Zahnschmerzen: Aconitum, »Plantago major«.

Zahnungsbeschwerden (Dentitio difficilis): Chamomilla, »Cypripedium pubescens«, Hekla Lava.

Zerrung (Distorsion): »Arnica«, »Bellis perennis«, »Hypericum«, »Ruta«, »Symphytum«.

Zungenentzündung (Glossitis): Arum triphyllum, »Marum verum«.

Zwischenrippenschmerzen (Intercostalneuralgie): »Asclepias tuberosa«, Bryonia, »Ranunculus bulbosus«.

Zwölffingerdarmgeschwür (Ulcus duodeni): »Acidum formicicum« (für Injektionen zur Umstimmungstherapie), Acidum nitricum, Acidum hydrofluoricum, »Anacardium«, »Argentum nitricum«, »Bismutum subnitricum«, Condurango, Ignatia, Jodum, »Mandragora e radice«, »Nux vomica«, »Phosphorus«.

Anhang

Literaturhinweise

Dorcsi, Mathias: Handbuch der Homöopathie, Orac 1986.

Fellenberg-Ziegler, Albert von: Homöopathische Arzneimittellehre, kurzgefaßte Beschreibung der gebräuchlichsten homöopathischen Arzneimittel, 22. Aufl. 1988, Haug Verlag.

Hahnemann, Samuel: Organon der Heilkunst, »Aude sapere«, hrsg. von Haehl, Richard, 6. Aufl. 1987, Haug Verlag.

Hahnemann, Samuel: Reine Arzneimittellehre, 6 Bde., hrsg. von Rabe, Hanns, 3. Nachdr., Haug Verlag.

Homöopathisches Arzneibuch, 1. Ausgabe 1978: Gesamtausgabe nach der Neufassung 1985 mit HAB 1 1978, 1986, Deutscher Apotheker Verlag.

Homöopathisches Repetitorium: Deutsche Homöopathie-Union, Karlsruhe 1975.

Kent, James T.: Neue Arzneimittelbilder der Materia Medica Homeopathica, Vorw. von Klunker, Will, aus dem Amerik. von Lessmann, Willi, 1980, Haug Verlag.

Kent, James T.: Repertorium der homöopathischen Arzneimittellehre, Vorw. von Gawlik, Willibald, aus dem Engl. von Erbe, Willy, 4. unveränd. Aufl. 1986, Hippokrates-Verlag.

Köhler, Gerhard: Lehrbuch der Homöopathie, 2 Bde., 4. Aufl.1985, Hippokrates-Verlag.

Leeser, Otto: Lehrbuch der Homöopathie, 5 Bde., Vorw. und hrsg. von Stübler, Martin/Krug, Erich, Haug Verlag.

Meyer, Wilhelm: Der Weg zur Gesundheit, 1983 Prisma Verlag.

Nash, Eugene B.: Leitsymptome in der Homöopathischen Therapie, 15. Aufl. 1988, Haug Verlag.

Ordinatio Antihomotoxica et Materia Medica – Heel –: hrsg. von der wissenschaftl. Abteilung der Biologischen Heilmittel HEEL GmbH, 1986.

Pschyrembel Klinisches Wörterbuch: Mit Klinischen Symptomen und Nomina Anatomica, bearb. von der Wörterbuchredaktion des Verlags, unter Leitung von Zink, Christoph, 225. völlig überarb. und stark erw. Aufl. 1986, de Gruyter Verlag.

Raspe, Theo: Die Natur heilt besser, Homöopathie als Lebenshilfe, 1986, Herder Freiburg.

Schettler, Gotthard: Innere Medizin, 2 Bde., 4. Aufl. 1976, Thieme Verlag.

Schwarz, Rudolf: Heilmethoden der Außenseiter, Verlagsgruppe Bertelsmann 1975.

Seidler, Eduard: Wörterbuch medizinischer Grundbegriffe, 1979, Herder Freiburg.

Stauffer, Karl: Klassische Homöopathische Arzneimittellehre, bearb. von Schlegel, Martin, 10. unveränd. Aufl. 1988, Sonntag, Johannes, Verlagsbuchhandlung GmbH.

Stiegele, Alfons: Homöopathische Arzneimittellehre, Vorw. von Berndt, Dieter, 2. unveränd. Auflage 1985, Hippokrates-Verlag.

Voisin, Henri: Materia medica des homöopathischen Praktikers, übers. von Gerd-Witte, Heinrich, 2. Aufl. 1985, Haug Verlag.

Walter, H.: Klinische Homöopathie in der Veterinärmedizin, 3. Aufl. 1983, Haug Verlag.

Register

215